图解儿童康复评定

REHABILITATION

主　编　肖　农　黄琴蓉

副主编　陈艳妮　徐开寿

人民卫生出版社

·北　京·

图书在版编目（CIP）数据

儿童康复评定图解 / 肖农，黄琴蓉主编．—北京：人民卫生出版社，2024.5

ISBN 978-7-117-35846-0

Ⅰ. ①儿… Ⅱ. ①肖…②黄… Ⅲ. ①小儿疾病－康复医学－图解 Ⅳ. ①R720.9-64

中国国家版本馆 CIP 数据核字（2024）第 021396 号

人卫智网 www.ipmph.com 医学教育、学术、考试、健康，购书智慧智能综合服务平台

人卫官网 www.pmph.com 人卫官方资讯发布平台

儿童康复评定图解

Ertong Kangfu Pingding Tujie

主　　编：肖　农　黄琴蓉

出版发行：人民卫生出版社（中继线 010-59780011）

地　　址：北京市朝阳区潘家园南里 19 号

邮　　编：100021

E - mail：pmph @ pmph.com

购书热线：010-59787592　010-59787584　010-65264830

印　　刷：北京瑞禾彩色印刷有限公司

经　　销：新华书店

开　　本：889 × 1194　1/32　　印张：11.5

字　　数：298 千字

版　　次：2024 年 5 月第 1 版

印　　次：2024 年 6 月第 1 次印刷

标准书号：ISBN 978-7-117-35846-0

定　　价：99.00 元

打击盗版举报电话：010-59787491　E-mail：WQ @ pmph.com

质量问题联系电话：010-59787234　E-mail：zhiliang @ pmph.com

数字融合服务电话：4001118166　E-mail：zengzhi @ pmph.com

编者

（按姓氏笔画排序）

李　惠　复旦大学附属儿科医院
李小利　重庆医科大学附属儿童医院
杨旭博　广州市妇女儿童医疗中心
肖　农　重庆医科大学附属儿童医院
陈艳妮　西安交通大学附属儿童医院
秦　伦　北京大学第一医院
贾光素　重庆医科大学附属儿童医院
徐开寿　广州市妇女儿童医疗中心
黄琴蓉　重庆医科大学附属儿童医院
黄燕霞　西安交通大学附属儿童医院

主编简介

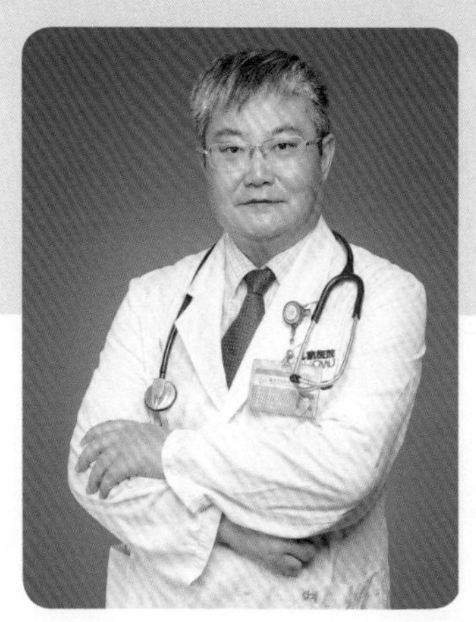

肖　农，二级教授，博士研究生导师。重庆医科大学附属儿童医院康复中心学科主任。现任中国康复医学会常务理事，中华医学会儿科学分会康复学组组长，中国康复医学会康复评定专业委员会副主任委员，教育部学位与研究生教育发展中心评审专家，中国抗癫痫协会理事，重庆市康复医学会理事长，重庆市康复医学会儿童康复专业委员会主任委员，重庆市医学会物理医学与康复学分会副主任委员。

2004 年 6 月—2005 年 5 月获国家留学基金管理委员会资助赴德国慕尼黑马克斯 - 普朗克研究所（Max Planck Institute）进行神经免疫课题研究。担任科技部重点专项评审专家，《中华物理医学与康复杂志》《中国当代儿科杂志》《癫痫杂志》编委，《儿科药学杂志》常务编委。

主编简介

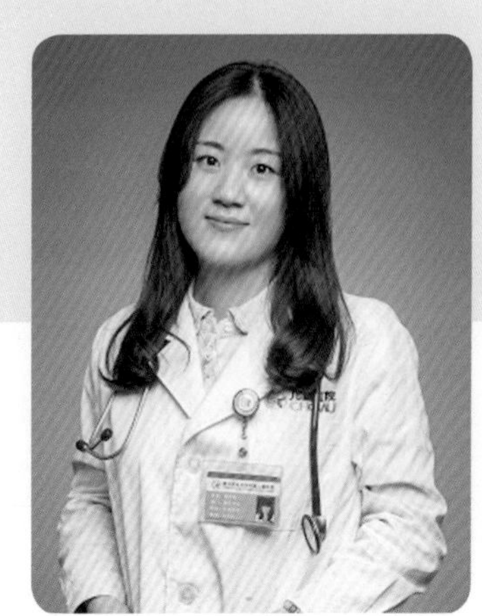

黄琴蓉，重庆医科大学附属儿童医院康复科。现任中国妇幼保健协会儿童康复专业委员会委员，中国康复医学会儿童康复专业委员会委员，中国残疾人康复协会小儿脑瘫康复专业委员会精神运动疗法学组委员，重庆市康复医学会儿童康复专业委员会秘书，重庆市康复医学会呼吸康复专业委员会委员，重庆市残疾人康复协会儿童脑损伤康复专业委员会委员。

致力于儿科康复临床、教学及科研工作。从事儿童发育迟缓、脑性瘫痪、颅脑损伤、脊髓损伤及周围神经等疾病的诊断、康复评估和康复治疗等工作，擅长周围神经肌肉疾病长期康复管理、儿童康复评估、肉毒毒素注射等。发表多篇中英文核心期刊文章。

前言

随着医学科学技术的快速发展，我国儿童康复领域呈现出机构数量增加迅猛、服务质量提升较快，人才培养体系逐渐完善，跨领域、多学科、广覆盖的康复服务体系基本建立，康复评估新理念和诊疗新技术大量涌现，这一系列令人高兴的局面，给广大患儿带来了福音，有力地促进了社会进步。

与此同时，我们在实际工作中也发现，许多基层儿童康复机构存在从业人员素质参差不齐，治疗方法与疗效评估不规范、不同质等问题。他们常感到难以全面掌握所有的康复评估技术，同时在应用过程中从文字到实际操作存在一些现实困难；迫切需要一本简要介绍目前常用的儿童康复评估的图解手册，以便随时查阅和指导应用。

为快速破解国内这种现状，受人民卫生出版社委托，我们组织相关专业人员撰写这本简单易学、实操指导性强的《儿童康复评定图解》，旨在培养适应我国儿童康复全面发展现状，具有较高素质与能力，能将理论与实践相结合，在各级儿童康复机构从事临床康复工作的实用型人才。

本图解可读性强，包含了最全、最新的针对不同类型脑瘫患儿的功能评估、方案制订和康复计划实施等内容，不仅可以用于指导评估和治疗脑瘫儿童的治疗师培训，还可作为日常临床实践的参考工具。

参与编制本图解的作者都是来自我国临床一线的康复医师、治疗师，他们把日常工作中的体会和心得融入了本图解的编制过程，在此对他们的无私付出表示衷心的感谢。期望本图解能够为我国儿童康复治疗工作的推动与开展起到一定的促进作用。

本书出版之际，恳切希望广大读者在阅读过程中不吝赐教，欢迎发送邮件至邮箱 renweifuer@pmph.com，或扫描下方二维码，关注“人卫儿科学”，对我们的工作予以批评指正，以期再版修订时进一步完善，更好地为大家服务。

肖　农

2024 年 5 月于重庆

目录

视频目录

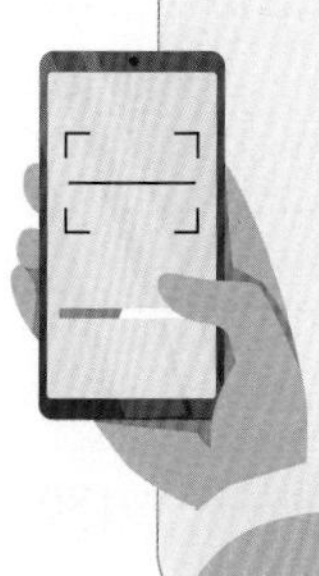

扫二维码观看网络增值服务：

1. 首次观看需要激活，方法如下：①用手机微信扫描封底蓝色贴标上的二维码（特别提示：贴标有两层，揭开第一层，扫描第二层二维码），按界面提示输入手机号及验证码登录，或点击"微信用户一键登录"；②登录后点击"立即领取"，再点击"查看"，即可观看配套增值服务。

2. 激活后再次观看的方法有两种：①手机微信扫描书中任一二维码；②关注"人卫助手"微信公众号，选择"知识服务"，进入"我的图书"，即可查看已激活的网络增值服务。

第一章 神经发育障碍性疾病评定

第一节　发育迟缓评定

一、概述

全面发育迟缓(global developmental delay,GDD)是婴儿和 5 岁以下儿童常见的慢性神经发育障碍,通常在粗大 / 精细运动技能、认知、言语 / 语言、个人 / 社交技能或日常生活活动发展领域中,出现 2 个或多个领域的发育迟缓,影响着 1%~3% 的人群。常见病因有遗传性疾病、胚胎期的药物或毒物致畸、环境剥夺、宫内营养不良、宫内缺氧、宫内感染、创伤、早产儿脑病、婴幼儿期的中枢神经系统外伤和感染、铅中毒等。GDD 可以是短暂的,也可以是持续的。

识别 GDD 患儿的主要手段是筛查、评估以及收集父母的报告等,这是确定儿童是否患有全面发育迟缓、语言障碍或孤独症谱系障碍的第一步[1]。标准化、以规范为参考的筛查工具和系列评估使临床医生能够识别、监测儿童随时间变化的发展表型,可以帮助识别需要进一步评估或干预的儿童,从而提供个性化治疗干预来减轻残疾和最大限度地发挥儿童的潜力。当临床疑似存在时,建议在出生后第 1 年至学龄前进行年度评估。

二、评估

应使用公认的工具检查儿童在所有领域(粗大运动、精细运动、语言、社会情感和认知技能)的发育状况,以提供规范性比较[2]。另外,因为智力测试和适应行为测试在这个年龄组的准确性、可靠性和可重复性较低,尤其是婴幼儿[2],所以观察性神经发育检查可以作为正式发育评估的补充方法。

1. 发育能力评估工具

(1)年龄与发育进程问卷(Ages & Stages Questionnaire,ASQ)(中文版,表 1-1)[3]:ASQ 是由 Jane Squires、Diane Bricker 等于 1995 年发表,至今已更新出版了 3 个版本。在 2003 年由上海市妇幼保健中心卞晓燕主任引入英文版,于 2012 年建立了中国内地儿童常模(界值)的最终版本,并获得了 ASQ 系统版权的简体中文的翻译、研究、出版许可(邮箱:xybian2000@163.com)。

表 1-1 年龄与发育进程问卷

能区	沟通	粗大运动	精细运动	解决问题	个人 - 社会
内容	评估儿童咿呀学语、语言表达、倾听和理解能力	评估上肢、身体和下肢的运动能力	评估手和手指的运动能力	评估学习和玩玩具的能力	评估独立社交性玩耍、玩玩具以及与他人一起玩的能力
项目数	30 个项目				
问卷月龄设置	2、4、6、8、9、10、12、14、16、18、20、22、24、27、30、33、36、42、48、54、60 月龄				
适用年龄	1 个月 0 天 ~66 个月 0 天(矫正年龄)				

续表

能区	沟通	粗大运动	精细运动	解决问题	个人 - 社会
评分标准	是	表现出项目特指的行为			
	有时是	项目特指的行为是偶尔或新出现的行为			
	否	项目特指的行为尚未表现出来、还不会或还不能			
分值解释	高于界值	可以认为儿童目前发育正常			
	接近界值而落在监测区	需要对儿童进行发育监测			
	低于界值	1个或多个发育能区的分值低于界值时，该儿童被认为“被识别”，即需要进一步进行发育诊断评估			

该问卷由家长/照顾者完成有关早期发育筛查、早期发现发育迟缓征兆的项目评估，是目前国内外儿科医生最普遍使用的发育筛查和发育监测量表。

另外，该量表还包括父母对儿童可能会有的担忧的开放式问题的综合问题部分，共有6(2个月ASQ)~10个问题(60个月ASQ)，此部分不参与评分，仅供制订干预计划或转介时参考。

执行是由专业人员根据父母勾选的答案输入ASQ-C网络版本、生成并打印筛查报告及针对结果给予指导干预措施。大部分父母可在20分钟内完成。专业指导人员必须至少经过2个学时ASQ-C儿童发育筛查系统应用培训。

该问卷进行的信度和效度研究显示良好，识别发育落后较0~6岁发育筛查测验(Development Screen Test，DST)敏感。

(2)全身运动评估(General Movements，GMs)：GMs是1990年由欧洲发育神经学之父Heinz Prechtl创立，针对早产儿、足月儿、5月龄以内小婴儿的评估方法，是通过自发性运动的质量评估，来预测包括脑瘫在内的神经运动缺陷的标准临床工具。在2003年由复旦大学附属儿科医院康复科主任杨红引入国内(www.gmshome.cn)。

GMs按照全身运动发育轨迹,每名婴儿需要接受初筛和复筛2次评估。GMs的具体操作方法见表1-2~表1-5:①评估周龄及时间(表1-2);②评估环境设置(表1-3);③评估操作规范(表1-4);④评估员要求(表1-5)。

GMs评估分为两个评估时期,分别为扭动运动时期和不安运动时期,其评估标准及定义见表1-6。

表1-2 全身运动评估(GMs)评估周龄和时间

评估时间(推荐)	第1次(初筛)	第2次(复筛)
评估周龄 (按预产期计算)	足月后0~4周 (1月龄以内)	足月后10~14周 (3月龄左右)
结果	如果结果为异常,需要增加评估次数,密切随访观察	

表1-3 全身运动评估(GMs)评估环境设置

房间要求	配置设备	照明	室温	设备安置
1间约10m^{2}的GMs拍片室(图1-1)	数码摄像机、拍摄床(尺寸和颜色等按规格定制)、拍摄服(尺寸和颜色等按规格定制)、温度计、换衣床、取暖器等	室内光线柔和稳定	维持在25℃以上	灯光:置于拍摄床上方 窗帘:深色不反光 摄像机:固定在距离地面约1.5m的墙上
1间10~20m^{2}的诊室(图1-2)	专用电脑、移动硬盘(2个,用于存储和备份数据)、检查床等			

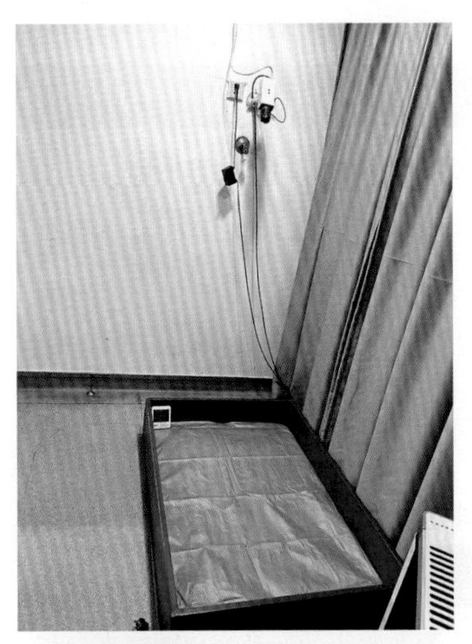

图 1-1　**GMs 拍片室**

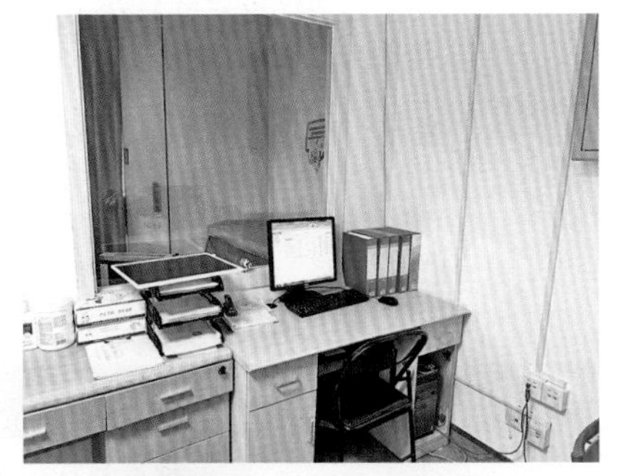

图 1-2　**GMs 评估诊室**

表 1-4　全身运动评估（GMs）评估操作规范

内容	着衣	体位	记录时间	注意事项
要求	家长协助更换尺寸合适的 GMs 拍摄服，充分暴露腕、踝、臂和腿	处于仰卧位，足部靠近摄像机，纵向摆位于拍摄床内拍摄定位线的中央	婴儿处于清醒、不哭闹、有动作的行为状态时，记录 5~10 分钟	①确保按要求摄录到婴儿整个身体的运动，包括脸部；②摄录时避免婴儿受到环境刺激和家人的逗引；③如出现烦躁、哭闹、持续打嗝需停止拍摄

表 1-5　全身运动评估（GMs）评估员要求

编号	要求
1	关闭听觉信号后在电脑上播放标准化 GMs 录像
2	必须通过培训考核取得资格证书，采用视觉 Gestalt 知觉对 GMs 进行评估；先区分正常和异常，再识别亚型

续表

编号	要求
3	评估 45 分钟后，应休息，避免疲劳对视觉 Gestalt 知觉产生干扰
4	如评估到较多异常 GMs 记录或评估出现困难时，需使用 GMs 参考盘重新校准 Gestalt 知觉
5	采用双人核盘制度，由资深评估员审核，对于疑难案例应由培训指导单位复核后再发放报告

表 1-6 全身运动评估（GMs）的评估标准及定义

组成	标准	定义
扭动运动	扭动运动正常（N）	整个身体以臂、腿、颈和躯干的运动变化顺序来参与运动，持续数秒钟到数分钟。在运动强度、力量和速度方面具有高低起伏的变化，运动的开始和结束都具有渐进性，沿四肢轴线的旋转和运动方向的轻微改变使整个运动流畅优美并产生一种复杂多变的印象（视频 1-1）
	单调性（PR）	各连续性运动成分的顺序单调，不同身体部位的运动失去了正常 GMs 的复杂性，但部分婴儿到了不安运动阶段，会转归为正常（视频 1-2）
	痉挛 - 同步性（CS）	运动僵硬，失去正常的流畅性，所有肢体和躯干肌肉几乎同时收缩和放松。如果该异常表现在数周内持续存在，则可高度预测该婴儿可能会发展为痉挛型脑瘫（视频 1-3）
	混乱性（Ch）	所有肢体运动幅度大，顺序混乱，失去流畅性，动作突然不连贯。混乱性全身运动相当少见，常在数周后发展为痉挛 - 同步性全身运动
不安运动	不安运动存在（F+）	是一种小幅度、中速运动，遍布颈、躯干和四肢，发生在各个方向，运动加速度可变，在清醒婴儿中该运动持续存在（烦躁、哭闹时除外），可以和其他运动同时存在。不安运动出现的频度随年龄发生改变（视频 1-4）

续表

组成	标准	定义
不安运动	偶发性不安运动（F±）	不安运动出现的频度过低，为偶发性
	不安运动缺乏（F−）	如果在足月后9周~5月龄内一直未观察到不安运动，称为不安运动缺乏，但常仍可观察到其他运动。不安运动缺乏对后期中枢神经系统损害，尤其是脑瘫，具有高预测价值
	异常性不安运动（AF）	此运动看起来与正常不安运动相似，但运动幅度、速度和不平稳性方面呈中度或显著夸大。该异常模式少见

视频1-1 扭动运动正常

视频1-2 单调性扭动运动

视频1-3 痉挛-同步性扭动运动

视频1-4 不安运动存在

GMs尤其适用于早产等高危儿的神经发育监测和随访，具有优良的信度和效度，对运动和认知领域的轻度异常具有良好的预测准确性，能有效地识别出脑瘫。目前已在国内外广泛使用。

（3）贝利婴幼儿发展量表-第3版（Bayley scales of infant and Toddler development-third edition，BSID-Ⅲ）：贝利婴幼儿发展量表（BSID）是国际通用的发展量表之一。由美国南希·贝利博士于1969年发表，已做了几版的修订，2006年发表的第3版，形成了更加全面的评估体系。

BSID-Ⅲ的评估对象是刚出生至42月龄的婴幼儿，全面评估他们的各项能力发展。评估分为五大领域：认知、语言、运动、社会 - 情感、适应性行为。其中前 3 个领域是由专业人员对婴幼儿进行评估，后 2 个领域以问卷方式由家长 / 照顾者填写。评估时长为 50~90 分钟。

评分标准简单、直接，为 0 或 1 分，所得出的分值为粗分。认知量表的粗分转化为量表分［平均分（mean，*M*）=10，标准差（standard deviation，*SD*）=3］，该分再转化成相应的合成分（*M* =100，*SD*=15）。语言量表中的理解和表达分测验也可以应用量表分，这两者结合起来就是语言量表合成分。运动量表的合成分由精细运动和粗大运动的量表分组成。以 10 天、1 个月、3 个月的时间窗为基础，计算百分位数、可信区间、实际分数和发育商。

BSID-Ⅲ中的社会 - 情绪量表采用六级评分法：0（看不出来），1（没有），2（一些时间），3（一半时间），4（大部分时间）和 5（所有时间）。计分简便、直接，总粗分转换成量表分（*M*=10，*SD*=3），然后再转化成相应的合成分（*M* =100，*SD* =15）。

适应行为量表为四级评分：0（不能），1（从未在需要时出现），2（有时在需要时出现），3（总是在需要时出现）。10 个技能领域的每一个技能的粗分都能转换成量表分（*M*=10，*SD*=3），从这些量表分中可以计算总的合成分（*M* =100，*SD* =15）。

BSID-Ⅲ的信度、效度在研究中也得到了较好的验证。临床使用需要经过专业的培训及资格认证，目前该量表尚未在中国进行标准化及使用。

（4）格塞尔发育量表（Gesell Development Schedule，GDS）：GDS 是评估 0~6 岁儿童发育水平的心理测量工具，由阿诺德·格塞尔于 1925 年编制并发表，并在 2008—2010 年将使用年龄扩展至 9 岁，2012 年再次延展至 16 岁。我国目前应用的是 20 世纪 70 年代林传鼎教授引进的 1974 年版本的 GDS，对 0~6 岁中国儿童实施了中文版修订（联系方式：北京妇幼保健院，电话：010-52275312）。

GDS分为24个关键年龄,划分为适应性行为、粗大运动、精细运动、语言能力、个人-社交行为五大能区,共有566个项目(表1-7)。

表1-7 格塞尔发育量表五大能区

能区	能区含义
适应性行为	反映儿童发育整体状况的最重要能区,涉及对刺激物的组织,相互关系的知觉,将刺激物的整体分解成它的组成部分,并将这些组成部分按有意义的方式再组成为整体
粗大运动	包括姿势反应、头的稳定、坐、站、爬、走等
精细动作	包括手和手指抓握、紧握和操纵物体
语言能力	包括对别人语言的模仿和理解
个人-社交行为	包括婴幼儿对其所居住环境的社会文化的个人反应

因年龄、测试状态、发育水平等原因,导致评估总耗时为40~120分钟,每位儿童均需完成5个能区的评估内容。根据得分,采用不同的公式,共4类,进行分析并计算得出发育年龄,计算发育商,发育商(DQ)=发育年龄(DA)/实际年龄(CA)×100(表1-8)。

表1-8 格塞尔发育量表评估标准

程度	发育商	适应行为
轻度	75~55	轻度缺陷
中度	54~40	中度缺陷
重度	39~25	重度缺陷
极重度	<25	极重度缺陷

由于GDS修订时间较早,暂无相应的信度、效度研究,但因其能够相对全面、连续、真实地反映个体发育情况,目前在我国儿科、儿童保健、康复、科研等领域得到了广泛应用。

2. 现场观察评估 现场观察、评估主要从粗大运动、精细运动、语言、认知、日常生活活动能力五大方面来进行。

(1)粗大运动技能通常在一个对儿童友好的环境中(如有许多与年龄相适应的玩具),通过直接观察来确定肢体运动的质量,记录所有运动障碍,如震颤、节律障碍、肌张力障碍、手足徐动症或舞蹈症。如果可以走动,可观察孩子的步态,如果有异常,应该详细描述。

(2)精细运动技能最好通过使用积木来评估,或者对年龄较大的孩子来说,通过特定的笔和纸的任务来评估,如复制各种形状或画一个图形。可以使用一种超然、非威胁性的方式来评估其他领域的发展水平,通过观察儿童与这些玩具的互动,在孩子和看护者之间保持一种令人放心的身体接近。

(3)通过识别图片、身体部位、颜色、形状,探索可能的讲故事能力,以及掌握更抽象的概念和类比来评估语言技能;除了语法和语义能力之外,自发的讲话和对直接问题的回答可评估孩子词汇内容的能力。理解力可以通过由检查者或看护者提出的逐渐增加的复杂命令来评估。

(4)认知技能是语言测试的延伸,可以通过儿童对特定概念(即小或大、短或长、开或关、上或下)的掌握,对直接提问或命令的反应,以及探索儿童对类比或物体使用的掌握来评估。

(5)日常生活活动能力最好通过直接询问看护者来确定。

GDD 患儿的发育轨迹是不平稳且无法预测的,因此对他们实施全面和完整的评估并不是孤立进行的,需要充实专业知识,针对适应性行为、粗大和精细运动、语言能力、个人-社会、睡眠、进食及吞咽、日常活动能力、生活质量等不同维度的发展领域,应用精准化、个体化、标准化的评估工具和方法,客观地记录儿童的发育概况和明显的缺陷,多次定期随访,以回顾和整合来自相关健康学科的评估,提供儿童发育迟缓亚型的精确说明。

(李 惠 秦 伦 黄琴蓉)

第二节 注意缺陷多动障碍评定

一、概述

注意缺陷多动障碍(attention deficit hyperactivity disorder,ADHD)是一种常见的慢性神经发育障碍,可能对儿童的学业成就、幸福感和社交互动产生深刻的影响。在全世界的患病率约为7.2%[2]。ADHD的核心症状是注意缺陷、多动、冲动,当儿童出现与其发育水平不相适应的注意缺陷、活动过度,同时伴有学习或社交等单一或多个功能损害,则应考虑存在ADHD的可能。不同年龄阶段的ADHD,症状有差异性(表1-9)[3]。

表1-9 不同年龄阶段注意缺陷多动障碍的症状

年龄阶段	注意力不集中表现	多动症状	冲动症状
学龄前期	容易转移注意力,似听非听	过分喧闹和捣乱,无法接受幼儿园教育	明显的攻击行为,不好管理
学龄期	不能完成指定任务,容易转移注意力,不能集中精神	烦躁、坐立不安、走来走去、过多的语言	自制力差,难以等待按顺序做事情,言语轻率
青少年期	不能完成作业,容易转移注意力	主观上有不安宁的感觉	自制力差,经常参与危险性活动

二、评估

ADHD的规范评估有助于诊断和鉴别ADHD共患病,对不同年龄患儿的症状以及病程进行量化或分级。参考英国国家健康临床优化研究院(National Institute for Health and Clinical Excellence,NICE)2013

年 ADHD 指南中的分类方式[4],将学龄期儿童 ADHD 评估量表分为 3 类——筛查类评估、诊断类评估和功能评估。

(一) 筛查类评估

1. Conners 父母症状问卷量表(Parent Symptom Questionnaire,PSQ)和教师评定量表(Teacher Rating Scale,TRS)

(1)Conners 父母症状问卷量表由 Conners 编制,适用于 3~17 岁的儿童和青少年,评估时间为 5~10 分钟,主要评估儿童注意缺陷多动障碍,能够反映药物治疗的效果,是儿童心理障碍临床工作中的一种有用工具。目前国内最常用的是 1978 年修订版的 48 项父母问卷。

1)施测要求:要求儿童监护人填写;仅针对 3~17 岁儿童;填写人针对儿童情况如实、认真地填写。

2)量表结构:量表共 48 个项目(表 1-10),包括 5 个因子:品行问题、学习问题、心身问题、冲动 - 多动、焦虑(表 1-11)。

3)计分规则:量表按 0~3 四级计分:①没有此问题为“0”;②偶尔有一点或表现轻微为“1”;③常常出现或较严重为“2”;④很常见或十分严重为“3”。将项目得分相加除以项目数即 Z 分。

表 1-10 Conners 父母症状问卷量表

儿童姓名:	性别:	年龄:
填报表人:	与患儿关系:	

以下有一些有关您的孩子平时或一贯表现情况的描述,请您仔细阅读,并根据您孩子的情况,在题目右边的空格内打钩√,请不要漏掉任何一题。

项目	无 0	稍有 1	相当多 2	很多 3
1. 某种小动作(咬指甲、吸手指,拉头发、拉衣服上的布毛)				
2. 对大人粗鲁无礼				
3. 在交朋友或保持友谊上存在问题				

续表

项目	无 0	稍有 1	相当多 2	很多 3
4. 易兴奋、易冲动				
5. 爱指手画脚				
6. 吸吮或咬嚼(拇指、衣服、毯子)				
7. 容易或经常哭叫				
8. 脾气很大				
9. 白日梦				
10. 学习困难				
11. 扭动不安				
12. 惧怕(新环境、陌生人、陌生地方、上学)				
13. 坐立不安、经常"忙碌"				
14. 破坏性				
15. 撒谎或捏造情节				
16. 怕羞				
17. 造成的麻烦比同龄孩子多				
18. 说话与同龄儿童不同(像婴儿、口吃、别人不易听懂)				
19. 抵赖错误或归罪于他人				
20. 好争吵				
21. 噘嘴和生气				
22. 偷窃				
23. 不服从或勉强服从				
24. 忧虑比别人多(忧虑孤独、疾病、死亡)				
25. 做事有始无终				
26. 感情易受损害				

续表

项目	无 0	稍有 1	相当多 2	很多 3
27. 欺凌别人				
28. 不能停止重复性活动				
29. 残忍				
30. 稚气或不成熟(自己会的事要人帮忙,依缠别人,常需别人鼓励、支持)				
31. 容易分心或注意力不集中				
32. 头痛				
33. 情绪变化迅速、剧烈				
34. 不喜欢或不遵从纪律或约束				
35. 经常打架				
36. 与兄弟姐妹不能很好相处				
37. 在努力中容易泄气				
38. 妨害其他儿童				
39. 基本上是一个不愉快的孩子				
40. 有饮食问题(食欲不佳、进食中常跑开)				
41. 胃痛				
42. 有睡眠问题(不能入睡、早醒或夜间起床)				
43. 其他疼痛				
44. 呕吐或恶心				
45. 感到在家庭圈子中被欺骗				
46. 自夸或吹牛				
47. 让自己受别人欺骗				
48. 有大便问题(腹泻、排便不规则、便秘)				
得分				

表 1-11　项目分类

因子	行为	项目
Ⅰ	品行问题	2、8、14、19、20、21、22、23、27、33、34、39
Ⅱ	学习问题	10、25、31、37
Ⅲ	心身问题	32、41、43、44、48
Ⅳ	冲动 - 多动	4、5、11、13
Ⅴ	焦虑	12、16、24、47

注：多动指数包括项目 4、7、11、13、14、25、31、33、37、38。

4）结果解析：多动指数 =（项目 4+7+11+13+14+25+3+133+37+38）/10。多动指数≥1.5 作为划界分，得分大于此分就有多动症的可能。

（2）Conners 教师评定量表（表 1-12）用得更广泛，有 28 条计分项，也采用四级记分法（0、1、2、3）。可归纳为 4 个因子，包括了儿童在学校中常见的行为问题。从教师的角度对儿童在学校的行为进行较为全面的评估，对 ADHD 儿童的诊断敏感，并能够反映药物治疗效果，是一种客观的评价工具。

表 1-12　Conners 教师评定量表（1978）

儿童姓名：	性别：	年龄：
填表日期：	填表者：	
请在每个项目右边按不同程度打钩（√）		
1. 扭动不停	无　稍有　相当多　很多	
2. 在不应出声的场合制造噪音	无　稍有　相当多　很多	
3. 提出要求必须立即得到满足	无　稍有　相当多　很多	
4. 动作粗鲁（唐突无礼）	无　稍有　相当多　很多	
5. 暴怒及不能预料的行为	无　稍有　相当多　很多	
6. 对批评过分敏感	无　稍有　相当多　很多	

续表

请在每个项目右边按不同程度打钩(√)	
7. 容易分心或注意不集中成为问题	无 稍有 相当多 很多
8. 妨害其他儿童	无 稍有 相当多 很多
9. 白日梦	无 稍有 相当多 很多
10. 噘嘴和生气	无 稍有 相当多 很多
11. 情绪变化迅速和激烈	无 稍有 相当多 很多
12. 好争吵	无 稍有 相当多 很多
13. 能顺从权威	无 稍有 相当多 很多
14. 坐立不定,经常"忙碌"	无 稍有 相当多 很多
15. 易兴奋,易冲动	无 稍有 相当多 很多
16. 过分要求教师的注意	无 稍有 相当多 很多
17. 好像不为集体所接受	无 稍有 相当多 很多
18. 好像容易被其他孩子领导	无 稍有 相当多 很多
19. 缺少公平合理竞赛的意识	无 稍有 相当多 很多
20. 好像缺乏领导能力	无 稍有 相当多 很多
21. 做事有始无终	无 稍有 相当多 很多
22. 稚气和不成熟	无 稍有 相当多 很多
23. 抵赖错误或归罪于他人	无 稍有 相当多 很多
24. 不能与其他儿童相处	无 稍有 相当多 很多
25. 与同学不合作	无 稍有 相当多 很多
26. 在努力中容易泄气(灰心丧气)	无 稍有 相当多 很多
27. 与教师不合作	无 稍有 相当多 很多
28. 学习困难	无 稍有 相当多 很多

注:"程度"项记分法:无,记"0"分;稍有,记"1"分;相当多,记"2"分;很多,记"3"分。

此问卷的信度、效度亦基本通过检验,其计算方式同父母问卷。因子Ⅰ包括项目4、5、6、10、11、12、23、27。因子Ⅱ包括项目1、2、3、8、14、15、16。因子Ⅲ包括项目7、9、18、20、21、22、26、28。多动指数包括项目1、5、7、8、10、11、14、15、21、26。

2. Achenbach 儿童行为量表（Achenbach Child Behavior Checklist，CBCL） CBCL 是美国心理学家 Achenbach 及 Edelbrock 于 1976 年编制、1983 年修订的父母用儿童行为量表，是一个评定儿童广谱的行为和情绪问题及社会能力的量表。该版本内容十分全面、详尽，缺点是计分十分复杂，测试时间约为 30 分钟。1991 年，Achenbach 对 CBCL 再次进行修订，将年龄范围扩大到 18 岁，分为 4~11 岁、12~18 岁，男 / 女，4 个年龄 / 性别常模，不同年龄、性别统一使用相同的因子名称和项目组成。并且将教师报告表（teacher report forms）和青少年自我报告表（youth self-reports）的因子名称改为和 CBCL 一致，进而从父母、教师、儿童自己 3 个方面获得信息。

CBCL 是美国最常用的儿童行为评定量表之一，可以用于流行病学调查、临床行为评定，也可以用于追踪治疗效果。该量表被较多国家引进及广泛应用，进行了一系列跨文化研究，一致认为其信度、效度较好。苏林雁以 1991 年版为蓝本，在湖南省城乡采样，制定了湖南常模[5]（表 1-13）。

表 1-13　Achenbach 儿童行为量表题型

<table>
<tr><td colspan="9">根据您孩子的情况，真实地填写下列内容，将孩子喜欢的运动或活动内容填在左边格子内，在中间、右边的空格内打“√”</td></tr>
<tr><td>请写出您孩子最喜欢的运动，如游泳、乒乓球、排球、篮球、骑自行车、跑步等</td><td colspan="4">与其他同年龄的孩子比较，他 / 她花在这些运动上的时间是多还是少</td><td colspan="4">与其他同年龄的孩子比较，他 / 她在这项运动上做得较好还是较差</td></tr>
<tr><td>运动项目</td><td>不知</td><td>较少</td><td>一样</td><td>较多</td><td>不知</td><td>较差</td><td>一样</td><td>较好</td></tr>
<tr><td>1.</td><td></td><td></td><td></td><td></td><td></td><td></td><td></td><td></td></tr>
<tr><td>2.</td><td></td><td></td><td></td><td></td><td></td><td></td><td></td><td></td></tr>
<tr><td>3.</td><td></td><td></td><td></td><td></td><td></td><td></td><td></td><td></td></tr>
</table>

CBCL 所评估的内容包括社会能力和行为问题两部分。

(1)社会能力：包括 7 个项目：Ⅰ.参加运动；Ⅱ.参加活动；Ⅲ.参加课余爱好小组(团体)；Ⅳ.参加家务劳动；Ⅴ.交往；Ⅵ.与人相处；Ⅶ.在校学习。这部分内容组成 3 个分量表，即活动能力(包括Ⅰ、Ⅱ、Ⅳ项)，社交能力(第Ⅲ、Ⅴ、Ⅵ项)，学校能力(第Ⅶ通项)，并计算社会能力总分，供 6~18 岁儿童使用。

(2)行为问题：共 120 项(包括 2 个由家长自行填写的开放项)，按 0、1、2 三级评分。有些项目需描述，评分者应根据描述内容判断是否记分，如第 28 题(吃一些不能吃的东西)，指如果家长未填，则记 0 分，如果家长填了许多项，也只对最严重的一项记分。

4~11 岁男 / 女性有 9 个分量表：退缩、躯体主诉、焦虑 / 抑郁、社交问题、思维问题、注意问题、违纪行为、攻击性行为、性问题；12~16 岁为 8 个因子(无性问题分量表)，每一分量表由 7~20 个项目组成，将每一分量表的项目得分相加，即得到该分量表的粗分。按照行为问题两维度划分法，又分为内化性(internalizing)和外化性(externalizing)。内化性是以退缩、躯体化、焦虑抑郁为主要表现的情绪问题；外化性是以攻击、违纪为主要表现的行为问题。计算行为问题总分。

(1)实施要求：量表要求父母或与儿童密切接触的监护人填写，具有初中以上文化程度的家长一般 15~20 分钟即可完成。如果家长填写有困难，可以由调查者读给家长听并记录其答案。

(2)计分方法

1)社会能力

Ⅰ.参加运动：分为 A、B 两项。

A. 运动项目：要求家长在左边一栏填写儿童参加运动的项目内容。计分方法：凡参加 3 项或 3 项以上记 2 分，参加 2 项记 1 分，参加 1 项或不喜欢任何运动记 0 分，即得到项目分数。

B. 参加运动的数量和质量：要求家长在中间和右边的空格内打

钩。计分方法：与其他同年龄的孩子比较，他 / 她花在这些运动上的时间是多还是少一项中，“较少”记 0 分，“一样”记 1 分，“较多”记 2 分；与其他同年龄的孩子比较，他 / 她在这项运动上做得较差还是较好一项中，“较差”记 0 分，“一样”记 1 分，“较好”记 2 分；将这些得分相加，除以所填的空格数，即得到参加运动的数量和质量的均分（如填“不知”不记分，此项亦应减去不算）。

将 A 和 B 相加，即为参加运动分。本项最高分为 4 分。

举例：运动项目填写见表 1-14。

表 1-14 运动项目填写举例

请写出您孩子最喜欢的运动，如游泳、乒乓球、排球、篮球、骑自行车、跑步等	与其他同年龄的孩子比较，他 / 她花在这些运动上的时间是多还是少？				与其他同年龄的孩子比较，他 / 她在这项运动上做得较好还是较差？			
运动项目	不知	较少	一样	较多	不知	较差	一样	较好
1. 骑自行车			√				√	
2. 踢足球		√						√
3. 跳绳				√	√			

计算得分：

A. 运动项目：家长填 3 项，记 2 分。

B. 数量和质量：“较少”1 项，记 0 分，“一样”2 项，记 2 分，“较好（较多）”2 项，记 4 分，共 6 分，除以 5 项（因不知不记分），得平均分 1.2。

将 A 和 B 相加，即为该儿童参加运动分，共 3.2 分。

Ⅱ. 参加活动：指非运动性活动，不包括看电视、玩网络游戏、打麻将等活动；计分方法与参加运动分相同，但 A 活动项目这项不记分，本项最高分为 2 分。

Ⅲ. 参加课余爱好小组（团体）：也分 A、B 两项，记分方法与 I 相同，本项最高分为 4 分。

Ⅳ. 参加家务劳动：也分 A、B 两项，B 项仅评价做家务事较差还是较好，本项最高分为 4 分。

将Ⅰ、Ⅱ、Ⅳ的得分相加，即为活动能力分量表分，最高分为 10 分。

Ⅴ. 交往能力：分①、②两项。

①有多少好朋友："没有一个或一个"记 0 分，"2~3 个"记 1 分，"4 个以上"记 2 分。

②每周与小朋友在一起活动次数："少于 1 次"记 0 分，"1~2 次"记 1 分，"3 次以上"记 2 分。

将①、②的得分相加，即为交往能力分，本项最高分为 4 分。

Ⅵ. 与人相处能力：分为 A、B 两项。

A. 与人相处时的表现

①与兄弟姐妹能否和睦相处："较差"记 0 分，"差不多"记 1 分，"较好"记 2 分。

②与其他孩子能否和睦相处："较差"记 0 分，"差不多"记 1 分，"较好"记 2 分。

③在父母面前的表现："较差"记 0 分，"差不多"记 1 分，"较好"记 2 分。

将①、②、③的得分相加，除以项目数，即与人相处时的行为得分。

B. 独立做事的表现

④独立玩耍或做事："较差"记 0 分，"差不多"记 1 分，"较好"记 2 分。将 A 与 B 的得分相加，即与人相处得分，本项最高分为 4 分。

将Ⅲ、Ⅴ、Ⅵ的得分相加，即为社交能力分量表分，最高分为 12 分。

Ⅶ. 在校学习情况

①您的孩子是否在一个特殊班级(这里的特殊班级指的是针对特殊学习困难或行为问题儿童的特殊班级，而不是我国在学校中将成绩较好的学生另外分班，进行实验性教育的班级)："是"记 0 分，"不是"

记 1 分。

②您的孩子留过级吗:“没有”记 1 分,“留过”(无论什么原因)均记 0 分。

③您的孩子在学校里有学习或其他方面的问题吗:家长描述“有问题”记 0 分,“没有”记 1 分。

④最近学校成绩:指主要功课与班上同学比较的水平,不包括体育、音乐、美术。按 0~3 分四级评分。“不及格”记 0 分,“较低”记 1 分,“中等”记 2 分,“较高”记 3 分,把得分相加,除以功课门数,得到平均分。

将①、②、③、④项相加,即为学校能力分量表分,最高分为 6 分。

将活动能力、社交能力、学校能力 3 个分量表分相加,即得到社会能力总分。

2)行为问题:行为问题有 113 个项目,其中 56 题包括 a~h 8 项,实际项目为 120 项,按三级评分,即“无此症状”记 0 分,“有时出现”或“有一点”记 1 分,“经常出现”或“很明显”记 2 分。

各分量表的项目组成如下。

Ⅰ. 退缩:项目 42、65、69、75、80、88、102、103、111。

Ⅱ. 躯体主诉:项目 51、54、56a、56b、56c、56d、56e、56f、56g。

Ⅲ. 焦虑 / 抑郁:项目 12、14、31、32、33、34、35、45、50、52、71、89、103、112。

Ⅳ. 社交问题:项目 1、11、25、38、48、55、62、64。

Ⅴ. 思维问题:项目 9、40、66、70、80、84、85。

Ⅵ. 注意问题:项目 1、8、10、13、17、41、45、46、61、62、80。

Ⅶ. 违纪行为:项目 26、39、43、63、67、72、81、82、90、96、101、105、106。

Ⅷ. 攻击性行为:项目 3、7、16、19、20、21、22、23、27、37、57、68、74、86、87、93、94、95、97、104。

Ⅸ. 性问题(4~11 岁男 / 女):项目 5、59、60、73、110。

内化性行为:Ⅰ分量表 + Ⅱ分量表 + Ⅲ分量表。

外化性行为：Ⅶ分量表 + Ⅷ分量表。

行为问题总分：第 2 题（过敏性疾病）和第 4 题（哮喘）不参与记分。将 118 个单项相加（包括 2 个开放项，但无论家长在开放项中填了多少项，仅记得分最高的一项，即 2 分），则得到行为问题总分。

（二）诊断类评估

1. 注意缺陷多动障碍评定量表（Swanson Nolan and Pelham，version Ⅳ scale，SNAP-Ⅳ） SNAP-Ⅳ是目前最常用的筛查、辅助诊断和治疗后疗效评估的量表之一，中文版 SNAP-Ⅳ具有良好的信度与效度。

SNAP 应当由临床医生在信息提供者——通常是父母亲 / 监护人或老师，提供信息的基础上完成。SNAP 的问卷用于判断患儿是否具有 ADHD 的症状、有多严重以及他们的功能损害程度。问卷中 2 个特定症状组：注意缺陷（INATT）和多动 / 冲动问卷（HYP/IMP），将决定个案是否应当进一步进行 ADHD 的评估。

临床医生应当根据信息提供者的回答选择 0~3。当不清楚应该给予哪个得分时，选择得分较低者。例如，如果不确定选择 1 还是 2 时，则选择 1。对于每一组问卷，将选择的分数相加，给出一个总分并且将总分除以症状条目数，对症状给出一个总结评分（总评分）（表 1-15）。

表 1-15 SNAP 总评分

儿童姓名 __________ 出生日期 __________

	对立性（ODD）	从不或者很少（从不）	有时（轻度）	经常（中度）	非常常见（严重）
1	经常发脾气	0	1	2	3
2	经常和成人争论、争吵	0	1	2	3
3	经常主动地违抗或者拒绝成人的要求或者规则	0	1	2	3

续表

对立性（ODD）		从不或者很少（从不）	有时（轻度）	经常（中度）	非常常见（严重）
4	经常故意做惹恼其他人的事情	0	1	2	3
5	经常因为自己的错误或失误而责怪他人	0	1	2	3
6	经常过分敏感或者很容易被他人惹恼	0	1	2	3
7	经常生气和愤怒	0	1	2	3
8	经常怀恨在心或者想报复	0	1	2	3
对立性总分 =________		对立性总结评分（ODD 总分 /8）=__________			

提供信息者的姓名 ______________________

母亲 / 父亲 / 班主任 / 年级组长 / 其他（请详细说明）______________

临床医生的姓名 ________________　　访谈时间 ______________

注意缺陷（INATT）		从不或者很少（从不）	有时（轻度）	经常（中度）	非常常见（严重）
9	学习时不能注意细节或犯一些粗心大意的错误	0	1	2	3
10	在完成任务或活动时难以保持注意	0	1	2	3
11	当直接和他 / 她说话时，似乎没在听	0	1	2	3
12	不能始终如一地遵守指令并且不能完成学习任务、家务或者职责	0	1	2	3
13	安排和组织任务或活动困难	0	1	2	3

续表

注意缺陷(INATT)		从不或者很少(从不)	有时(轻度)	经常(中度)	非常常见(严重)
14	避免需要持续心理努力的任务(例如:学校作业、家庭作业)	0	1	2	3
15	丢失任务或活动中必需的东西(例如:玩具、学校作业、铅笔或者书)	0	1	2	3
16	容易分心	0	1	2	3
17	在日常活动中健忘	0	1	2	3
注意缺陷总分 =__________		注意缺陷总结评分(注意力集中总分 /9)= ________			

多动 / 冲动(HYP/IMP)		从不或者很少(从不)	有时(轻度)	经常(中度)	非常常见(严重)
18	手或者脚动个不停或者在椅子上动个不停	0	1	2	3
19	在教室或其他需要坐在椅子上的场合中,离开座位	0	1	2	3
20	在不适宜的场合中,到处跑或者过度攀爬	0	1	2	3
21	难以安静地玩耍或者参加休闲活动	0	1	2	3

续表

多动/冲动(HYP/IMP)		从不或者很少(从不)	有时(轻度)	经常(中度)	非常常见(严重)
22	好像经常“就要走”或者行动像“被马达驱动”似的	0	1	2	3
23	说话太多	0	1	2	3
24	问题还没有问完，就抢先回答	0	1	2	3
25	难以等待轮替	0	1	2	3
26	打扰或者闯入他人的谈话或活动	0	1	2	3
多动/冲动总分＝ ________		多动/冲动总结评分(多动/冲动总分/9)＝ ________			
27	这些行为开始的时间				
28	这些行为经常发生吗				

信息提供者的姓名 ________________

母亲/父亲/班主任/年级组长/其他(请详细说明) ________________

临床医生的姓名 ________________ 日期 ________________

总结评分：0~1为正常，不需要做ADHD评估；1.1~1.5为边界，那么在做ADHD评估前，必须至少有5个问题得分为2(中度)和/或3(严重)；1.6~2为中度，2以上为严重，若患儿在任一问卷组中的总评分为1.6或者以上，那么应当继续做进一步的ADHD评估。

2. 注意缺陷多动障碍诊断量表父母版(Attention Deficit Hyperactivity Disorder Diagnostic Scale-Parent Version，ADHDDS-P) ADHDDS-P对ADHD的诊断有较高的灵敏度(0.92)和特异度(0.90)。苏林雁等[6]基于精神疾病诊断与统计手册(DSM-Ⅳ)中的18条症状学标准编制了该量表，并制定了中国城市儿童常模(表1-16)。

表 1-16 注意缺陷多动障碍诊断量表父母版(ADHDDS-P)

1. 在学校做作业或者其他活动时,无法专注于细节或出现粗心的错误
□ 没有
□ 有一点点
□ 还算不少
□ 非常多

2. 很难持续专注于工作或游戏活动
□ 没有
□ 有一点点
□ 还算不少
□ 非常多

3. 看起来好像没有听到别人对他说话的内容
□ 没有
□ 有一点点
□ 还算不少
□ 非常多

4. 没办法遵循指示,也无法完成学校作业或家事(并不是由于对立性行为或无法了解指示内容)
□ 没有
□ 有一点点
□ 还算不少
□ 非常多

5. 很难组织规划工作及活动
□ 没有
□ 有一点点
□ 还算不少
□ 非常多

6. 逃避,或表达不愿意,或很难从事需要持续性动脑的工作(如学校作业或者家庭作业)
□ 没有
□ 有一点点
□ 还算不少
□ 非常多

续表

7. 会弄丢作业或活动所必需的东西(如学校作业、铅笔、书、工具或者玩具),很容易受外界刺激而分心
☐ 没有
☐ 有一点点
☐ 还算不少
☐ 非常多

8. 在日常生活中忘东西
☐ 没有
☐ 有一点点
☐ 还算不少
☐ 非常多

9. 在座位上玩手脚或者不好好坐着
☐ 没有
☐ 有一点点
☐ 还算不少
☐ 非常多

10. 在教室或者其他必须持续坐着的场合,会随意离开座位
☐ 没有
☐ 有一点点
☐ 还算不少
☐ 非常多

11. 在不适合的场合乱跑或爬高、爬低,很难安静地玩或者参与休闲活动,总是一直在动
☐ 没有
☐ 有一点点
☐ 还算不少
☐ 非常多

12. 话很多
☐ 没有
☐ 有一点点
☐ 还算不少
☐ 非常多

续表

13. 在别人问题还没问完前就急着回答 □ 没有 □ 有一点点 □ 还算不少 □ 非常多
14. 在游戏中或团体活动中，无法排队或等待，打断或干扰别人（如插嘴或打断别人的游戏） □ 没有 □ 有一点点 □ 还算不少 □ 非常多
15. 这些情况对孩子的学习造成了影响 □ 是 □ 否
16. 对课堂纪律造成了影响 □ 是 □ 否
17. 对同学关系造成了影响 □ 是 □ 否

（三）功能性评估

Weiss 功能缺陷量表父母版（WFIRS-P）一般用于治疗效果的评估，是一个评定 ADHD 特定领域功能损害的工具。WFIRS-P 由儿童父母或看护人进行评定，包括 50 个项目，涵盖 6 个功能领域（家庭、学习和学校、生活技能、儿童的自我观念、社会活动和冒险活动）。WFIRS-P 中文版信效度良好。

（1）评分方法：根据儿童最近 1 个月内的情绪、行为方面的情况对每个项目采用 0（从不）、1（有时）、2（经常）、3（总是或频繁）进行四点评分。其中，生活技能分量表中的第 2 项及第 4 项为反向计分。WFIRS-P 为

Likert 式量表，任一项目评分为 2 或 3 代表此项目临床上存在缺陷。各分量表每个项目得分相加后得到各维度的量表分，并计算量表总分和平均分。含有不适用条目，计算平均分、总分时，不参与评分。记录量表中得分为 2 或 3 的项目数或所有项目总分或平均分（表 1-17）。

（2）评分标准：当任一功能领域至少有 2 项得 2 或 1 项得 3 或平均得分 > 1.5 时，可认为临床上存在功能损害。

表 1-17　Weiss 功能缺陷量表父母版

项目	得分
A. 家庭	
B. 学习和学校	
C. 生活技能	
D. 自我观念	
E. 社会活动	
F. 冒险活动	
总分	

指导语：在过去的 1 个月里，您的孩子情绪和行为方面存在什么问题？请认真阅读下面每一项的描述，在代表相应程度的数字上画圈：“0”为从不、“1”为有时候、“2”为经常、“3”为总是或频繁、“4”为不适用。

项目	程度				
A. 家庭	从不	有时候	经常	总是或频繁	不适用
1. 和兄弟姐妹有矛盾					
2. 因患儿使父母间产生矛盾					
3. 家人常因为患儿的事情请假					
4. 在家庭中引发纠纷					
5. 由于患儿的原因，家人难以与朋友交往或参加社交活动					

续表

项目	程度				
6. 患儿使家人在一起时难以有乐趣					
7. 不听父母的话,教养困难					
8. 因为患儿而难以顾及其他家庭成员					
9. 因触怒他人而遭打骂					
10. 因他/她家庭花费了很多钱					
B. 学习和学校	从不	有时候	经常	总是或频繁	不适用
1. 很难跟上功课					
2. 需要学校的补课					
3. 需要请家教					
4. 在课堂上给老师找麻烦					
5. 被中途停课或逐出学校					
6. 在学校课外活动时出问题					
7. 在校期间或放学后被滞留受罚					
8. 被学校停课或开除					
9. 旷课或迟到					
10. 能力虽好但却得不到好的分数					
C. 生活技能	从不	有时候	经常	总是或频繁	不适用
1. 过度看电视、玩电脑、打游戏					

续表

项目	程度				
2. 保持清洁，刷牙、梳头、洗澡等					
3. 上学前的准备工作做不好					
4. 睡觉前的准备做不好					
5. 饮食习惯不好（挑食，喜食垃圾食品）					
6. 睡眠有问题					
7. 常常受伤					
8. 不喜欢体育锻炼					
9. 常常需要去诊所或医院					
10. 吃药、打针或看医生/牙医有麻烦，如不遵守时间等					
D. 自我观念	从不	有时候	经常	总是或频繁	不适用
1. 孩子的自我感觉不好					
2. 孩子缺乏足够的乐趣					
3. 孩子对自己的生活感觉不幸福					
E. 社会活动	从不	有时候	经常	总是或频繁	不适用
1. 被其他孩子取笑或欺负					
2. 取笑或欺负其他的孩子					
3. 和别的孩子相处不好，常有矛盾					
4. 参加课外活动（如运动、音乐、兴趣小组等）					

续表

项目	程度				
5. 很难交上新朋友					
6. 很难和朋友长期保持友谊					
7. 不能很好地参加社交聚会（如不被邀请、不愿参加，在聚会时举止失当）					
F. 冒险活动	从不	有时候	经常	总是或频繁	不适用
1. 很容易听其他孩子的指挥（迫于同龄或同伙孩子的压力）					
2. 弄坏或损毁东西					
3. 做违法的事情					
4. 招来警察					
5. 吸烟					
6. 用一些非法的药物如毒品					
7. 做一些危险的事情					
8. 伤害他人					
9. 说一些刻薄或不恰当的话					
10.（对同性或异性）有不当的骚扰行为					

国外常用的具有代表性的功能类评估还有儿童大体评定量表（Children's Global Assessment Scale，CGAS）、儿童行为评估系统第2版（the Behavior Assessment System for Children-second edition，BASC-2）和功能损害量表（Impairment Rating Scale，IRS），但目前国内还没有标准化这些功能损害评估工具，故不再一一详细介绍。

（丁 逸 李 惠）

第三节　学习障碍评定

一、概述

学习障碍（learning disabilities，LD）是一组异质性综合征，指智力正常的儿童在阅读、书写、拼字、表达、计算等方面的基本心理过程存在一种或一种以上特殊性障碍。这些障碍对个体来说是固有的，可能是由中枢神经系统功能失调导致的，并且可能持续终身。

《国际疾病分类》（第 10 版）（International Classification of Diseases-10，ICD-10，WHO，1989）把学习障碍称为“学习技能发育障碍”，归类于发育障碍类别，其定义为“从发育的早期阶段起，儿童获得学习技能的正常方式受损”。这种损害不是单纯缺乏学习机会的结果，不是智力发育迟缓的结果，也不是后天、外伤或疾病的结果；这种障碍来源于认识处理过程的异常，由一组障碍所构成。表现在阅读、拼写、计算和运动功能方面有特殊和明显的损害。

二、评估

（一）病史资料

与父母和孩子进行访谈，充分了解孩子的发育史（包括运动发育、语言发育、学习和行为问题等症状的发展）；家族史（包括家庭成员中注意缺陷多动障碍、品行障碍、焦虑障碍等疾病史）；以及了解家庭养育方式、学校社交、同伴关系等情况。

（二）体格检查

对儿童进行详细的体格检查，包括一般儿科检查、听力视力检查及神经心理发育检查。

（三）智力筛查测验

智力测验常用韦氏儿童智力量表（Wechsler Intelligence Scale for Children-the Fourth Edition，WISC-Ⅳ）、联合型瑞文智力测验（Combined Raven's Test，CRT），了解儿童的智力情况。

1. 韦氏儿童智力量表（WISC-Ⅳ） WISC-Ⅳ是由美国 David Wechsler 教授编制的儿童智力测验，适用于 6~16 岁儿童。2007 年韦氏儿童智力量表第 4 版由张厚粲主持修订[7]。

（1）量表的内容及实施方法：WISC-Ⅳ包括 10 个核心分测验和 4 个补充分测验，由积木、类同、背数、图画概念、译码、词汇、字母 - 数字、矩阵推理、理解和符号检索组成核心分测验，以及由常识、填图、算术和划消组成补充分测验。

分测验用于创建 4 个指数分数，以说明儿童在不同领域中的认知能力，4 个指数分别是：

1）言语理解指数（verbal comprehension index，VCI）：有助于教师和家长更好地了解孩子言语方面的能力，对于有言语发展障碍的孩子能起到较好的筛查作用。

2）知觉推理指数（perceptual reasoning index，PRI）：有助于家长和老师更好地了解孩子的推理能力、空间思维能力等。

3）工作记忆指数（working memory index，WMI）：可以准确地帮助人们了解孩子的注意力、记忆能力以及推理能力等。

4）加工速度指数（processing speed index，PSI）：可以更有效地检测出孩子完成信息处理的能力（图 1-3）。

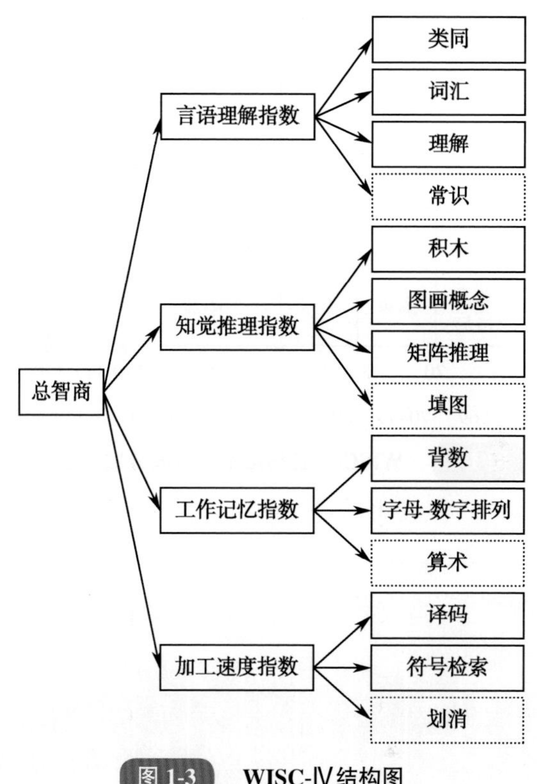

图 1-3　WISC-Ⅳ结构图

实线框为核心分测验；实线和虚线并为一张图，虚线框为补充分测验。

(2) 评定标准：总智商(full-scale intelligence quotient，FSIQ)是从各分测验中计算出来的，分测验量表分数的平均数为 10，标准差为 3。4 个指数合成分数和 FSIQ 合成分数的总体平均值为 100，标准差为 15。根据合成分数大小，将儿童划分为 7 个不同水平，包括非常优秀、优秀、中上、中等、中下、临界和非常落后，详见图 1-4。

WISC-Ⅳ手册提倡使用剖面分析来解释个体的相对优势与劣势(表 1-18)，它突破了以往韦氏量表单纯使用言语量表得分和操作量表得分的局限性，将对儿童智力的测量进一步细分到言语理解、知觉推理、工作记忆和加工速度四大更为具体的认知领域。

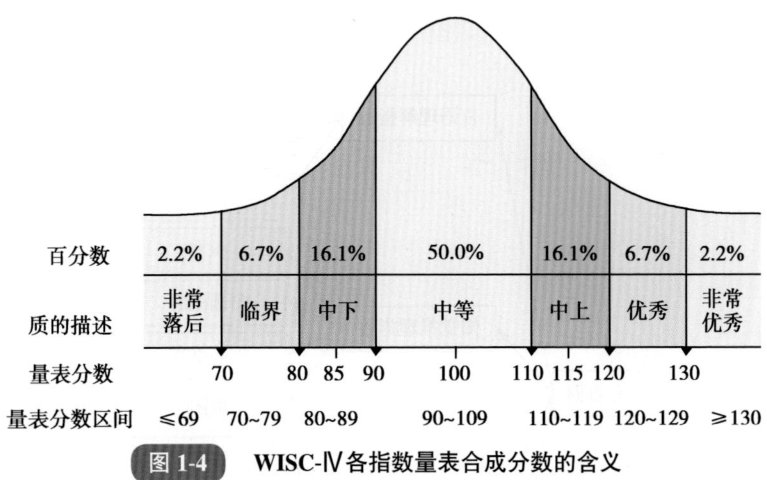

图 1-4 WISC-Ⅳ各指数量表合成分数的含义

表 1-18 分测验量表分数剖析图

分数	言语理解				知觉推理				工作记忆			加工速度		
	类同	词汇	理解	常识	积木	图画概念	矩阵推理	填图	背数	字母-数字	算术	译码	符号检索	划消
22														
21														
20														
19														
18														
17														
16														
15														
14														

续表

分数	言语理解				知觉推理				工作记忆			加工速度		
	类同	词汇	理解	常识	积木	图画概念	矩阵推理	填图	背数	字母-数字	算术	译码	符号检索	划消
13														
12														
11														
10														
9														
8														
7														
6														
5														
4														
3														
2														
1														

(3)信度与效度：WISC-Ⅳ全量表得分的内在信度系数在0.96以上。WISC-Ⅳ是一套综合、设计理念先进、有临床应用价值、有理论支持、注重生态学效度的智力量表。

2. 瑞文智力测验 瑞文测验是英国心理学家Raven于1938年创制的一种非文字智力测验，被认为是测量智力一般因素的有效工具。适用于因语言障碍、言语交流不便或跨文化的比较交流，对于学习障碍儿童也有较好的效度。

华东师范大学心理学系李丹将瑞文测验的彩色型前三个单元和标准型后三个单元，合成六个单元72题的测验，称为联合型瑞文测验（CRT），于2006年完成再次取样，将再标准化后的新智力常模称为“第3次修订联合型瑞文测验中国儿童常模（CRT-C3）”[8]。

（1）量表的内容及实施方法：瑞文渐进矩阵测题的形式全部由无意义的图形构成，或为一张整图，或为2×2、3×3的方阵，其中缺失1块（空白），要求被测者从呈现给他的6块或8块截片图形中选择1块符合方阵整体结构的图片填补上去（图1-5）。

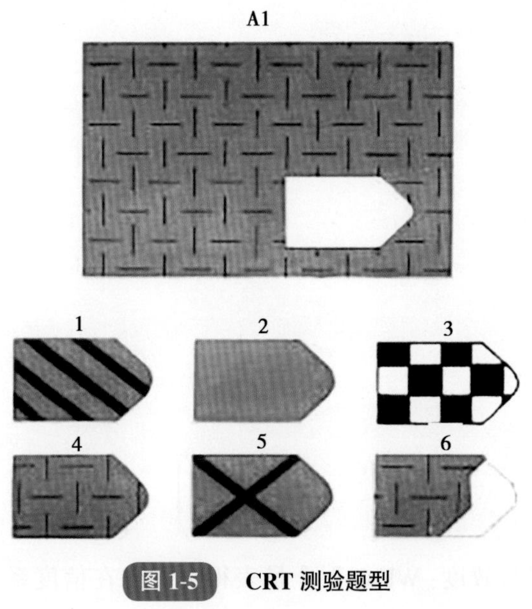

图1-5 CRT测验题型

标准型包括A、B、C、D、E五个测验单元，每单元12题，从易到难排列。A、B单元主要是测验儿童直接观察和辨别的能力，A单元反映知觉辨别能力，B单元反映类同比较能力。C、D、E单元则要求通过对比、类比推理找出图形间的变化的系列关系，如递增、位移、交错、互换、套合等。C单元反映比较推理能力，D单元反映系列关系能力，E单元反映抽象推理能力。彩色型是将标准型中的A、B单元加上色彩以突出图形的鲜明性，另外加入1个Ab单元，共3个单元36题。

联合型瑞文测验中国修订版由彩色型的前A、B、Ab和标准型中的C、D、E组成，合成六个单元，每单元12题，共72题。整个测验适用范围扩大为5~76岁。

测试方式：对于儿童的测试，建议采用个别测试法，被测者可指出答案，由主试为其记录答案。测验一般没有时间限制但在必要时也可限制时间。一般人完成测验约需要30分钟，最好在45分钟之内完成。

(2)评定标准：每答对1题计1分，答错计0分。合计得出粗分，然后通过常模确定其年龄对应的百分位及相应的智商(intelligence quotient，IQ)和智力类别(表1-19)。

表1-19　智力类别及相应百分位数、IQ值

智力类别	百分位数	IQ值
超优	≥98%	>130
优等	97%~91%	129~120
中上	90%~74%	119~110
中等	73%~25%	109~90
中下	24%~9%	98~80
临界	8%~3%	79~70
落后	≤2%	<69

(3)信度与效度：经统计，CRT在城市儿童和农村儿童中均有良好信度。

(4)量表使用注意事项：由于瑞文测验强调推理方面的能力，并非完全的智力，目前仅用于智力方面的筛查。如有需要，可联系量表修订者：王栋、狄敏、钱明，天津医科大学医学心理学教研室。

（四）症状评定测验

儿童学习障碍筛查量表(the Pupil Rating Scale Revised-Screening for Learning Disabilities，PRS)中文版由静进、海燕等于1988年修订[9]。该量表主要从语言和运动能力入手，通过教师或医生对儿童在言语和非言语两方面的行为表现进行评定，借以筛查出可疑的学习障碍儿童。

(1)量表的内容及实施方法：PRS由言语和非言语两个类型评定表及五个行为区所构成，包括：①听理解和记忆；②语言；③时间和方位判断；④运动能力；⑤社会行为，共细分为24条项目。适用范围为3~15岁，一般由教师、医生或康复师进行评定。采用5级评分法：1~5分分别对应最低、平均低下、平均、平均偏上和最高。

表1-20列出了有些儿童可能会有的问题，请填写人员仔细地阅读每一条，根据其所了解的孩子的具体情况，在5个条目中选择最接近孩子表现的级别，将数字1~5写在评分栏。

表1-20 学习障碍筛查量表(PRS)

1. 听理解和记忆	
(1)词汇理解能力 1)与同年级儿童相比，词汇理解能力非常低劣和不成熟 2)掌握简单词语较困难，与同龄儿童相比，常易弄错词汇意思 3)词汇理解能力与其年龄相符 4)能理解同年级以上儿童使用的词汇 5)词汇理解能力非常出色，能理解较多的抽象词汇	
(2)服从指示能力 1)不能听从指示或听到指示不知所措 2)平时虽能听从指示，但需要别人帮助才能执行 3)能服从熟悉和不太复杂的指示 4)能理解和服从同时发出的若干指示 5)理解和服从指示的能力非常出色	

续表

(3)在班级内的交谈能力 1)对谈话的悟性极差,不理解同学间的交谈,注意力极分散 2)虽然在听,但不能准确全面理解,注意力不太集中 3)交谈能力与其年龄相符,能参加交谈,作出相应回答 4)能较好地进行交谈,并从谈话中获得知识 5)积极参加同学间的交谈,并显示出色的理解能力	
(4)记忆力 1)几乎在任何场合下都想不起任何事情(记忆缺乏) 2)重复多次的情况下才能够记住简单的事情或顺序 3)记忆力与其年龄相符,属平均水平,对事物的记忆没有问题 4)能记住多种信息,过后仍能回忆和再现 5)能记忆事物的细节,能准确地再现	
2. 语言	
(5)词汇 1)与同年级儿童相比,词汇缺乏,常使用幼稚语言 2)使用的词语限于单纯的名词,较少用形容词或描述性语言 3)掌握的词汇及其运用与其年龄相符(无特殊问题) 4)词语的掌握好于同年级儿童,较常运用正确的语言或描述性语言 5)掌握较高水平的词汇,运用语言准确,能表达抽象内容	
(6)语法 1)用词、语法总是错误或常常使用不完整语句 2)谈话中语法错误和不完整句子较多见 3)能运用正确的语法交谈(使用形容词、代名词等较少有错) 4)能运用同年级以上儿童所使用的词句,很少有语法错误 5)能经常运用正确的语法讲话或用词	
(7)口语 1)不能说出与场面相适的用词,词汇回忆提取较差 2)表达想法时常有停顿或语塞表现 3)口语能力与年龄相符,同于同年级水平 4)口语中使用的词汇水平高于同年级儿童,较少有停顿或语塞表现 5)口语非常流利,几乎无停顿、语塞或转换话题的现象	

续表

(8)表述经验能力 1)别人难以听懂其讲的话 2)较难有条理地表述自己的经验 3)表述个人经验的水平与其年龄相符(平均水平) 4)表述能力高于同年级儿童水平,能有条理地表述个人经验 5)表述能力非常出色,能思路清晰地描述个人经验	
(9)表达思想能力 1)不能将事物间的关系联系起来讲述,表达思想不连贯 2)较难讲述事物之间的关系,讲述不连贯,思维亦缺乏连贯 3)表达思想与其年龄相符,较连贯(平均水平) 4)高于平均水平,能将事物与个人想法联系起来表达 5)表达思想常清晰,常能恰当地联系事实表达个人思想	
3. 时间和方位的判断	
(10)时间判断能力 1)不懂时间概念,总是迟到或对时间要求茫然不知所措 2)虽有一定时间观念,但常有迟到或磨蹭、拖延时间的现象 3)时间判断能力与其年龄相符 4)对时间判断较同龄儿童敏捷,迟到有正当理由 5)能熟练掌握时间表,并有计划地作出时间安排	
(11)场地方向感 1)方向感极差,常在校园、操场或邻近场所迷失方向 2)在个人熟悉的场所有时也迷路 3)方向感与其年龄相符,在熟悉的场所不迷路 4)方向感好于同龄儿童,几乎不迷路或转向 5)能很快熟悉新的场所,从不迷路	
(12)关系判断(如大 - 小、远 - 近、轻 - 重) 1)总是作出不正确的判断 2)能作出初步判断(对差异明显的对象尚能作出判断) 3)能作出与其年龄相符的判断 4)能作出正确的判断,但不会用于新的情况 5)常能作出正确判断,并会用于新情况新问题新场所	

续表

(13)位置感 1)不懂左右和东西南北,总是弄错方向 2)理解左右和东西南北较差,时常弄错方向 3)方向判断与其年龄相符,能理解左右和东南西北 4)方位感良好,很少弄错方向 5)方位感很好,能迅速准确地判断方向	
4. 运动能力	
(14)一般运动(如走、跑、跳、爬、攀登等) 1)动作非常笨拙,不协调,难以掌握体育课学习的运动技巧 2)运动水平不如同龄儿童,不灵活,掌握运动技巧较差 3)动作协调性与其年龄相符(较灵活) 4)运动水平高于同龄儿童,运动技能掌握较好 5)运动技能非常出色	
(15)平衡能力 1)平衡运动非常笨拙,经常跌倒或磕磕碰碰 2)平衡动作较同龄儿童差,容易跌倒 3)平衡能力与其年龄相符,平衡较灵活 4)平衡能力高于同龄儿童,平衡技能良好 5)平衡能力非常出色	
(16)手指灵活(如使用筷子、手工、系纽扣、写字、绘画、持球等) 1)手指动作非常笨拙,不协调 2)手指动作较同龄儿童差,不太灵活 3)手指灵活性与其年龄相符,操作水平较灵活 4)手指灵活性良好,快于同龄儿童 5)手指动作非常灵活,能熟练操作手中物体	
5. 社会行为	
(17)班级内的协调性 1)常在班级内捣乱,没有耐性,不能控制个人行为或反应 2)喜欢出风头和吸引别人注意,缺乏耐性 3)协调性与其年龄相符,能控制自己的行为,有耐心 4)协调能力优于同龄儿童,自控能力较强 5)协调能力非常出色,不用吩咐也能自控并协调周围关系	

续表

(18)注意力 1)注意力完全不能集中(注意力极散漫) 2)上课听讲困难,经常分心或走神 3)注意力状况与其年龄相符,能保持一定的集中注意力 4)注意力较同龄儿童好,能较长时间注意听讲 5)能保持较长时间注意力,能掌握听课的重点	
(19)调整顺序能力 1)做事无顺序,粗心大意,完全没有计划 2)做事的顺序性较差,容易出错,不注意 3)调整顺序的能力与其年龄相符,做事较注意 4)较同龄儿童好,能安排事物顺序 5)做事的顺序性极好,按顺序有始有终做到底	
(20)新情况适应力(如生日聚会、联欢、旅游、课程的变化等) 1)很容易高度兴奋,不能控制自己,难以适应环境变化 2)对新环境往往做出过度反应,有些混乱 3)适应环境的能力与其年龄相符,没有特殊困难 4)较自信,能较快顺利地适应新环境 5)有独立性,适应性非常好,主动适应环境	
(21)社会交往 1)别人不愿与其交往,经常躲避他 / 她 2)别人偶尔与其交往 3)交往能力与其年龄相符 4)别人较喜欢与他 / 她交往 5)深受同学或伙伴的欢迎	
(22)责任感 1)完全没有责任感,从不履行自己的责任(包括基本生活习惯) 2)躲避责任(承担责任的能力有限) 3)责任感程度与其年龄相符 4)责任感比同龄儿童高,能接受并完成交给的任务 5)能积极主动承担任务和责任	

续表

(23) 完成任务能力（如作业、值日、规则、大家商定的事等） 1) 即使别人帮助也不能完成 2) 在帮助并督促下吃力完成 3) 与其年龄相符，能较好地完成相应任务 4) 较同龄儿童好，无帮助和督促也能自己完成 5) 无帮助和督促能积极主动完成任务
(24) 关心他人 1) 行为一向粗野、霸道，无视别人的情绪和反应 2) 做事无视同学们的情绪，偏于我行我素 3) 关心他人的程度与其年龄相符，偶有不适当行为 4) 比同龄儿童较多关心他人，很少做与社会准则不符的事情 5) 经常关心他人，从不做与社会准则不符的事情

(2) 评定标准：量表总分<65 分即为 LD 可疑儿童。其中 1) 和 2) 行为区得分<20 分者为言语型 LD；3)、4)、5) 行为区得分<40 分者为非言语型 LD。

(3) 信度与效度：与原量表和日文修订版结果相比，总体 24 项的得分均值十分接近，评定者之间一致性较理想。

(五) 学业成就测验

1. 儿童阅读障碍量表（Dyslexia Checklist for Chinese Children，DCCC） DCCC[10] 是根据 ICD-10 和 DSM-Ⅳ 对阅读障碍的诊断标准，在汉语认知心理学与语言学理论研究的基础上，针对汉语阅读障碍儿童的行为特点和临床表现编制而成的，适用于小学三至五年级的儿童。

(1) 量表的内容及实施方法：包括视知觉障碍和视觉 - 运动协调障碍、听知觉障碍、意义理解障碍、书写障碍、口语障碍、书面表达障碍、不良阅读习惯和注意力障碍 8 个维度，共 57 个条目。采用 5 级评分：①“从未出现”；②“偶尔出现”；③“有时出现”；④“较常出现”；⑤“经常出现”。分别计 1~5 分。

根据被评定的孩子的实际情况，选择认为最接近的答案，在表1-21中将答案数字的圆涂黑（如①②③●⑤）。每题只选1个答案。

表1-21 儿童阅读障碍量表（DCCC）

条目	选项
N1. 经常混淆字母：如将b看成d，p看成q，u看成n，w看成m等	①②③④⑤
N2. 经常颠倒字的偏旁部首	①②③④⑤
N3. 阅读时重复阅读同一行或者跳行阅读	①②③④⑤
N4. 上课或做作业时注意力不集中	①②③④⑤
N5. 放大字体，减少每页内容或用物件标记读到哪里可以改善阅读	①②③④⑤
N6. 读字和写字时经常混淆形状相似的字，如"拒"和"柜"	①②③④⑤
N7. 前后排列错误，例如将was看成saw，将on看成no，将"书写"看成"写书"	①②③④⑤
N8. 听写中分不清同音字，如"拒"和"据"	①②③④⑤
N9. 写字字迹非常潦草，笔画不清晰，难以辨认	①②③④⑤
N10. 常常不理解字、词在句子中的意思	①②③④⑤
N11. 分不清汉字的声调，如情（二声），清（一声）	①②③④⑤
N12. 计数困难，数学计算能力差	①②③④⑤
N13. 父母或其他家庭成员也有阅读、语言或书写方面的问题	①②③④⑤
N14. 看图时，抓不住主要内容，只看到琐碎细节	①②③④⑤
N15. 口头交际能力差，不善于口语表达	①②③④⑤
N16. 书写速度慢，经常很晚才完成作业	①②③④⑤
N17. 听不懂正常速度的谈话，只有缓慢重复时才能理解	①②③④⑤
N18. 不能按照大人的指令做事情	①②③④⑤
N19. 无法用学过的字、词造句子	①②③④⑤

续表

条目	选项
N20. 写字时经常涂抹、修改	①②③④⑤
N21. 阅读过程中常常分不清读音相近的字，如“轻”和“清”	①②③④⑤
N22. 不能熟练使用汉语拼音	①②③④⑤
N23. 听不懂口头讲解，跟不上正常的学习速度	①②③④⑤
N24. 朗读时经常读着读着不知读到何处。	①②③④⑤
N25. 不理解“上下”“周围”“首尾”“前后”“向上”和“向下”等方位概念	①②③④⑤
N26. 认字能力虽好，却不知道字的意义	①②③④⑤
N27. 儿童难以记住公式、乘法口诀等	①②③④⑤
N28. 写字容易写错，如总是多一笔或少一笔	①②③④⑤
N29. 不理解时间关系：如昨天、今天与明天，前与后，15 分钟与 2 小时，快与慢等	①②③④⑤
N30. 没有幽默感，听不懂玩笑话或双关语	①②③④⑤
N31. 写作吃力，语文测验时作文分数低	①②③④⑤
N32. 不理解人的情绪，如不领会“愉快”“反感”之类的情绪表现	①②③④⑤
N33. 难以掌握数学概念（如多与少、大于与小于）：不会估算	①②③④⑤
N34. 重复别人所说的数字时，超不过六位数字	①②③④⑤
N35. 熟练掌握的词汇很少	①②③④⑤
N36. 常常不愿朗读或朗读时发音不清晰	①②③④⑤
N37. 朗读时总是丢字、加字、改字、串字	①②③④⑤
N38. 记不住物品名称，只能说“那个东西”	①②③④⑤
N39. 写字常常超出格子	①②③④⑤
N40. 富于说服力和表现力的语言太少	①②③④⑤

续表

条目	选项
N41. 写作能力差：标点符号、空一行、空两格等常搞错	①②③④⑤
N42. 阅读时喜欢出声	①②③④⑤
N43. 朗读时总是反复重复某些字词	①②③④⑤
N44. 常常认不出或不知道学过的字是什么意思	①②③④⑤
N45. 易记住人名而不易记住人脸	①②③④⑤
N46. 语文考试时阅读理解部分得分低	①②③④⑤
N47. 不喜欢阅读，也不喜欢听人阅读	①②③④⑤
N48. 写字、画画时笔画不均匀，歪歪斜斜	①②③④⑤
N49. 孩子不经常阅读课外读物	①②③④⑤
N50. 能正确阅读，但是有口无心，理解较差	①②③④⑤
N51. 考试或写作业时，常常出现题意理解错误	①②③④⑤
N52. 阅读写作又慢又差	①②③④⑤
N53. 语言表达尚可，但写白作文过于简单，内容枯燥	①②③④⑤
N54. 经常忘记一个学过的字应该怎样写	①②③④⑤
N55. 读书时常常有看不清楚，或者看到的字有颤抖和闪烁的感觉	①②③④⑤
N56. 对大人的吩咐刚讲过就忘记	①②③④⑤
N57. 数学应用题常常不能正确解答，教学考试时应用题部分得分低	①②③④⑤

(2)评定标准：将每个条目的分数相加，总和转化为T分[$T=50+10\times(X-M)/SD$，X为量表初始得分，*M*为平均数，*SD*为标准差]后，进行评价比较。各因子的T分越高，反映被测者阅读障碍的症状越明显。T分低于第69百分位数属于正常，超过第98百分位数即认为可能异常。被测者只要其中1项因子异常，则被诊断为汉语阅读障碍。

⑶信度与效度：研究表明DCCC量表具有良好的信度与效度，适用于儿童汉语阅读障碍的筛查。但由于为主观他评量表，因此，在评定时，应当将量表的分数与学生的阅读成绩、家长和老师的意见、学生的平时表现以及其他主客观条件综合判定。

2. 儿童写字表现评量表（Chinese Handwriting Evaluation Form，CHEF） 写字技巧对学龄儿童来说是一个相当重要且与学业学习有关的功能。考虑中文方块字系统与西方拼音系统有着非常大的差异，中国台湾学者张韶霞、余南莹等结合国内外写字评量工具，设计研制了CHEF[11]，发展成为可以分析中文系统文字的评量工具。

⑴量表的内容及实施方法：CHEF共有2个版本，针对幼儿园儿童的“学前版量表”和针对一、二年级学龄儿童(6~8岁)或三至六年级有疑似写字困难的学生的“学龄版量表”。

1)学前版量表：可分析学前儿童写字先备能力的程度，及早了解儿童写字能力的发展阶段与练习成效。量表共22个题项，从工整性、功能性、握笔工学及写字行为四个维度观察儿童写字困难问题。并通过良好、普通、稍差、不好等四种程度分析，了解学前儿童的写字先备能力程度。

2)学龄版量表：可诊断学龄儿童的写字困难问题，作为拟定写字困难介入计划时的重要参考指标。量表共25个题项，包含工整性、正确性、速度、握笔工学及方向性五种评量维度观察学龄儿童写字困难问题。通过轻度混合型、轻中度混合型、严重混合型、动作困难型、认知学习型五种亚型找出不同写字问题的特质，并于手册中提供不同的介入建议。

CHEF量表施测时间：10~15分钟，非常便捷而客观地检测儿童的写字困难亚型与写字先备能力分析。

量表的实施对象最好与儿童有1个月以上的相处，相处期间陪同做写字相关功课及观察或评阅其功课内容，家长或学校老师是主要的施测者。如儿童有接受辅导或治疗,其治疗师或心理咨询师等也可以作为施测者,但有关学业情况或态度上的问题则需请家长协助提供。若无法确定儿童的写字行为,可于实际写字活动时观察记录后再填写。采用5级评分:①非常不符合(出现频率20%以下);②大部分不符合(出现频率20%~40%);③有些符合(出现频率40%~60%);④大部分符合(出现频率60%~80%);⑤非常符合(出现频率80%以上)。分别计1~5分。

量表的最后一项为补充题,根据儿童常用的握笔姿势选出相对应的握姿类型。

(2)评定标准:百分位数越高,代表写字先备能力越好。第26百分位数以上为正常范围;第16~25百分位数归类为边缘,为需注意的范围;第6~15百分位数为轻中度不足,表示已明确符合本量表所呈现的问题,第5百分位数以下归类为明显不足,表示已呈现严重的问题。

(3)信度与效度:信度研究显示量表具有相当良好的内部一致性信度。效度研究显示量表有非常高度的区辨效度。

(4)量表使用注意事项:量表的使用者必须是专业人员,且须经过CHEF的课程培训学习施测技术。相关培训及量表使用可咨询网站:www.psyxa.com或联系邮箱:xarw365gy@163.com。

(苏怡 李惠)

第四节 抽动障碍评定

一、概述

抽动障碍(tic disorder,TD)是一种起病于儿童时期、以抽动为主要表现的神经精神疾病,通常共患各种精神和/或行为障碍,如注意缺陷多动障碍(attention deficit hyperactivity disorder,ADHD)、强迫行为/障碍(obsessive-compulsive behavior/disorder,OCB/OCD)、焦虑障碍、抑郁障碍和睡眠障碍等。TD起病年龄为2~21岁,以5~10岁最多见,10~12岁最严重,男性明显多于女性。其临床表现多样,部分患儿表现为难治性,严重影响患儿学习、社会适应、个性及心理品质的健康发展。

二、评估

耶鲁综合抽动严重程度量表(Yale Global Tic Severity Scale,YGTSS):YGTSS[12]于1988年由美国耶鲁大学儿童研究中心研制,是目前应用最为广泛的抽动严重程度量表之一。

1. 量表的内容及实施方法 YGTSS(表1-22)由3个部分组成:一为运动抽动和发声抽动的问诊条目,包括了运动抽动和发声抽动的主要累及部位和发作方式;二为在数量、频度、强度、复杂性和干扰这5个维度上的严重程度的评定计分表,制定了各自的分级评分标准,分别根据运动抽动和发声抽动做0~5级评分,二者相加所得的严重度总计得分最高为50分;第三部分是整体损害量表,也做0~5级评分,总分50分,反映患儿因抽动症状造成的各种压力导致的整体残障程度,综合患儿在自尊心、家庭生活、社会关系、学校或工作中的表现等方面出现的困难程度加以计分。

由患儿及其家长填写就诊前1周内抽动观察表,然后由接诊专家依据抽动观察表填写内容,并对每项评定项目进行具体评分。

2. 评定标准 合计所得抽动总分,最终换算出量表总分。根据评定的量表总分,将抽动严重程度分为3个等级:轻度<25分,中度25~50分,重度>50分。

表 1-22 耶鲁综合抽动严重程度量表(YGTSS)

1. 症状描述
(1)运动性抽动的描述(上周出现的运动性抽动情况)
简单运动性抽动(快速的、突然的、无意义的): ------ 眨眼 ------ 眼睛转动 ------ 鼻子动 ------ 嘴动 ------ 做怪相 ------ 头动 ------ 耸肩 ------ 臂动 ------ 手动 ------ 腹部紧张 ------ 腿、脚或脚趾动 ------ 其他
复杂运动性抽动(较慢的、有目的的): ------ 眼的表情和转动 ------ 嘴动 ------ 面部动作和表情 ------ 头部姿势和动作 ------ 肩的姿势 ------ 臂和手的姿势 ------ 书写抽动 ------ 肌张力障碍姿势 ------ 弯曲(屈身)或转动 ------ 旋转 ------ 腿、脚或脚趾动 ------ 与抽动相关的强迫行为(触摸、轻拍、修饰发鬓、起夜) ------ 猥亵行为 ------ 自我恶习行为(具体说明)________________ ------ 阵发性抽动(具体列举出)________________,持续 ______ 秒 ------ 不能抑制的行为(具体说明)________________ (不要将此项包括在评定顺序表中) ------ 其他 ________________ ------ 说明任何管弦乐队的模式或运动性抽动的顺序

续表

(2)发声性抽动的描述(上周出现的发声性抽动情况)	
简单发声性抽动(快速的、无意义的声音): 声音、喧叫声(周期性的咳嗽、清嗓子、嗅、吹口哨、动物的声音或鸟叫声) 其他(具体列出)________________	
复杂发声性抽动(语言:单字、短语、句子): 音节:(列明)________________ 单字:(列明)________________ 秽语:(列明)________________ 模仿言语________________ 重复言语________________ 言语中断________________ 言语不规则(具体说明)________________ 不能抑制的说话(具体说明)________________ (不要将此项包括在评定顺序表中) 陈述任何管弦乐队的模式或发声性抽动的顺序	
2. 等级分类(ordinal scale)(分别评定运动性抽动和发声性抽动)	
次数:运动性抽动分数(　　)　发声性抽动分数(　　)	
分数	说明
0	无
1	抽动1次
2	多次不连续的抽动(2~5次)
3	多次不连续的抽动(5次以上)
4	多种不连续的抽动加上至少有1次是多种同时的管弦乐队模式或有顺序的抽动,以致难以分清不连续抽动
5	多种不连续抽动加上有2次多种同时的管弦乐队模式或有顺序的抽动,以致难以分清不连续抽动
频率:运动性抽动分数(　　)发声性抽动分数(　　)	
分数	说明
0	无:无抽动行为的迹象
1	很少:前1周中有抽动行为,不是经常发生,常常不是每天都抽动。如有一阵抽动,常常是短暂和罕见的

续表

2	偶然发作：抽动经常每天有，但一天当中也有长时间的不抽动，有时发生一阵抽动，但持续时间一次不超过几分钟
3	时常发作：每天都抽动，长达 3 小时不抽动是常有的。抽动的发作是有规律的，但可能被限于一个单独的姿势
4	几乎总在抽动：实际上每天醒着的时候都在抽动，持续抽动的间期是有规律的，抽搐常发作且不限于一个单独的姿势
5	总在发作：实际上是一直在抽动，间歇很难看出，且间歇时间最多不超过 10 分钟
强度：运动性抽动分数（ ）发声性抽动分数（ ）	
分数	说明
0	无
1	最小强度：抽动看不出也听不见（仅根据患者自己的体验）或者抽动比同样的自主行为更无力，因其强度小，不容易被注意到
2	轻微强度：抽动不比同样的自主行为或声音更有力，由于强度小，不容易被看出来
3	中等强度：抽动比同样的自主行为和声音有力，但不超出同样的自主行为和声音的范围，由于其有力的特点，可引起别人的注意
4	明显的强度：抽动比同样的自主行为和声音有力并有夸张的特征。因其力量和夸张的特点，这种抽动常常引起别人的注意
5	严重的强度：抽动极有力，表情夸张，由于其强烈的表情，这种抽动引起人们的注意并可能导致有身体受伤的危险（意外事故、挑逗或自我伤害）
复杂性：运动性抽动分数（ ） 发声性抽动分数（ ）	
分数	说明
0	无：如果有抽动很明显具有“简单”的抽动特征（突然、短暂、无目的）
1	边缘：抽动并不明显，有“简单”的特征
2	轻度：抽动有明显的“复杂”性（外表上是有目的的）并有模仿的短暂的“自动”行为，如修饰、发出音节或短的“啊呼呼”的声音，这些可能就是伪装

续表

3	中度：抽动更加“复杂”（外表更有目的性并持续），且可有多种肌群同时抽动，以致难以伪装，但可被认为是合理的，或被“解释”为正常行为或正常说话（撕、轻敲、说“当然”或“宝贝”，短暂的模仿语言）
4	明显的：抽动有非常“复杂”的特点并趋向于持续的多种肌群同时抽动，这些是难以伪装的，不能轻易、合理地认为是正常行为或说话，因为有持续性或不正常、不恰当、奇怪或猥亵的特点（长时间的面部扭曲、抚摸生殖器、模仿语言、不成句地说话、多次反复地说“这是什么意思”或发出“fu”或“sh”的声音）
5	严重：抽动伴有长时间的多种肌群同时抽动或发声，这不可能被掩饰或者轻易、合理地解释为正常行为或说话，因为有持续时间长、极不正常、不恰当、奇怪或猥亵的特点（长时间的显露或说话，常常是带有猥亵行为，自我辱骂或秽语）
干扰：运动性抽动分数（　　） 发声性抽动分数（　　）	
分数	说明
0	无
1	极轻度：抽动时并不中断连贯的行为或说话
2	轻度：抽动时偶然中断连贯的行为或说话
3	中度：抽动时常常中断连贯的行为或说话
4	明显的：抽动时常常中断连贯的行为或说话，偶尔中断想干什么的行动或交往
5	严重的：抽动时常常中断想干什么的行动或交往
损害、全部损害：（　　）（运动性和发声性抽动的全部损害率）	
分数	说明
0	无
10	极轻度：抽动在自尊方面、家庭生活、社交、学习或工作上带来一点困难（偶尔的忐忑不安、担心未来，由于抽动家庭紧张气氛有所增加；朋友或熟人有时用一种焦急的方式注视和谈论抽动）
20	轻度：抽动对自尊方面、家庭生活、社交、学习或工作带来少量的困难

续表

30	中度：抽动对自尊方面、家庭生活、社交、学习或工作带来明显的问题（焦虑发作、家庭里周期性的苦恼和烦乱，经常被人嘲弄或回避社交，由于抽动周期性地影响学习或工作）
40	明显的：抽动对自尊方面、家庭生活、社交、学习或工作带来严重的困难
50	严重的：抽动对自尊方面、家庭生活、社交、学习或工作带来极大的困难［带有自杀念头的严重忧郁症，家庭破裂（分开／离婚、分居），断绝社交——由于在社会上名声不好和回避社交，生活受到严格的限制，离开学校或失去工作］

（苏 怡 李 惠）

第五节 孤独症谱系障碍评定

一、概述

孤独症谱系障碍（autism spectrum disorder，ASD）是一种以社会交往、交流障碍和重复刻板行为（restricted and repetitive behavior，RRB）、兴趣狭窄为核心特征的神经发育障碍疾病[13]。全球ASD患病人数至少7 800万人，目前已成为全球患病数增速最快的疾病之一。美国儿科学会建议对所有婴儿和幼儿进行筛查，特别是在18月龄和24月龄这2个年龄段，以期识别ASD的早期体征，进行早期干预，提高ASD儿童功能，为家庭与社会减负[14]。因此，早期规范化的筛查、评估及治疗非常重要。

二、评估

（一）早期筛查评估

早期筛查适用于所有儿童，能够早期识别存在ASD风险或存在其他异常症状的儿童，有助于早期提供指导和干预，改善功能，提高治疗效果。

1. 改良婴幼儿孤独症量表中文版（Modified Checklist for Autism in Toddlers，M-CHAT） M-CHAT是北京大学第六医院的刘靖教授等经原作者Baron等同意后翻译引进的，并对其评分方法进行了修订（M-CHAT中文修订版），使该量表可更好地服务于我国的孤独症早期筛查工作，是目前国际上最常用于早期孤独症筛查的量表之一，临床上广泛用于孤独症的早期筛查。

（1）量表内容及使用方法：M-CHAT是一份家长问卷，由看护者根据儿童的情况予以填写，用时约10分钟，适合18~24月龄的婴幼儿。该量表共有23个条目，包括17个普通条目和6个核心条目（2、7、9、13、14、15）。量表每一个条目均采用"是/否"来评估。条目11、18、20、22为逆向条目，选择"是"为阳性，其余条目选择"否"为阳性（表1-23）。

表1-23 改良婴幼儿孤独症量表中文版（M-CHAT）

1. 你的孩子喜欢你摇晃他/她或是把他/她放在你的膝盖上弹跳之类的事吗？	是	否
2. 你的孩子对别的小朋友感兴趣吗？	是	否
3. 你的孩子喜欢攀爬东西，如爬楼梯吗？	是	否
4. 你的孩子喜欢躲猫猫或玩捉迷藏的游戏吗？	是	否
5. 你的孩子玩过"假扮"游戏吗（如打电话、照看洋娃娃或者假装成别的角色）？	是	否
6. 你的孩子有没有用示指指过他/她想要的东西（如食物、玩具）？	是	否
7. 你的孩子有没有用示指指过他/她感兴趣的东西？	是	否
8. 你的孩子会玩玩具吗（如汽车、积木，而不是用嘴咬、乱弄或丢掉）？	是	否
9. 你的孩子拿东西给你看过吗？	是	否

续表

10. 你的孩子会注意看着你的眼睛至少 1、2 秒钟吗?	是	否
11. 你的孩子对声音是否特别敏感(如表现为捂耳朵)?	是	否
12. 你的孩子会看着你的脸或当你微笑时会以微笑回应你吗?	是	否
13. 你的孩子会模仿你吗(如你扮个鬼脸,你的孩子模仿鬼脸)?	是	否
14. 你叫你孩子的名字时,他 / 她会回应吗?	是	否
15. 如果你指着房间另一头的玩具,你的孩子会看吗?	是	否
16. 你的孩子会走路吗?	是	否
17. 你的孩子会看你正在看的东西吗?	是	否
18. 你的孩子会有一些靠近脸部的特别的手指动作?	是	否
19. 你的孩子会主动吸引你去注意他 / 她的活动吗?	是	否
20. 你有没有怀疑过你的孩子有听力问题?	是	否
21. 你的孩子能理解别人说的话吗?	是	否
22. 你的孩子有没有无目的地盯着什么地方看或毫无目的地来回走动吗?	是	否
23. 碰到不熟悉的事物时,你的孩子会看你的脸留意你的反应吗?	是	否

(2)评定标准:核心条目 ≥2,普通条目 ≥3,则筛查结果为阳性。

(3)量表信效度:Robins 等运用 M-CHAT 筛查美国上千名 16~30 月龄幼儿,显示出良好的敏感性和特异性。

(4)量表使用权限:请联系北京大学第六医院刘靖,邮箱:ljyuch@163.com。

2. 修订版婴幼儿孤独症筛查量表(Modified Checklist for Autism in Toddlers, Revised with Follow-up, M-CHAT-R/F) M-CHAT-R/F 由 Diana L Robins 教授研发,中文版 M-CHAT-R/F 是由静进教授及其团队进行本土化修订。

(1)量表内容及使用方法：该量表适用于16~30月龄的婴幼儿。分两步筛选，第一步是由家长自填M-CHAT-R初筛问卷，共20个条目，用时5~10分钟。每一个条目均采用"是/否"来评估，选"是"为阴性，选"否"为阳性，代表有风险，其中条目2、5和12项为逆向条目，选择"是"为阳性，其余条目选择"否"则为阴性；第二步为后续结构化访谈，由受过培训的专业人员与家长访谈完成。

(2)评定标准：M-CHAT-R/F评定标准见表1-24[15]。

表1-24　M-CHAT-R/F评定标准

风险程度	得分	说明
低风险	0~2	若儿童<24个月，在他/她2岁的时候再筛查一次。除非监测表明有孤独症谱系障碍的风险，否则无须采取进一步行动
中风险	3~7	应进行后续访谈(第二步)，只有那些被评为有风险的项目需要进行随访。若后续问题分数≥2分，则筛查结果为阳性，需进行转介接受早期干预或诊断评估
高风险	8~20	无须后续访谈，应立即进行早期干预或诊断评估

(3)信效度研究：该量表具有良好信度、效度和文化适应性。中文版M-CHAT-R/F是早期发现ASD的有效工具，适用于中国的早期筛查[16]。

通过ASD早期筛查评估为阳性的儿童应被转介接受诊断评估和干预服务。

(4)量表使用权限：可联系Diana Robins(邮箱：Drobins@gsu.edu)或登录网址：www.mchatscreen.com。

(二)诊断评估

孤独症诊断观察量表和孤独症访谈量表修订版是2个孤独症辅助诊断评估工具，需要由经过严格培训的专业人员来操作。2个量表目前多联合使用,在国际上被广泛使用,被称为孤独症诊断的金标准。

1. 孤独症诊断观察量表 - 第 2 版(autism diagnostic observation schedule-second edition,ADOS-2) ADOS-2 是孤独症诊断观察量表(ADOS,1999 年由 Lord Rutter、Dilavore、Risi 编制)的修订版,是一个半结构化的、标准化的观察型评估工具,可以准确地描述患儿当前症状且不受语言影响。

(1)量表内容及使用方法:该量表适用于≥1 岁的儿童,内容包括评估沟通、社交互动、利用物品玩耍和想象成形以及个人刻板和重复性行为,用时需 45~60 分钟。量表由 5 个模块组成(表 1-25)。

表 1-25 ASDO-2 模块组成

模块	幼儿模块	模块 1	模块 2	模块 3	模块 4
项目数	11	10	14	14	15
适用年龄	12~30 月龄	≤3 岁	≤4 岁	≤16 岁	成人
语言表达能力	不会说话或只会单词	不会说话或只会单词	能说短语	口头表达流利	口头表达流利

幼儿模块、模块 1、模块 2 测评时需家长在场配合,模块 3 和模块 4 皆由评估者完成。模块的选取首要是根据参与者的语言表达能力,次要是根据实际年龄和 / 或任务。

(2)评定标准:该量表在使用过程中,对评估者的临床观察要求较高,评估者必须接受严格的专业培训。评分的界限值会根据所选的模块不同而有所不同。

(3)信效度研究:在 ASD 和非 ASD 人群中,进行临床抽样,显示具有良好的灵敏度及较好的阳性预测值。

2. 儿童孤独症评定量表(Childhood Autism Rating Scale,CARS) CARS 是由 Schopler 等于 1980 年编制,卢建平、杨志伟等人修订。该量表是目前使用最广的 ASD 评定量表之一,能判断 ASD 的严重程度。

(1)量表内容及使用方法：该量表由经过培训的专业人员完成的，共15项，包括人际关系、模仿(词和动作)、情感反应、感知觉、语言及非语言交流等方面，适用于≥2岁儿童。李雪荣教授于2010年对CARS进行修订形成第2版，分为标准版、高功能ASD版、父母或照顾者问卷。CARS即为标准版，具体内容如表1-26。

表1-26　儿童孤独症评定量表(CARS)

1. 人际关系	
1分　与年龄相当：与年龄相符的奋进、自卫及表示不同意 2分　轻度异常：缺乏一些眼光接触，不愿意，回避，过分害羞，对检查者反应有轻度缺陷 3分　中度异常：回避人，要使劲打扰他才能得到反应 4分　严重异常：强烈地回避，儿童对检查者很少反应，只有检查者强烈地干扰，才能产生反应	
2. 模仿(词和动作)	
1分　与年龄相当：与年龄相符的模仿 2分　轻度异常：大部分时间都模仿，有时激动，有时延缓 3分　中度异常：在检查者极大的要求下才有时模仿 4分　重度异常：很少用语言或运动模仿别人	
3. 情感反应	
1分　与年龄相当：与年龄、情境相适应的情感反应，如愉快不愉快，以及兴趣，通过面部表情、姿势的变化来表达 2分　轻度异常：对不同的情感刺激有些缺乏相应的反应，情感可能受限或过分 3分　中度异常：不适当的情感的示意，反应相当受限或过分，或往往与刺激无关 4分　严重异常：极刻板的情感反应，对检查者坚持改变的情境很少产生适当的反应	
4. 躯体运用能力	
1分　与年龄相当：与年龄相适应的利用和探索 2分　轻度异常：躯体运用方面有点特殊，如某些刻板运动、笨拙、缺乏协调性	

续表

3分　中度异常：有中度特殊的手指或身体姿势功能失调的征象，摇动旋转，手指摆动，脚尖走 4分　严重异常：如上述所描述的严重而广泛地发生	
5. 与非生命物体的关系	
1分　与年龄相当：适合年龄的兴趣运用和探索 2分　轻度异常：轻度地对东西缺乏兴趣或不适当地使用物体，像婴儿一样咬东西、猛敲东西，或者迷恋于物体发出的吱吱声或不停地开灯、关灯 3分　中度异常：对多数物体缺乏兴趣或表现有些特别，如重复转动某件物体，反复用手指尖捏起东西，转轮子或对某部分着迷 4分　严重异常：严重地对物体的不适当的兴趣、使用和探究，如上述发生的情况频繁地发生，很难使儿童分心	
6. 对环境变化的适应	
1分　与年龄相当：对改变产生与年龄相适应的反应 2分　轻度异常：对环境改变产生某些反应；倾向维持某一物体活动或坚持相同的反应形式 3分　中度异常：对环境改变出现烦躁、沮丧的征象，当干扰他/她时很难被吸引过来 4分　严重异常：对改变产生严重的反应，假如坚持强制性迫使其改变，儿童可能生气或极不合作，以暴怒作为反应	
7. 视觉反应	
1分　与年龄相当：适合年龄的视觉反应，与其他感觉系统是整合方式 2分　轻度异常：有时必须提醒儿童去注意物体，有时全神贯注于“镜像”，有的回避眼光接触，有的凝视空间，有的着迷于灯光 3分　中度异常：经常要提醒他们正在干什么，喜欢观看光亮的物体，即使强迫他/她，也只有很少的眼光接触，盯着看人，或凝视空间 4分　严重异常：对物体和人时广泛严重的视觉回避，着迷于使用“余光”	
8. 听觉反应	
1分　与年龄相当：适合年龄的听觉反应 2分　轻度异常：对听觉刺激或某些特殊声音缺乏一些反应，反应可能延迟，有时必须重复声音刺激，有时对大的声音敏感或对此声音分心 3分　中度异常：对听觉不构成反应，或必须重复数次刺激才产生反应，或对某些声音敏感（如很容易受惊、捂上耳朵等） 4分　严重异常：对声音全面回避，对声音类型不加注意或极度敏感	

续表

9. 近处感觉反应	
1分　与年龄相当：对疼痛产生适当强度的反应，正常触觉和嗅觉 2分　轻度异常：对疼痛或轻度触碰、气味、味道等有点缺乏适当的反应，有时出现一些婴儿吸吮物体的表现 3分　中度异常：对疼痛或者意外伤害缺乏反应，却比较集中于触觉、嗅觉、味觉 4分　严重异常：过度地集中于触觉的探究感觉而不是功能的作用（吸吮、舔或摩擦），完全忽视疼痛或过分地做出反应	
10. 焦虑反应	
1分　与年龄相当：对情境产生与年龄相适应的反应，并且反应无延长 2分　轻度异常：轻度焦虑反应 3分　中度异常：中度焦虑反应 4分　严重异常：严重的焦虑反应，可能儿童在会见的一段时间内不能坐下，或很害怕、退缩等	
11. 语言交流	
1分　与年龄相当：适合年龄的语言 2分　轻度异常：语言迟钝，多数语言有意义，但有一点模仿语言 3分　中度异常：缺乏语言或有意义的语言与不适当的语言相混淆（模仿言语或莫名其妙的话） 4分　严重异常：严重的不正常语言，实质上缺乏可理解的语言或运用特殊的离奇的语言	
12. 非语言交流	
1分　与年龄相当：与年龄相符的非语言性交流 2分　轻度异常：非语言交流迟钝，交往仅为简单或含糊的反应，如指出或去取他 / 她想要的东西 3分　中度异常：缺乏非语言交往，儿童不会利用或不会对非语言的交往做出反应 4分　严重异常：特别古怪和不可理解的非语言的交往	
13. 活动水平	
1分　与年龄相当：正常活动水平，既不多动亦不少动 2分　轻度异常：轻度不安静或有轻度活动缓慢，但一般可控制 3分　中度异常：活动相当多，并且控制其活动量有困难，或者相当不活动或运动缓慢，检查者很频繁地控制或以极大努力才能得到反应	

续表

4分　严重异常：极不正常的活动水平，要么是不停，要么是冷淡的，很难得到儿童对任何事件的反应，不断地需要大人控制	
14. 智力功能	
1分　与年龄相当：正常智力功能，无迟钝的证据 2分　轻度异常：轻度智力低下，技能低下表现在各个领域 3分　中度异常：中度智力低下，某些技能明显迟钝，其他的接近年龄水平 4分　严重异常：智力功能严重障碍，某些技能表现迟钝，另外一些在年龄水平以上或不寻常	
15. 总的印象	
1分　与年龄相当：不是孤独症 2分　轻度异常：轻微的或轻度孤独症 3分　中度异常：孤独症的中度征象 4分　严重异常：非常多的孤独症征象	

(2)评定标准：检查者根据儿童的表现和年龄来对每个项目评分，按1~4分级评分：正常、轻度异常、中度异常、重度异常；当儿童的行为处在2个水平之间时，可以用半分来表示。总分<30分为无孤独症；总分在30~35分评为轻至中度；总分≥36分为重度。

(3)信效度研究：卢建平、杨志伟等报道，CARS内部一致性信度良好。

(4)量表使用权限：请联系杨志伟(深圳市康宁医院)。

(三) 智力及发育诊断评估

语言、认知、运动、个人-社会适应能力的正式评估，有助于诊断和鉴别诊断，更有利于制订并实施干预计划。

选用格塞尔发育量表(Gesell Developmental Schedule，GDS)，由于GDS能够相对全面、连续、真实地反映个体发育情况，目前在我国儿科、儿童保健、康复、科研等领域得到广泛应用，是制定发育量表校标的选择之一[4]。GDS具体介绍及量表详见第一节发育迟缓评定。

(四) 社会适应性行为评估

婴儿-初中学生社会生活能力量表(Infants-Junior High School

Students' Social Development Screening Test, S-M）是 1988 年北京大学第一医院左启华教授等完成的标准化工作，是评定儿童社会生活能力，协助发育迟缓或智力障碍的诊断的工具。

⑴量表内容及使用方法：该量表适用于 6 月龄至 15 岁的儿童，包括独立生活能力、运动能力、职业能力、沟通能力、社会化、自我管理 6 部分，共 132 个项目。

根据年龄大小选择起始年龄项目进行检查。检查时，选择相应的年龄阶段开始。从该年龄段的第 1 项开始提问，如连续 10 项通过，则认为这项以前的项目均已通过，可继续向下提问，直至连续 10 项不能通过，则认为这以后的项目均不能通过，检查即可结束。如开始 10 项未能全部通过，应继续向前提问，直至连续 10 项均能通过，即认为前面项目全部通过，可以继续向后提问。"通过"是指儿童对该项目基本上会，或认为有机会就会；"不通过"是指儿童对该项目不会（不太会），或认为有机会也不会。

⑵评定方法：受检儿童每通过 1 项算 1 分，最后合计总得分。根据年龄分组和得分范围，查出相对应的分数。

⑶信效度研究：本量表信度、效度很高，稳定可靠。

（五）共患病评估

在筛查和诊断过程中还需要评估癫痫发作、注意缺陷多动障碍、运动障碍、智力障碍、语言障碍、睡眠障碍、情绪障碍、焦虑症、胃肠道反应等。

（吴　燕　李　惠）

第六节 发育性协调障碍评定

一、概述

发育性协调障碍(Developmental Coordination Disorder,DCD)是一种发育性障碍疾病,在儿童中的患病率较高,严重影响学龄期儿童的身心健康。但就目前来说,该病在国内尚未得到广泛关注,关于 DCD 的临床研究亦十分有限。国际上报道的儿童 DCD 患病率为 2%~20%[17],文献中最常引用的数据为 5%~6%。DCD 可能在男性中更为常见,根据现有的流行病学研究结果,男女患病比为 2∶1~7∶1[17]。DCD 儿童在运动控制(包括运动的计划和预期控制)、运动学习的基本过程(包括程序性学习)和认知控制(或执行功能)等不同方面存在广泛缺陷。

二、诊断

DCD 的症状通常在早期就显现。但由于正常个体在运动发育的巨大差异,DCD 的诊断应符合表 1-27 中的 4 个标准。

表 1-27 DCD 的诊断标准

标准序号	具体描述
标准Ⅰ	个体有足够机会获得与年龄相当的运动技能,但其协调运动技能的获得和执行大大低于年龄预期水平
标准Ⅱ	标准Ⅰ中所述的运动技能障碍较严重且持续干扰该个体与年龄相当的日常生活活动(如自我护理、自我维护和活动能力),并影响了学业 / 学校表现、职前和职业活动、休闲和玩耍

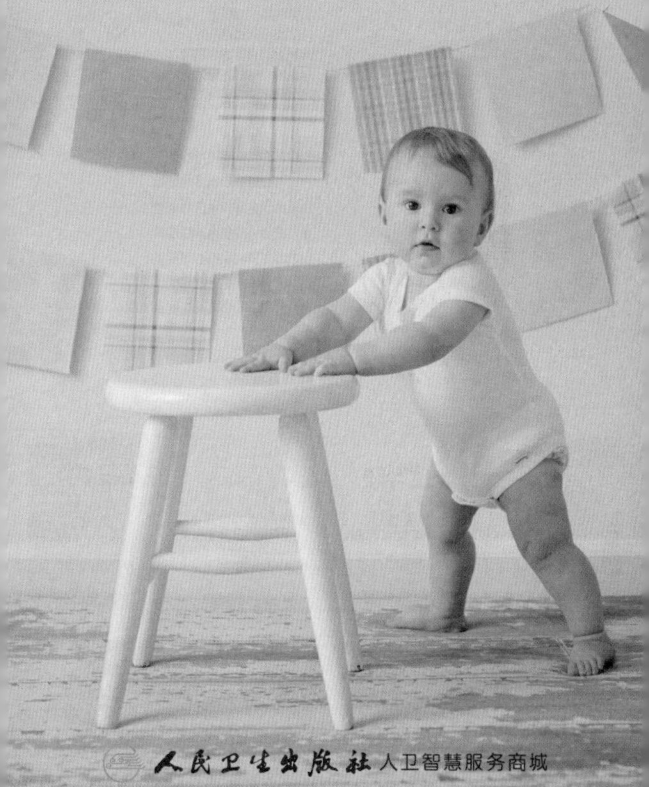

01 指南规范

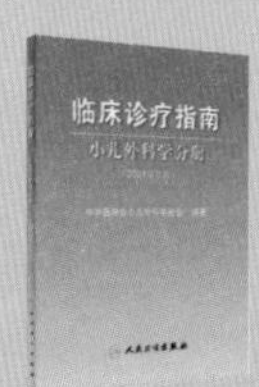

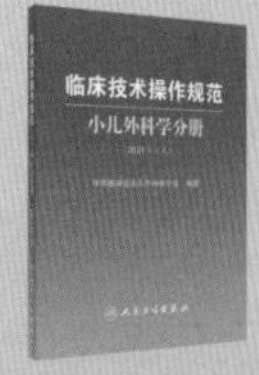

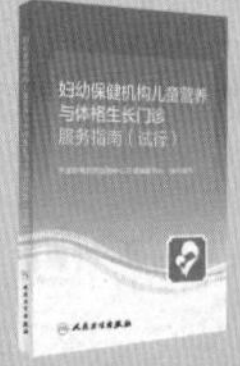

临床诊疗指南 小儿外科学分册（2021修订版）
中华医学会小儿外科学分会
定价：89.00元

临床技术操作规范 小儿外科学分册（2021修订版）
中华医学会小儿外科学分会
定价：69.00元

妇幼保健机构儿童营养与体格生长门诊 服务指南（试行）
中国疾病预防控制中心妇幼保健中心
定价：56.00元

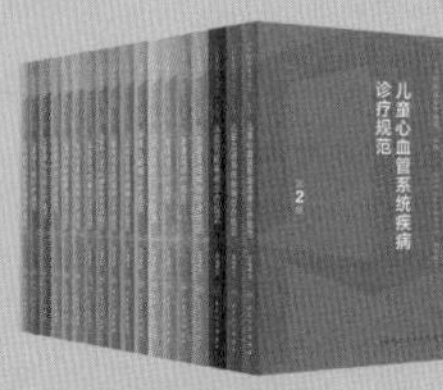

儿科疾病诊疗规范
中华医学会儿科学分会

儿童保健诊疗规范
儿童发育行为诊疗规范
新生儿疾病诊疗规范（第2版）
儿童感染性疾病诊疗规范（第2版）
儿童呼吸系统疾病诊疗规范（第2版）
儿童心血管系统疾病诊疗规范（第2版）
儿童肾脏疾病诊疗规范（第2版）
儿童血液系统疾病诊疗规范（第2版）
儿童免疫系统疾病诊疗规范（第2版）
儿童内分泌与代谢性疾病诊疗规范（第2版）
儿童急诊与危重症诊疗规范（第2版）
儿童消化系统疾病诊疗规范
儿童神经系统疾病诊疗规范
儿童康复诊疗规范
儿童皮肤病诊疗规范
儿童眼科疾病诊疗规范
儿童罕见病诊疗规范
儿科临床营养支持治疗规范

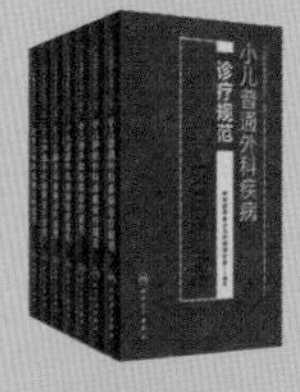

儿外科诊疗规范
中华医学会小儿外科学分会

新生儿外科疾病诊疗规范
小儿肿瘤外科疾病诊疗规范
小儿心胸外科疾病诊疗规范
小儿普通外科疾病诊疗规范
小儿泌尿外科疾病诊疗规范
小儿骨外科疾病诊疗规范
小儿肝胆外科疾病诊疗规范

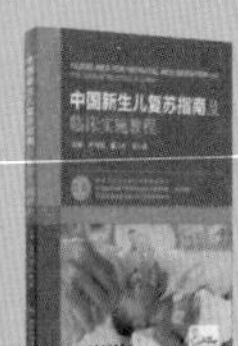

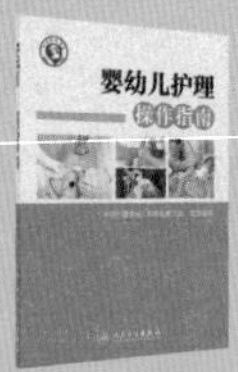

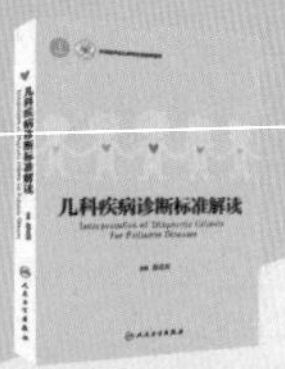

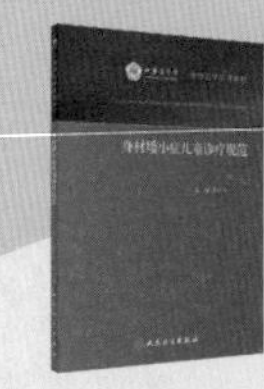

中国新生儿复苏指南及临床实施教程
叶鸿瑁 虞人杰 朱小瑜
定价：85.00元

婴幼儿护理操作指南
中华护理学会儿科专业委员会
定价：39.00元

儿科疾病诊断标准解读
赵正言
定价：129.00元

身材矮小症儿童诊疗规范
罗小平
定价：59.00元

02 重点专著

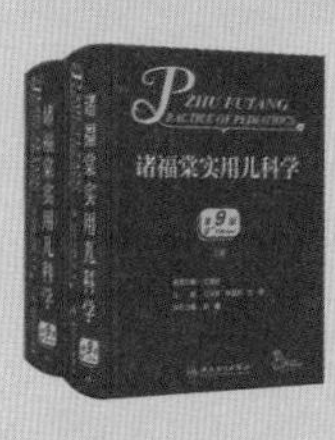

诸福棠实用儿科学（第9版）
王天有 申昆玲 沈颖
定价：558.00元

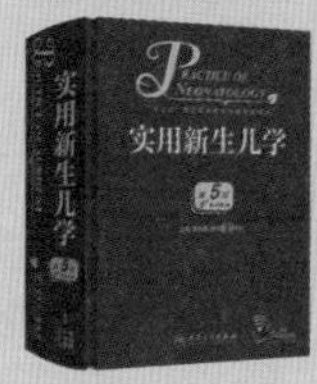

实用新生儿学（第5版）
邵肖梅 叶鸿瑁 丘小汕
定价：248.00元

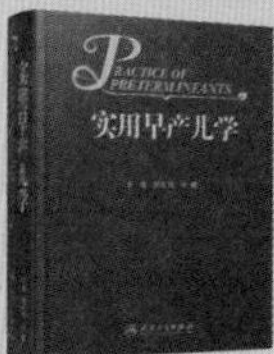

实用早产儿学
封志纯 毛健
定价：159.00元

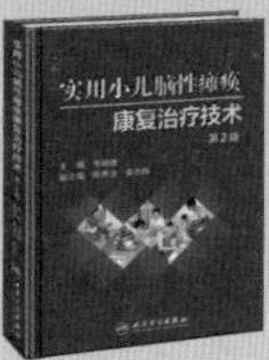

实用小儿脑性瘫痪康复治疗技术（第2版）
李晓捷
定价：88.00元

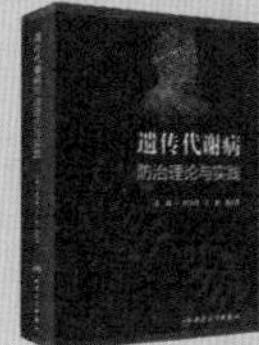

遗传代谢病防治理论与实践
封志纯 王艳 杨茹莱
定价：199.00元

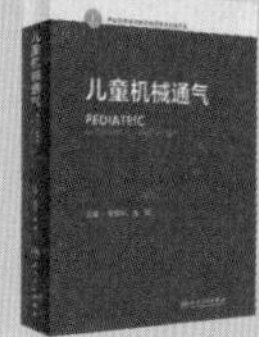

儿童机械通气
陆国平 陈超
定价：338.00元

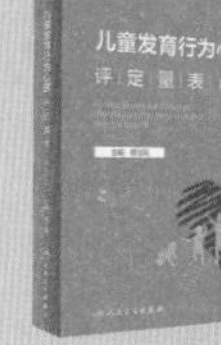

儿童发育行为心理评定量表（第2版）
杨玉凤
定价：189.00元

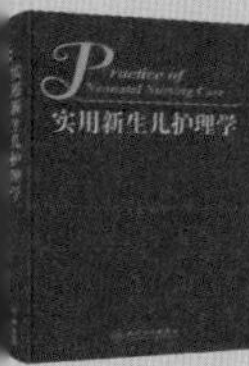

实用新生儿护理学
玉侠
定价：258.00元

实用儿科护理学
张琳琪 王天有
定价：299.00元

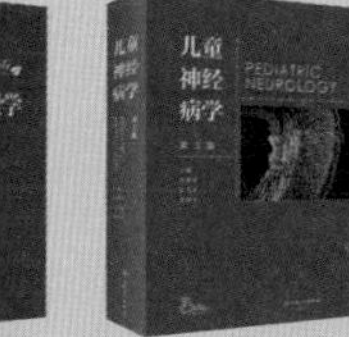

儿童神经病学（第3版）
包新华 姜玉武 张月华
定价：246.00元

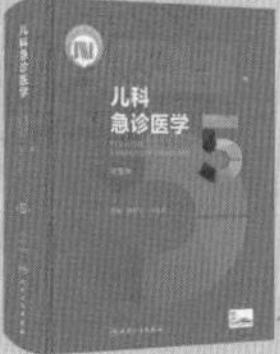

儿科急诊医学（第5版）
赵祥文 肖政辉
定价：198.00元

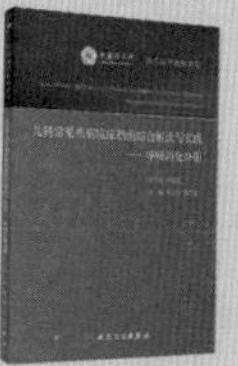

儿科常见疾病临床指南综合解读与实践——呼吸消化分册
申昆玲 龚四堂
定价：46.00元

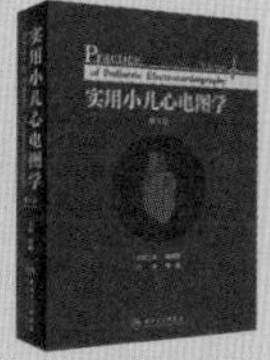

实用小儿心电图学（第3版）
袁越
定价：198.00元

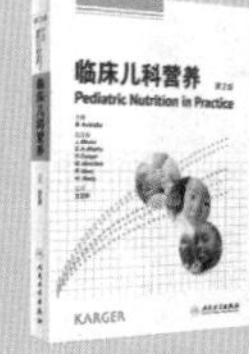

临床儿科营养（第2版）
主译：王卫平
定价：128.00元

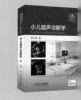

小儿超声诊断学（第2版）
夏焙
定价：338.00元

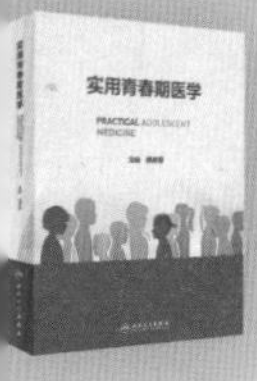

实用青春期医学
君芬
定价：198.00元

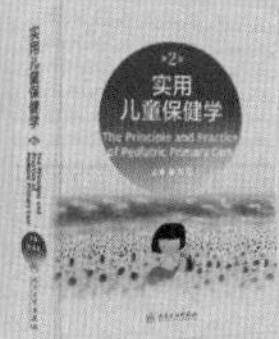

实用儿童保健学（第2版）
黎海芪
定价：348.00元

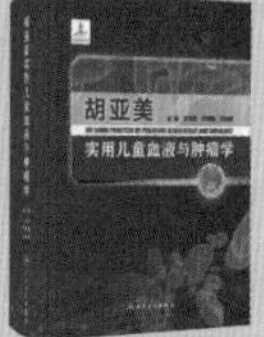

胡亚美实用儿童血液与肿瘤学
王天有 郑胡镛 吴敏媛
定价：558.00元

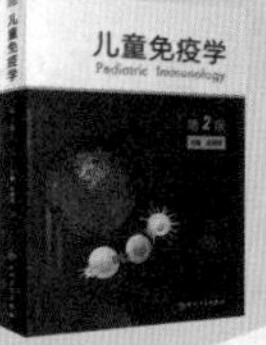

儿童免疫学（第2版）
赵晓东
定价：298.00元

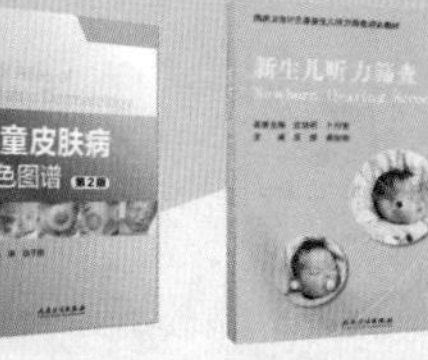

儿童皮肤病彩色图谱（第2版）
马琳 徐子刚
定价：276.00元

新生儿听力筛查（第2版）
吴皓 黄治物
定价：68.00元

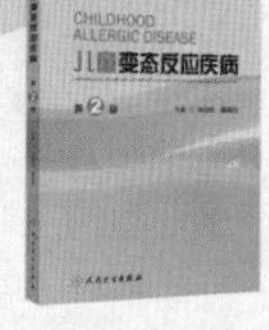

儿童变态反应学（第2版）
申昆玲 曲政海
定价：99.00元

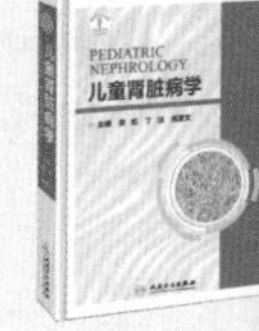

儿童肾脏病学
徐虹 丁洁 易著文
定价：249.00元

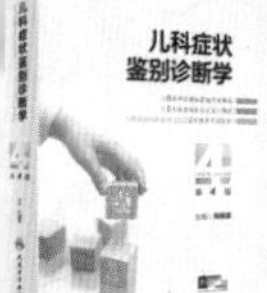

科症状鉴别诊断学（第4版）
瀚旻
定价：458.00元

儿童消化病学
江米足 龚四堂
定价：298.00元

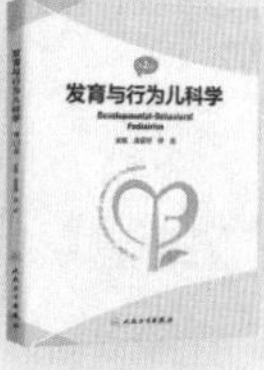

发育与行为儿科学（第2版）
金星明 静进
定价：198.00元

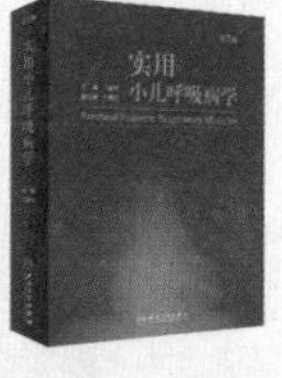

实用小儿呼吸病学（第2版）
江载芳
定价：238.00元

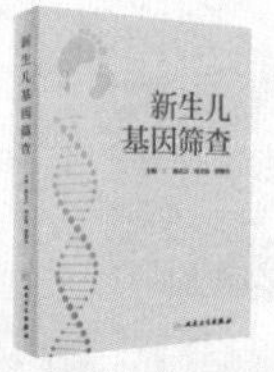

新生儿基因筛查
赵正言 周文浩 梁德生
定价：128.00元

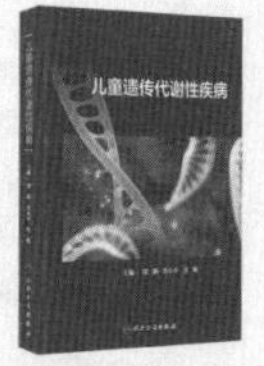

儿童遗传代谢性疾病
刘俐 罗小平 肖昕
定价：128.00元

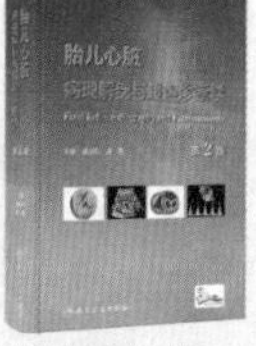

胎儿心脏病理解剖与超声诊断学（第2版）
接连利 许燕
定价：348.00元

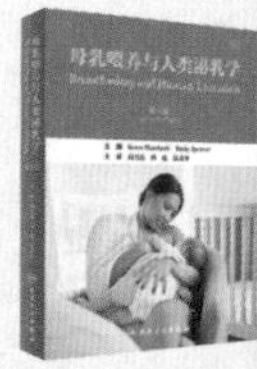

母乳喂养与人类泌乳学（第6版）
高雪莲 孙瑜 张美华
定价：239.00元

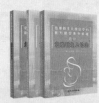

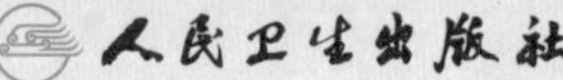

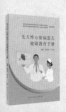

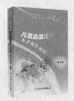

03 实用手册

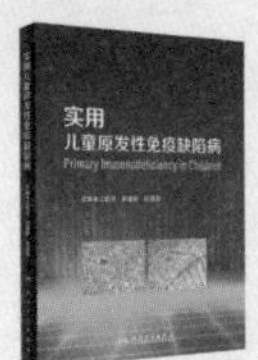

实用 儿童原发性免疫缺陷病
江载芳　贺建新　桂晋刚
定价：159.00元

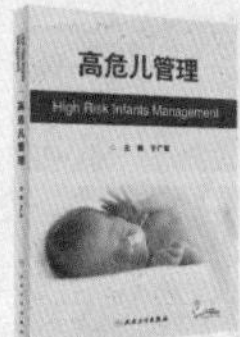

高危儿管理
于广军
定价：128.00元

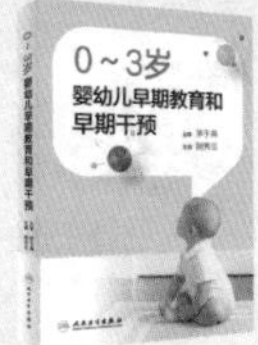

0~3岁婴幼儿早期教育和早期干预
鲍秀兰
定价：98.00元

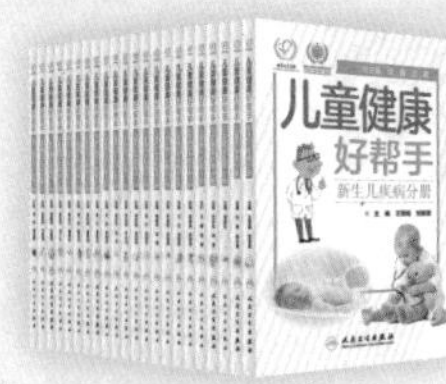

儿童健康好帮手系列丛书
总主编：倪鑫　沈颖

新生儿疾病分册
皮肤病分册
重症监护分册
康复训练分册
眼科疾病分册
呼吸系统疾病分册
神经系统疾病分册
心胸外科疾病分册
内分泌系统疾病分册
泌尿外科疾病分册
消化系统疾病分册
风湿免疫性疾病分册
骨科矫形与创伤外科疾病分册
保健与营养性疾病分册
口腔科疾病分册
泌尿系统疾病分册
感染性疾病分册
新生儿外科疾病分册
普外科疾病分册
血液系统疾病分册
耳鼻咽喉头颈外科疾病分册
心血管系统疾病分册

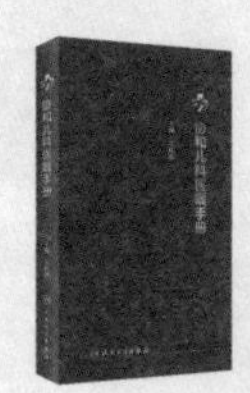

协和儿科医嘱手册
宋红梅
定价：49.00元

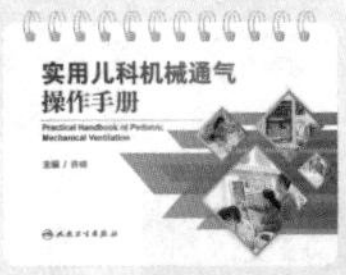

实用儿科机械通气操作手册
许峰
定价：98.00元

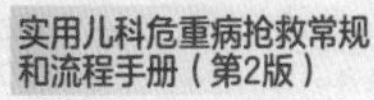

实用儿科危重病抢救常规和流程手册（第2版）
许峰
定价：108.00元

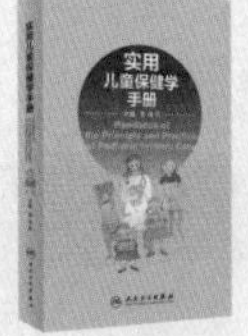

实用 儿童保健学手册
黎海芪
定价：148.00元

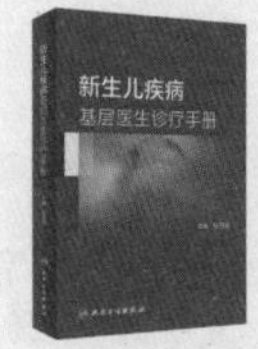

新生儿疾病基层医生诊疗手册
程国强
定价：79.00元

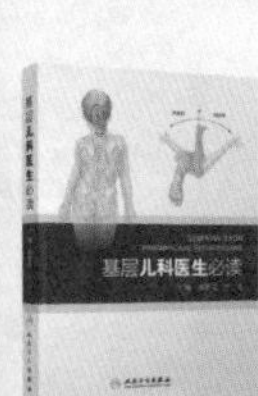

基层儿科医生必读
易著文　尹飞
定价：168.00元

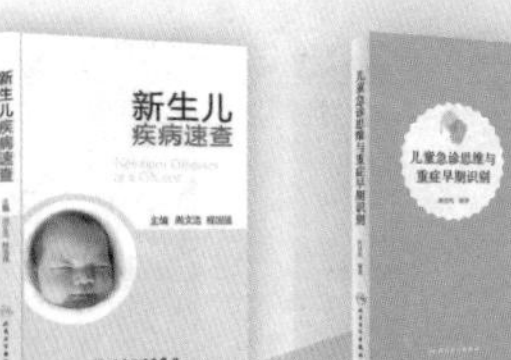

新生儿疾病速查
周文浩　程国强
定价：59.00元

儿童急诊思维与重症早期识别
祝益民
定价：49.00元

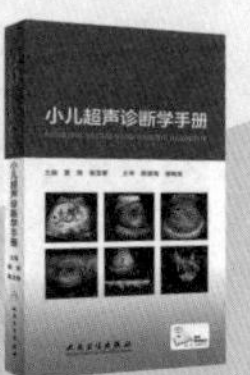

小儿超声诊断学手册
夏焙　张玉奇
定价：128.00元

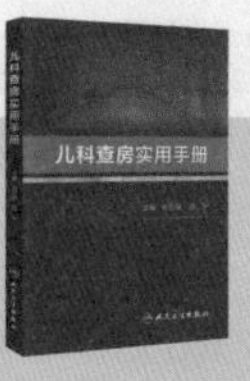

儿科查房实用手册
尚云晓 陈宁
定价：98.00元

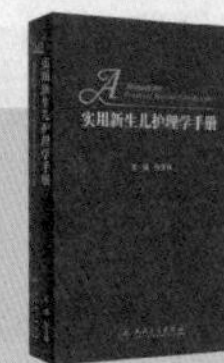

实用 新生儿护理学手册
张玉侠
定价：99.00元

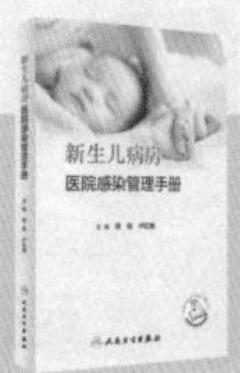

新生儿病房感染管理手册
程锐　卢红艳
定价：59.00元

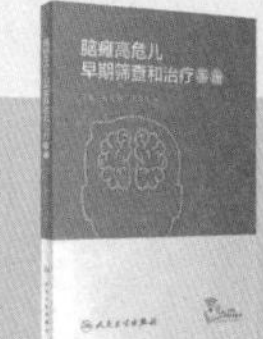

脑瘫高危儿早期筛查和治疗手册
孙新刚　吕智海
定价：59.00元

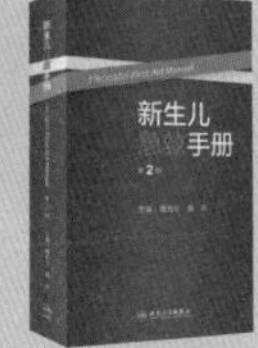

新生儿急救手册（第2版）
魏克伦　魏兵
定价：69.00元

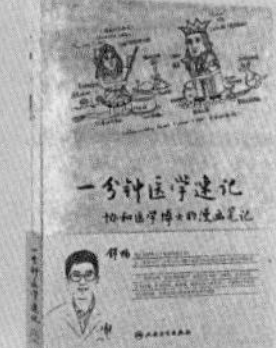

一分钟医学速记 协和医学博士的漫画笔记
舒畅
定价：39.00元

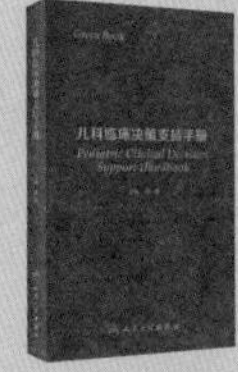

儿科临床决策支持手册
孙锟
定价：56.00元

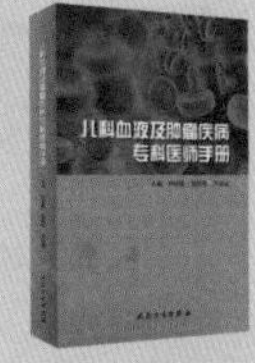

儿科血液及肿瘤疾病专科医师手册
郑胡镛　吴润晖　马晓莉
定价：69.00元

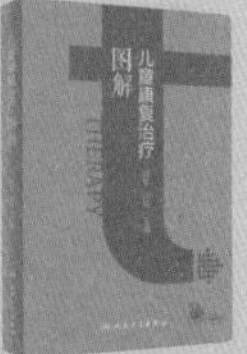

儿童康复治疗图解
肖农　刘玲
定价：89.00元

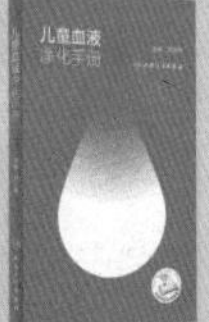

儿童血液净化手册
刘小荣
定价：45.00元

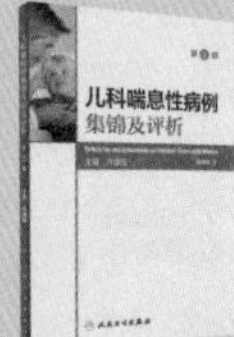

儿科喘息性病例集锦及评析（第2辑）
洪建国
定价：49.00元

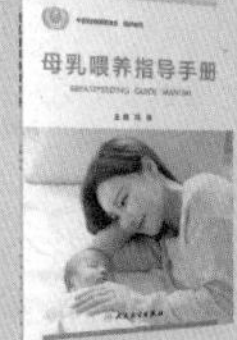

母乳喂养指导手册
冯琪
定价：25.00元

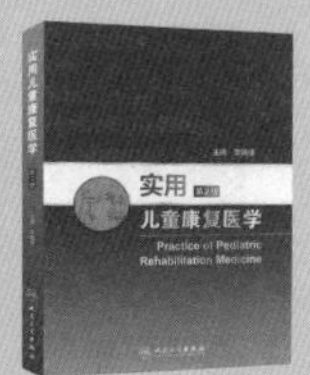
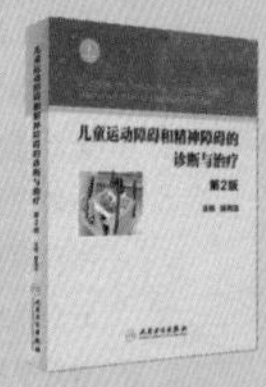
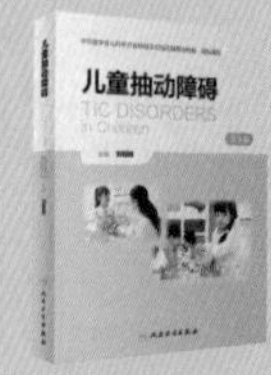
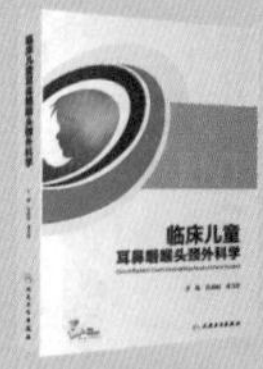
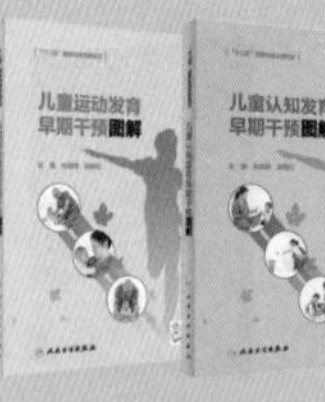
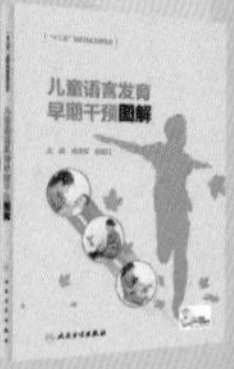
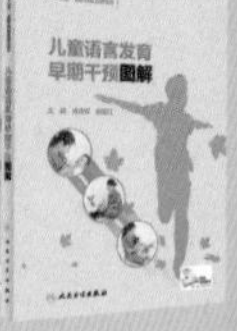
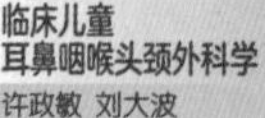
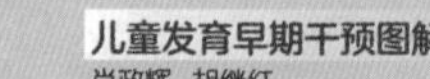

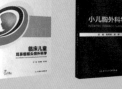

实用儿童康复医学（第2版）
李晓捷
定价：139.00元

实用儿童康复护理技术
庞伟 历虹
定价：98.00元

儿童运动障碍和精神障碍的诊断与治疗（第2版）
陈秀洁
定价：158.00元

儿童抽动障碍（第3版）
刘智胜
定价：98.00元

临床儿童耳鼻咽喉头颈外科学
许政敏 刘大波
定价：248.00元

小儿胸外科学
莫绪明 曾骐
定价：239.00元

儿童发育早期干预图解
肖政辉 胡继红
儿童运动发育早期干预图解 定价：129.00元
儿童认知发育早期干预图解 定价：85.00元
儿童语言发育早期干预图解 定价：129.00元

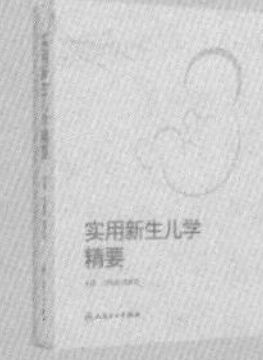
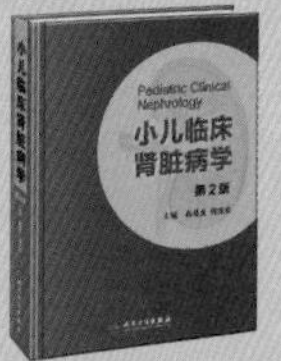
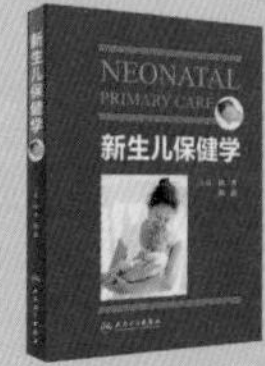
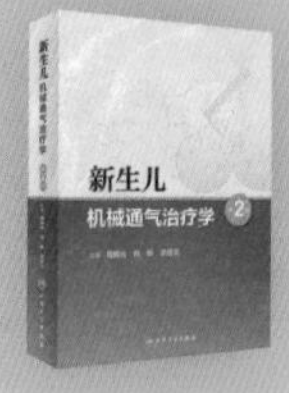
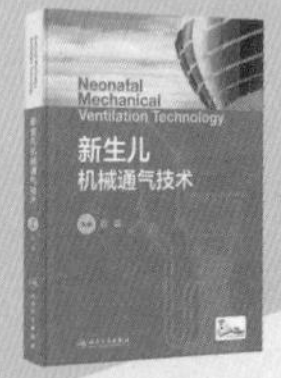
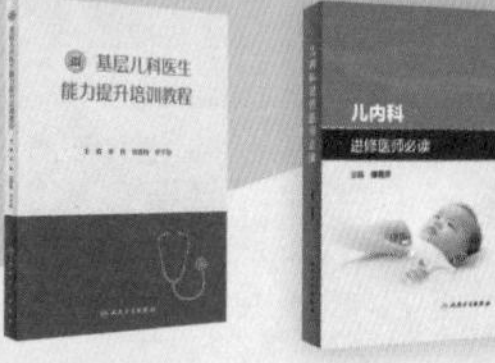

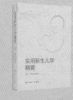

小儿尿动力学
文建国
定价：178.00元

实用新生儿学精要
邵肖梅 周文浩
定价：79.00元

小儿临床肾脏病学（第2版）
易著文 何庆南
定价：108.00元

新生儿保健学
杨杰 陈超
定价：158.00元

新生儿机械通气治疗学（第2版）
周晓光 肖昕 农绍汉
定价：198.00元

新生儿机械通气技术
巨容
定价：198.00元

基层儿科医生能力提升培训教程
李秋 刘恩梅 华子瑜
定价：68.00元

儿内科进修医师必读
傅君芬
定价：99.00元

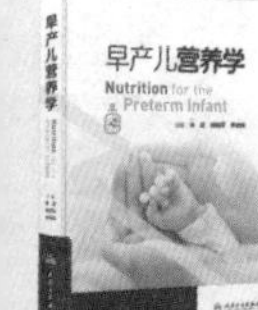
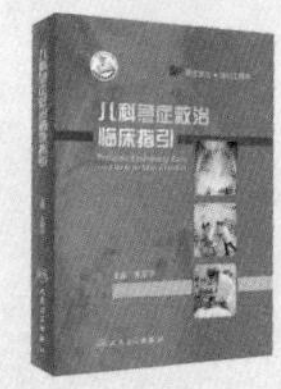
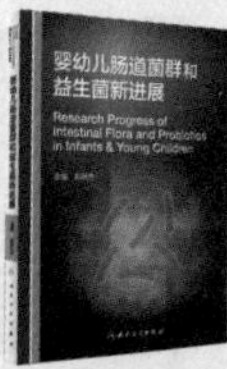
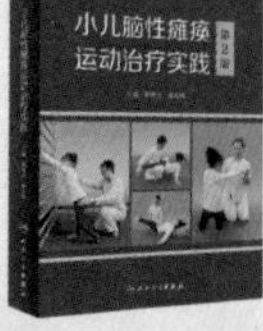
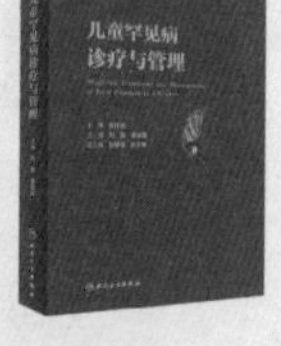
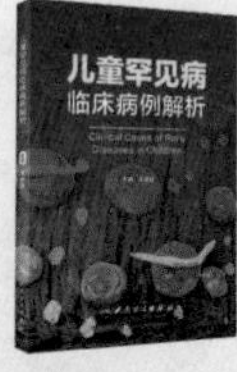
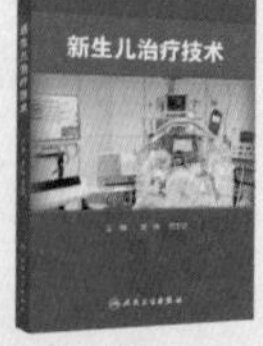
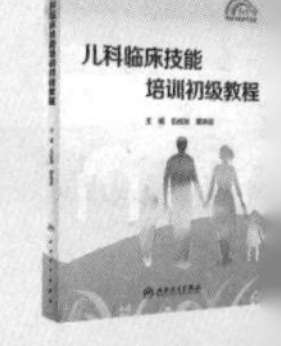

早产儿营养学
陈超 韩树萍 林新祝
定价：99.00元

儿科急症救治临床指引
朱翠平
定价：199.00元

婴幼儿肠道菌群和益生菌新进展
郑跃杰
定价：99.00元

小儿脑性瘫痪运动治疗实践（第2版）
陈秀洁 姜志梅
定价：139.00元

儿童罕见病诊疗与管理
刘薇 李定国
定价：189.00元

儿童罕见病临床病例解析
张艳敏
定价：79.00元

新生儿治疗技术
周伟 周文浩
定价：198.00元

儿科临床技能培训初级教程
石应珊 黎海芪
定价：89.00元

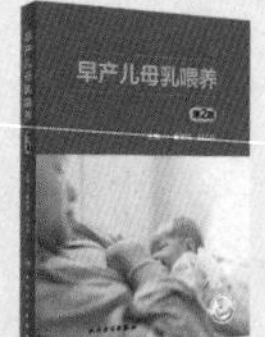
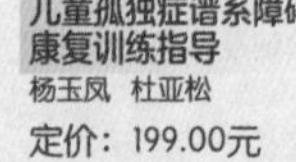
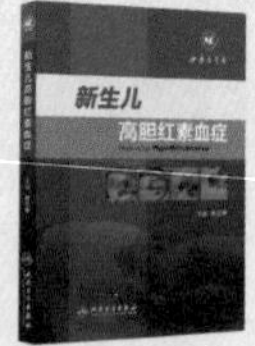
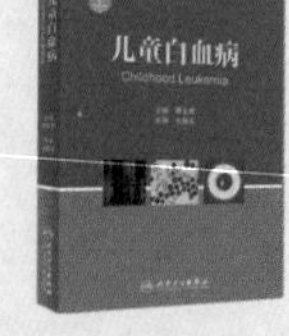
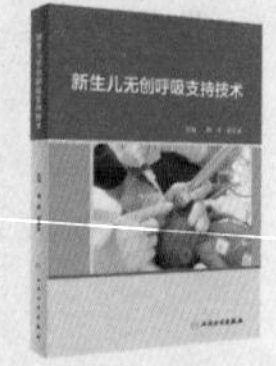
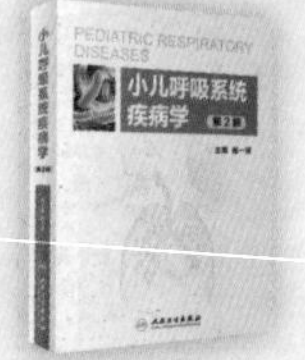
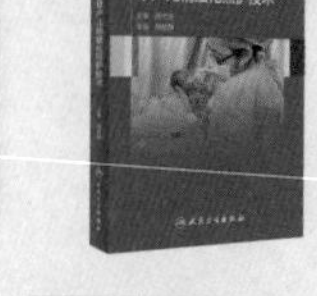
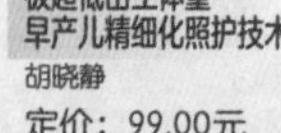
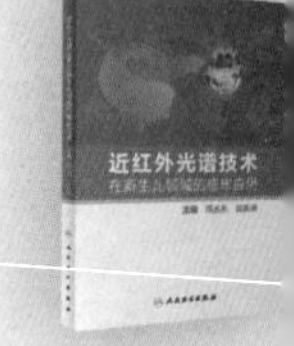

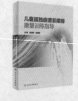

早产儿母乳喂养（第2版）
童笑梅 封志纯
定价：69.00元

儿童孤独症谱系障碍康复训练指导
杨玉凤 杜亚松
定价：199.00元

新生儿高胆红素血症
杜立中
定价：56.00元

儿童白血病
顾龙君
定价：238.00元

新生儿无创呼吸支持技术
周伟 吴本清
定价：128.00元

小儿呼吸系统疾病学（第2版）
鲍一笑
定价：198.00元

极超低出生体重早产儿精细化照护技术
胡晓静
定价：99.00元

近红外光谱技术在新生儿领域的临床应
周丛乐 侯新琳
定价：98.00元

续表

标准序号	具体描述
标准Ⅲ	该个体的运动技能缺陷不能用其他医学疾病、神经发育障碍、心理和社会问题或文化背景来解释
标准Ⅳ	发病时间为儿童期(尽管有时到青少年或成年才发现)

三、评估

根据 DCD 患儿不同的诊断标准选择不同的评估工具进行支持。

(一) 特定病史收集：覆盖标准Ⅱ

符合标准Ⅱ的患儿在病史采集中应该包括日常生活活动能力(如自我护理和自我维护能力等)、学业 / 学校表现、职前或职业活动、休闲、体育运动和游戏等方面。推荐使用儿童能力评估量表(Pediatric Evaluation Disability Inventory，PEDI)进行收集(表 1-28)。

表 1-28　儿童能力评估量表(PEDI 量表)

被评估儿童的信息		**照顾者(父母或其他监护人)的信息**
姓名：__________		姓名：
		与儿童的关系：
性别：男□　女□	民族：	性别：男□　女□
评价日期：		工作种类(具体)：
出生日期：		文化程度：
实际年龄：		**评价人**
诊断(如有)：		姓名：
ICD-10 号：	最初诊断	职位：
	修正诊断	工作单位：
儿童现状：	□住院　□住在家里	关于评估：
	□急诊　□康复	由__________介绍
	□居住于托养机构	评估的原因：
其他(具体说明)：		
学校或机构：		注：
年级：		

续表

一般性指南：以下是计分指南，所有项目的具体描述，请参考本表中各单项计分标准		
第一部分 功能性活动：共197项 包括日常活动、移动能力、交流能力 0＝不能或在多种情况下受限 1＝在多数情况下能做或已掌握该能力，其能力已超出本级水平	第二部分 照顾者的协助：共20项 5＝独立完成 4＝需要指导 3＝少量协助 2＝中等协助 1＝大量协助 0＝完全协助	第三部分 所需要的改动：共20项 N＝不必改动 C＝以患儿为主的改动(非特异性) R＝康复器具 E＝大量改动

示例：

第一部分：功能性活动

(一) 日常活动

请逐项检查并在适当处画上√。

0＝不能 1＝能

项目	评分		备注
	0	1	
A. 食物的质地			
1. 进食稀烂/混合食物/挤压过的食物			
2. 进食碾磨过/半流质的食物			
3. 进食切碎的食物/块状/条状的食物			食物不会漏出
4. 进食各种质地的食物			一般成人食物，不会漏
B. 使用餐具			
5. 用手指进食			如拿饼干吃
6. 用汤匙取食物并拿至口			
7. 灵活使用汤匙			
8. 使用筷子			
9. 熟练地使用筷子			

续表

项目	评分		备注
	0	1	
C. 使用炊具			
10. 抓住奶瓶或喷口瓶(盖杯)			
11. 抓住杯子饮水,但杯子可能倾斜			
12. 用双手安全地拿起杯子			
13. 用一只手安全地拿起杯子			
14. 从水壶或饮料纸盒向外倒水或饮料			
D. 刷牙			
15. 张开嘴配合刷牙			
16. 抓住牙刷,准备刷牙			
17. 刷牙,但刷得不彻底			
……			
日常活动　分数总计			请确保回答了所有问题
评语:			

(二) 移动能力

请逐项检查并在适当处画上√。

续表

0 = 不能 1 = 能

项目	评分		备注
	0	1	
A. 如厕位置转移			
1. 在器具或照顾者的帮助下能坐			
2. 独立坐在厕所或便椅上			
3. 起、坐较低位置的坐便器或便盆			
4. 起、坐成人用坐便器			可用手支撑
5. 不用上肢支撑，起、坐坐便器			
B. 椅子 / 轮椅位置转移			
6. 在器具或照顾者的帮助下坐			
7. 独立坐椅子或凳子			
8. 从较矮的椅子或家具上起、坐			
9. 在成人用的椅子或轮椅上爬上、坐下			可用手支撑
10. 从椅子上起、坐，不用上肢支撑			
C. 上下车			
11. 车内活动，在车座上移动，从车座下来再坐上去			
12. 在别人的帮助下或指令下上下车			
13. 不需要帮助或指令上下车			
14. 使用安全带或座椅固定位置			
15. 上下车、开关车门			
……			
移动能力 分数总计			请确保回答了所有问题
评语：			

续表

（三）交流能力

请逐项检查并在适当处画上√。

0 = 不能　1 = 能

项目	评分		备注
	0	1	
A. 理解词意			
1. 对声音定向（转头或注目）			
2. 对“不”有反应，能辨认自己名字或熟悉的名字			
3. 理解10个词意			
4. 理解你谈论的人和/或能见到的物体之间的关系			如“这是明明的玩具”
5. 理解你谈论的时间和事件的顺序			如“我们明天去公园”
B. 理解复杂句子			
6. 理解关于熟悉的人或事的短句子			
7. 理解描述人或事的一步指令			
8. 理解描述物体位置的方向词			
9. 理解两步指令，使用如果/然后，之前/之后，第一/第二等			如“把蜡笔给明明，然后请丽丽给你倒果汁”
10. 理解两个关于同一件事的句子，但句型不同（如陈述句、问句）			如“我们明天去公园，你喜欢在那里玩什么？”
C. 交流能力			
11. 叫出物体的名称			
12. 用专用词汇或手势指示或要求他人的行为			
13. 通过提问搜寻信息			
……			
交往能力　分数总计			请确保回答了所有问题
评语：			

第二、三部分：照顾者的协助程度及改动方式

请逐项检查，在照顾者的协助和所需改动的相应项上画圈。

询问进行如下活动时，需要多少帮助	协助						改动			
	独立完成	需要指导	少量协助	中度协助	大量协助	完全协助	无需改动	一般儿童用具	康复用具	大量改动
（一）日常活动										
A. 进食：进食常规食物，不包括切困难的食物如牛排、打开食品盒、从公用盘里取食物	5	4	3	2	1	0	N	C	R	E
B. 梳理：刷牙、梳头、清理鼻子	5	4	3	2	1	0	N	C	R	E
C. 洗浴：洗脸、擦脸、洗手、擦手、盆浴或淋浴，不包括进出浴盆、准备水、洗背部、洗头发	5	4	3	2	1	0	N	C	R	E
D. 穿 / 脱上衣：所有便装，不包括背部的扣子和拉链，不包括从衣柜内取衣物，但包括穿脱夹板及假肢	5	4	3	2	1	0	N	C	R	E
E. 穿 / 脱下衣：所有下衣，穿脱支具及假肢，不包括从衣柜内取衣物	5	4	3	2	1	0	N	C	R	E
F. 如厕事宜：包括衣服处理、厕所设施使用和卫生，不包括厕所内转移、步骤或意外后的清理	5	4	3	2	1	0	N	C	R	E
G. 大便：白天夜晚均能控制大便，意外后能清理干净	5	4	3	2	1	0	N	C	R	E
H. 小便：白天夜晚均能控制小便，意外后能清理干净	5	4	3	2	1	0	N	C	R	E
日常活动 总分										

(二) 移动能力										
A. 座椅 / 厕所转移：儿童转椅，成人用座椅，成人用厕所	5	4	3	2	1	0	N	C	R	E
B. 交通工具：车内移动、安全带的使用、位置转移、开关车门	5	4	3	2	1	0	N	C	R	E
C. 床上移动及转移：上下床、在床上变换体位	5	4	3	2	1	0	N	C	R	E
D. 浴盆内移动：进出成人用浴盆	5	4	3	2	1	0	N	C	R	E
E. 室内活动：100~200 米(3~4 个房间内)，不包括开门和携带物品	5	4	3	2	1	0	N	C	R	E
F. 户外活动：平地 250~300 米(15 个轿车的长度)，注意体能(为安全，不考虑过马路)	5	4	3	2	1	0	N	C	R	E
G. 台阶：上下整层楼梯(12~15 台阶)	5	4	3	2	1	0	N	C	R	E
移动能力　　总分										
(三) 交流能力										
A. 理解能力：明白他人的要求及指令	5	4	3	2	1	0	N	C	R	E
B. 表达能力：表达自体信息，让他人了解自己的需要，包括发音清晰度	5	4	3	2	1	0	N	C	R	E
C. 参与解决问题：当一般问题发生后，能向他人清楚叙述问题、提出合理的解决方法、与成人协商解决方法(一般问题如玩具不见了、选择穿什么衣服等)	5	4	3	2	1	0	N	C	R	E
D. 与同伴游戏：与熟悉的同伴计划并进行合作性游戏	5	4	3	2	1	0	N	C	R	E
E. 安全：日常安全事项，包括楼梯、尖锐、热烫物体、交通	5	4	3	2	1	0	N	C	R	E
交流能力　　总分										

(二) 相关问卷收集：覆盖诊断标准Ⅰ、Ⅱ、Ⅲ和Ⅳ

2019版《发育性协调障碍国际临床实践指南》(*international clinical practice recommendations for developmental coordination disorder*, CPR-DCD)对现有DCD相关的问卷进行了系统的评价，结果显示这些问卷的灵敏度和特异度差异非常大，主要与调查对象和样本(基于临床或一般人群)的选择有关。发育性协调障碍问卷修订版(Developmental Coordination Disorder Questionnaire-Revised Version, DCDQ/DCDQ-R)是目前效度研究最多且唯一具有良好证据质量等级的问卷(表1-29)。该量表为自评式父母问卷，主要评价儿童的运动协调能力。共包括15个条目，按1~5级标准评分，每级评分意义依次为"完全不符合""有点符合""中等程度符合""相当符合""最符合"。该量表在国内应用的信度和效度良好。目前还存在许多其他类型的量表和问卷，但仅有极少数研究提及，在此不予赘述。

表1-29 发育性协调障碍问卷修订版

	完全不符合 1	有点符合 2	中等程度符合 3	相当符合 4	最符合 5
1. 您的孩子可以有控制地抛出一个球					
2. 您的孩子能接住从2.0~2.5米远处扔来的小球(如网球大小)					
3. 您的孩子用球拍准确地击打扔过来的球或毽子					
4. 您的孩子很轻松地跳过花园和操场上的障碍					
5. 您的孩子跑得很快，与同年龄、同性别的孩子相比也很有优势					

续表

	完全不符合 1	有点符合 2	中等程度符合 3	相当符合 4	最符合 5
6. 当您的孩子计划做一项运动活动时，他/她可以完成一项任务（如建造一个树屋，使用操场设备，做一个建筑游戏，做一个工艺品）					
7. 您的孩子会写字，或者可以和其他孩子一样会快速地画画					
8. 您的孩子可以清晰准确地书写字母、数字和文字，如果他/她还不会写字，则可以不加修饰地涂色，并画出您能识别的图片					
9. 您的孩子为书写或绘画提供足够的捏力（他/她不紧握铅笔，他/她的书写比较流畅）					
10. 您的孩子可以准确而轻松地剪出图片和形状					
11. 您的孩子对需要良好运动技能的体育活动或动态游戏感兴趣，并乐于参与其中					
12. 您的孩子很容易学会新的运动活动（如游泳、轮滑），而且不需要比同龄孩子更多的练习或时间来达到同样的水平					
13. 您的孩子能迅速而轻松地完成普通的日常生活活动（如放好东西、穿鞋和系鞋带、穿衣服等）					

续表

	完全不符合 1	有点符合 2	中等程度符合 3	相当符合 4	最符合 5
14. 您的孩子完成所有动作时似乎都很娴熟(不倾向于打翻或打破东西)					
15. 您的孩子可以直立坐一段时间(不容易疲劳,也不像从椅子上掉下来那样懒散)					

(三) 运动能力的客观评估:覆盖诊断标准Ⅰ

为量化标准Ⅰ中提到的运动困难时,应使用适当、有效、可靠和标准化的运动测试(常模参照)进行客观评估。目前有许多评估工具可以测量运动功能,但只有少数是作为 DCD 的诊断性评估工具而特意设计和检验的。与临床检查的重点在身体结构和功能不同,标准化的运动测试更多地关注活动水平的能力。

1. 儿童运动能力评估测试(Movement Assessment Battery for Children-Second Edition, MABC-2) MABC-2 是目前检验最多和应用最广泛的 DCD 运动测试工具,图 1-6 为工具箱。该量表为常模参考的标准化测试,MABC-2 的测试共分为 3 个年龄层:3~6 岁、7~10 岁、11~16 岁。依照年龄逐渐加深测验难度,或者不同的实施项目。每个年龄层的测验均包含 3 个主要类别的基本能力:手部精细操作;手眼协调能力;运动能力。该三大能力作为儿童成长发育过程中各项运动协调能力的基本组成因素,可以全面体现儿童各方面的运动协调能力。每个年龄组都有 8 个测试项目,每次完整测验需要 30 分钟左右完成。测试包含完整的实施手册,包括施测者的完整操作说明和评分标准。各项目所得原始分数可依据标准转换为标准分数,再依据年龄换算成百分等级。

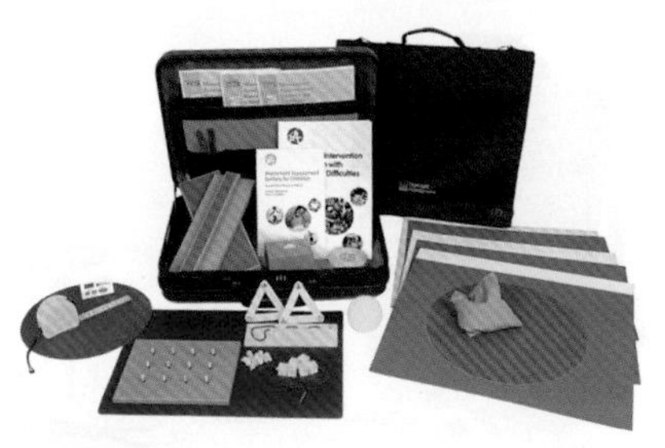

图 1-6 MABC-2 测试工具箱

MABC-2 信度、效度良好。花静等[18]对中文版 MABC-2 的各项效度指标进行了检测，结果显示该量表满足运动心理测量学的要求，在中国儿童中具有良好的适用性，且操作简单、耗时短，可作为评价中国学龄前儿童发育性协调障碍的工具，但用于大规模的流行病学调查仍存在一定的局限性。

2. Bruininks Oseretsky 运动能力测试第 2 版（Bruininks Oseretsky Test of Motor Preficiency 2，BOT-2）[19] BOT-2 也是 DCD 临床上和研究中常用的运动评测工具之一，图 1-7 为工具箱。该量表的适用年龄为 4~21 岁，评测内容包括上肢的精确度、协调性、速度和灵活性、反应速度及视觉运动控制，还可用于评估双侧运动的协调性、平衡能力、跑步速度和总体敏捷性，以及力量素质等。BOT-2 由 4 个测试领域的 8 项分测试组成。4 个测试领域分别是精细手部控制、手部协调、身体协调、力量与敏捷性。BOT-2 采用点式计分法，测试者根据受试者的动作表现，对照评分表记录受试者各测试项目的点分数（point score），通过求和、转换获得各分测试得分、动作领域得分和总分。将某一分测试下所有测试项目的点分数相加，求和后将该分测试得分转换为等级分数。该量表信度、效度良好。BOT-2 在中国台湾和中国香港等地区应用广泛，中国内地的研究相对较少。北京体育大学卢雁教授团队于 2012 年将该量表引入中国内地，并对其进行修订，形成了适用于测试 4~21 岁儿童和青少年动作发育熟练度的“BOT 中国版”量表。

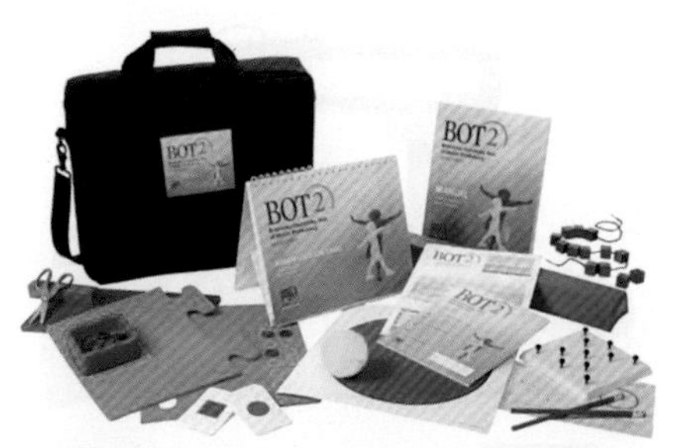

图 1-7 BOT-2 测试工具箱已经更换

3. 书写能力测试(覆盖诊断标准Ⅱ) 书写是一项非常重要的日常活动,特别是对于学龄期的儿童。书写能力测试可为 DCD 的诊断标准Ⅱ提供支持。以下为一些较常用的书写能力测试工具。书写能力筛查问卷(Handwriting Proficiency Screening Questionnaire,HPSQ)适用于学龄期书写功能较差的 DCD 儿童[20]。该量表是一个不依赖语言的观察性问卷,旨在检测书写困难程度及其影响 8。该问卷的 10 个项目涵盖了最重要的书写缺陷指标(表 1-30),可分为 3 个领域:①易读性;②完成时间;③身心健康。HPSQ 在 DCD 儿童中具有良好的信度和效度。

表 1-30 书写能力筛查问卷(HPSQ)

儿童姓名: 老师名字:					
学校: 班级: 日期:					
请根据你对班上(孩子的名字)笔记的印象,完成以下调查问卷					
问题	没有 0	很少 1	偶尔 2	经常 3	总是这样 4
1. 孩子的字迹是否无法辨认?					
2. 孩子是否不能成功阅读自己的笔记?					
3. 孩子是否没有足够的时间去抄写黑板上的任务?					

续表

问题	没有 0	很少 1	偶尔 2	经常 3	总是这样 4
4. 孩子是否经常在书写时擦掉?					
5. 孩子是否经常觉得自己不想写?					
6. 孩子不做家庭作业吗?					
7. 孩子在写作时是否抱怨疼痛?					
8. 孩子在写作时是否会感到疲倦?					
9. 孩子在抄写时是否需要经常看一下页面 / 黑板?					
10. 孩子对自己的笔迹不满意吗?					

（翟　淳　李　惠）

参考文献

1. THOMAS R, SANDERS S, DOUST J, et al. Prevalence of attention-deficit/hyperactivity disorder: a systematic review and meta-analysis. Pediatrics, 2015, 135 (4): e994-1001.
2. 中华医学会儿科学分会发育行为学组. 注意缺陷多动障碍早期识别、规范诊断和治疗的儿科专家共识. 中华儿科杂志, 2020, 58 (3): 188-193.
3. 杨玉凤. 儿童发育行为心理评定量表. 北京: 人民卫生出版社, 2016.
4. National Collaborating Centre for Mental Health (UK). Attention deficit hyperactivity disorder: diagnosis and management of ADHD in children, young people and adults. Leicester: British Psychological Society (UK), 2009.
5. 苏林雁, 李雪荣, 万国斌, 等. Achenbach 儿童行为量表的湖南常模. 中国临床心理学杂志, 1996, 4 (1): 24-28.
6. 苏林雁, 耿耀国, 王洪, 等. 注意缺陷多动障碍诊断量表父母版的中国城市儿童常模制定及其信度和效度的检验. 中国实用儿科杂志. 2006, 26 (11): 833-836.
7. 张厚粲. 韦氏儿童智力量表第四版 (WISC-Ⅳ) 中文版的修订. 心理科学, 2009, (5): 1177-1179.
8. 王栋, 狄敏, 钱明. 联合型瑞文测验中国儿童常模第三次修订. 中国临床心理学杂志, 2007, 15 (6): 559-561, 568.

9. 静进, 海燕, 邓桂芬, 等. 学习障碍筛查量表的修订与评价. 中华儿童保健杂志, 1998,(3): 197-200.
10. 吴汉荣, 宋然然, 姚彬. 儿童汉语阅读障碍量表的初步编制. 中国学校卫生, 2006, 37 (3): 189-190.
11. 张韶霞, 余南莹. 儿童写字表现评量表——写字困难亚型与写字先备能力分析. 台北: 心理出版社, 2012.
12. LECKMAN JF, RIDDLE MA, HARDIN MT, et al. The Yale Global Tic Severity Scale: initial testing of a clinician-rated scale of tic severity. J Am Acad Adolesc Psychiatry, 1989, 28 (4): 566-573.
13. 中华医学会儿科学分会发育行为学组, 中国医师协会儿科分会儿童保健学组. 中国低龄儿童孤独症谱系障碍早期诊断专家共识. 中华儿科杂志, 2022, 60 (7): 640-646.
14. HYMAN SL, LEVY SE, MYERS SM, et al. Identification, evaluation, and management of children with autism spectrum disorder. Pediatrics, 2020, 145 (1): e20193447.
15. ROBINS DL, CASAGRANDE K, BARTON M, et al. Validation of the modified checklist for Autism in toddlers, revised with follow-up (M-CHAT-R/F). Pediatrics, 2014, 133 (1): 37-45.
16. GUO C, LUO M, WANG X, et al. Reliability and validity of the Chinese version of Modified Checklist for Autism in Toddlers, Revised, with Follow-Up (M-CHAT-R/F). J Autism Dev Disord, 2019, 49 (1): 185-196.
17. BLANK R, BARNETT A L, CAIRNEY J, et al. International clinical practice recommendations on the definition, diagnosis, assessment, intervention, and psychosocial aspects of developmental coordination disorder. Developmental Medicine & Child Neurology, 2019, 61 (3): 242-285.
18. 花静, 吴擢春, 古桂雄, 等. 儿童运动协调能力成套评估工具的应用性研究. 中华流行病学杂志, 2012, 33 (10): 1010-1015.
19. GHARAEI E, SHOJAEI M, DANESHFAR A. The validity and reliability of the Bruininks-Oseretsky test of motor proficiency, 2nd edition brief form, in preschool children. Annals of Applied Sport Science, 2019, 7 (2): 3-12.
20. ROSENBLUM S, GAFNI-LACHTER L. Handwriting Proficiency Screening Questionnaire for Children (HPSQ-C): Development, reliability, and validity. American Journal of Occupational Therapy, 2015, 69 (3): 6903220030.

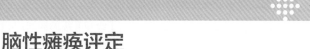

第二章

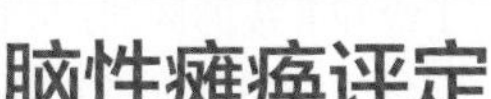

脑性瘫痪评定

脑性瘫痪（cerebral palsy，CP），简称脑瘫，是由于发育中的胎儿或婴幼儿脑部受到非进行损伤所导致的一组持续存在的中枢性运动和姿势发育障碍的症候群，主要临床表现为运动障碍和姿势异常[1]。脑瘫患儿的运动障碍常伴有感觉、认知、交流和行为障碍，以及癫痫和继发性肌肉骨骼等问题。脑瘫的发病率为 0.20%~0.35%，全世界约有脑瘫患者 5 000 万[2]。目前脑瘫无法治愈，对症康复是改善脑瘫患儿功能障碍的关键。然而，对症康复的前提是精准康复评定。康复评定可量化分析脑瘫患儿的身体功能及障碍程度，为制订个性化的康复治疗计划提供客观的科学依据[3]。

第一节　粗大运动功能评定

一、粗大运动功能分级系统

粗大运动功能分级系统（gross motor function classification system，GMFCS）评价脑瘫患儿在日常生活中坐位、体位转换和移动的能力，可客观地反映粗大运动功能障碍对患儿日常生活能力的影响。具体内容见表 2-1 和图 2-1。GMFCS 具有良好的信度和效度，目前在国内外被广泛使用[4,5]。

表 2-1 粗大运动功能分级系统

等级	区别
Ⅰ:能够不受限制地行走;在完成更高级的运动技巧上受限	Ⅰ级和Ⅱ级的区别:与Ⅰ级的孩子比较,Ⅱ级的孩子在自如完成动作转换、户外和社区行走这些动作时会受到限制,在开始行走时需要使用辅助设备,他们受到的限制会影响活动的质量以及完成粗大运动技能的能力,如跑和跳等
Ⅱ:能够不需要使用辅助器械行走;但在室外和社区内行走受限	
Ⅲ:使用辅助器械行走;在室外和社区内行走受限	Ⅱ级和Ⅲ级的区别:主要表现在达到某些运动功能的程度不同。Ⅲ级的孩子需要借助辅助器械来行走,而且常常需要使用矫形器,而Ⅱ级的孩子在4岁之后就不需要借助辅助器械了
Ⅳ:自身移动受限;孩子需要被转运或在室外和社区内使用电动器械行走	Ⅲ级和Ⅳ级的区别:即使允许他们广泛使用辅助技术,坐位和活动能力方面还是存在着区别。Ⅲ级的孩子可以独坐,能够在地上独立移动,并且可以借助辅助器械行走;而Ⅳ级的孩子虽然可以坐(通常需要支撑),但是独立活动能力是非常有限的,他们更有可能被动转运或使用电动轮椅
Ⅴ:使用辅助技术,自身移动仍然严重受限	Ⅳ级和Ⅴ级的区别:Ⅴ级的孩子缺乏独立活动的能力,连最基本的抗重力姿势也不能控制,只有在学会如何使用电动轮椅的情况下他们才能进行自身的移动

GMFCS 是 Palisano 在 1997 年根据脑瘫患儿运动功能随年龄变化的规律所设计的一套分级系统[6]。该系统将脑瘫患儿分为 4 个年龄组,每个年龄组又根据患儿在日常环境中的运动功能表现划分为 5 个等级。2007 年版本在此基础上进行修订与扩展,增加了 12~18 岁的年龄组,强调了世界卫生组织(World Health Organization,WHO)关于功能、残疾和健康的国际分类(表 2-2~表 2-6,图 2-2~图 2-6)[4,5,7]。

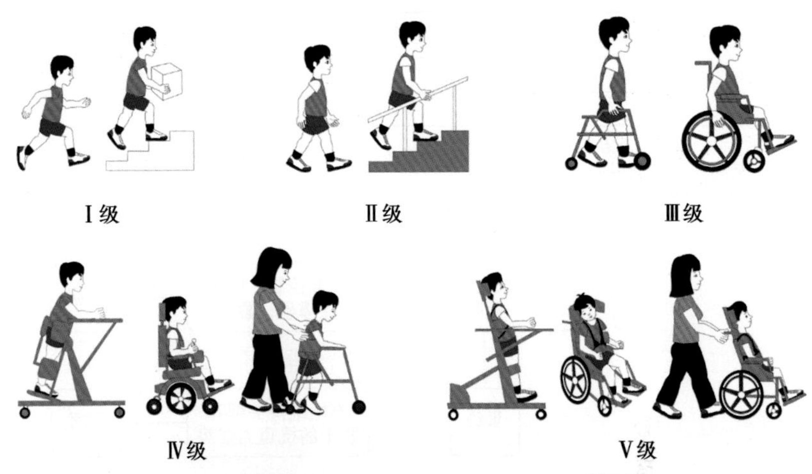

图 2-1 粗大运动功能分级示意图

表 2-2 粗大运动功能分级系统(0~2 岁)

等级	标准
Ⅰ	孩子可以坐位转换,还能坐在地板上用双手玩东西。孩子能用手和膝盖爬行,能拉着物体站起来并且扶着家具走几步。18 个月 ~ 2 岁的孩子可以不用任何辅助设施独立行走
Ⅱ	孩子可以坐在地板上,但是需要用手支撑来维持身体的平衡。孩子能贴着地面匍匐爬行或者用双手和膝盖爬行。他们有可能拉着物体站起来并且扶着家具走几步
Ⅲ	孩子需要在下背部有支撑的情况下维持坐姿。还能够翻身及用腹部贴着地面爬行
Ⅳ	孩子可以控制头部,但坐在地板上的时候躯干需要支撑。他们可以从俯卧翻成仰卧,也可以从仰卧翻成俯卧
Ⅴ	生理上的损伤限制了孩子对自主运动的控制能力。孩子在俯卧位和坐位时不能维持头部和躯干的抗重力姿势。只能在大人的帮助下翻身

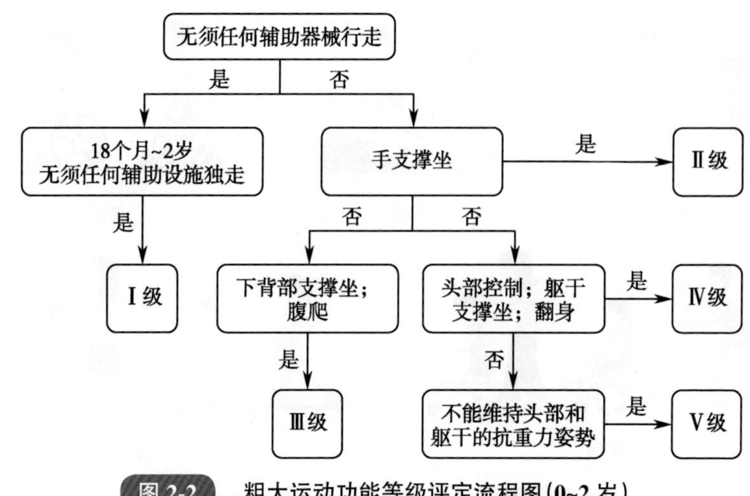

图 2-2 粗大运动功能等级评定流程图(0~2 岁)

表 2-3 粗大运动功能分级系统(2~4 岁)

等级	标准
Ⅰ	孩子可以坐在地板上双手玩东西。他们可以在没有大人帮助下完成地板上坐位和站立位的姿势转换,孩子把行走作为首选移动方式,不需要任何助步器械的帮助
Ⅱ	孩子可以坐在地板上,但当双手拿物体的时候可能控制不了平衡。他们可以在没有大人帮助的情况下自如地坐位转换。可以拉着物体站在稳定的地方。可以用手和膝交替爬行,可以扶着家具慢慢移动,他们首选的移动方式是使用助步器行走
Ⅲ	孩子可以用“W”状的姿势独自维持坐姿(坐在屈曲内旋的臀部和膝之间),并可能需要在大人的帮助下维持其他坐姿。腹爬或者手膝并用爬行是他们首选的自身移动的方式(但是常常不会双腿协调交替运动)。他们能拉着物体爬起来,站在稳定的地方并做短距离的移动。如果有助步器或大人帮助掌握方向和转弯,他们可能可以在房间里短距离行走

续表

等级	标准
Ⅳ	这一级的孩子能坐在椅子上，但他们需要依靠特制的椅子来控制躯干，从而解放双手。他们可以在大人的帮助下或者在有稳定的平面供他们用手推或拉的时候坐进椅子或离开椅子。至多能在大人的监督下用助步器走一段很短的距离，但他们很难转身也很难在不平的平面上维持身体平衡。这些孩子在公共场所不能独自行走。能在电动轮椅的帮助下自己活动
Ⅴ	生理上的损伤限制了这些孩子对随意运动的控制以及维持身体和头部抗重力姿势的能力。他们各方面的运动功能都受到限制。特殊器械和辅助技术并不能完全补偿孩子在坐和站能力上的功能缺失。这级孩子无法独立行走，需要转运。部分孩子能使用进一步改造后的电动轮椅进行活动

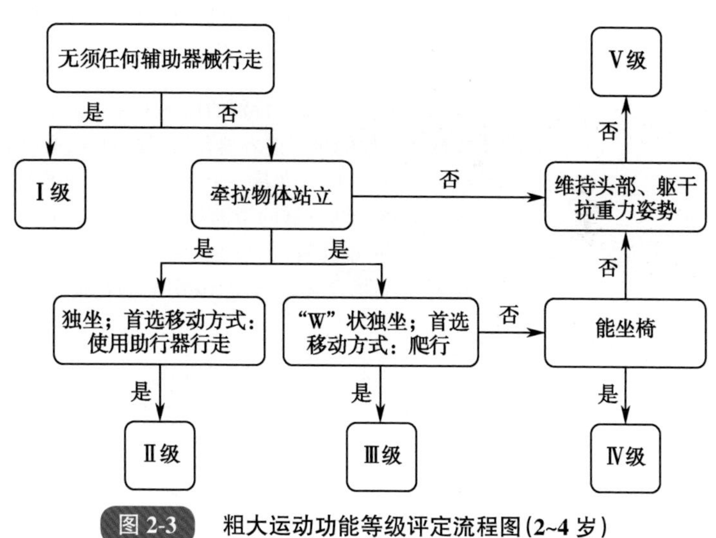

图 2-3　粗大运动功能等级评定流程图(2~4 岁)

表 2-4 粗大运动功能分级系统(4~6 岁)

等级	标准
Ⅰ	孩子可以在没有双手帮助的情况下进出座位及坐在椅子上。可以在没有任何物体支撑的情况下从地板上或者从椅子上站起来,他们可以在室内室外走动,还能上楼梯,正在发展跑和跳的能力
Ⅱ	孩子可以在双手玩东西的时候在椅子上坐稳,可以从地板上或者椅子上站起来,但是经常需要一个稳定的平面供他们的双手拉着或者推着。可以在室内没有任何助行器的帮助下行走,在室外的水平地面上也可以走上一小段距离。他们可以扶着扶手上楼梯,但是不能跑和跳
Ⅲ	孩子可以坐在一般的椅子上,但是需要骨盆或躯干部位的支撑才能解放双手。孩子在椅子上和离开椅子的时候需要一个稳定的平面供他们双手拉着或者推着。他们能够在助行器的帮助下在水平地面上行走,在成人的帮助下可以上楼梯。但是当长距离旅行时或者在室外不平的地面无法独自行走
Ⅳ	孩子可以坐在椅子上,但是需要特别的椅子来控制躯干平衡从而尽量地解放双手。他们坐上或者离开椅子的时候,必须有大人的帮助,或在双手拉着或者推着一个稳定平面的情况下才能完成。孩子顶多能够在助行器的帮助和成人的监视下走上一小段距离,但是他们很难转身,也很难在不平的地面上维持平衡。他们不能在公共场合自己行走,应用电动轮椅则可自己活动
Ⅴ	生理上的损伤限制了孩子对自主运动的控制,也限制了他们维持头部和躯干抗重力姿势的能力。这些孩子各方面的运动功能都受到了限制。即便使用了特殊器械和辅助技术,也不能完全补偿他们在坐和站的功能上受到的限制。孩子完全不能独立活动,部分孩子通过使用进一步改造过的电动轮椅可能进行自主活动

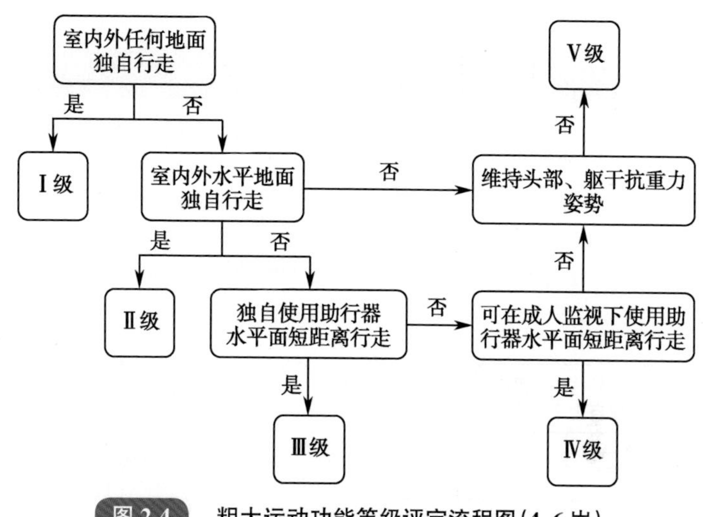

图 2-4　粗大运动功能等级评定流程图(4~6 岁)

表 2-5　粗大运动功能分级系统(6~12 岁)

等级	标准
Ⅰ	孩子可以没有任何限制地在室内和室外行走并且可以爬楼梯。他们能表现出跑和跳等粗大运动能力,但是速度、平衡和协调能力都有所下降
Ⅱ	孩子可以在室内和户外行走,能够抓着扶手爬楼梯,但是在不平的地面或者斜坡上行走就会受到限制,在人群中或者狭窄的地方行走也受到限制。他们最多能勉强达到跑和跳的水平
Ⅲ	孩子可以使用助行器在室内和室外的水平地面上行走,可能可以扶着扶手爬楼梯。根据上肢功能的不同,在较长距离的旅行或者在户外不平的地面上时,有的孩子可以自己推着轮椅走,有的则需要被运送
Ⅳ	这些孩子可能继续维持他们在 6 岁以前获得的运动能力,也有的孩子在家、学校和公共场合可能更加依赖轮椅。这些孩子使用电动轮椅就可以自己活动

续表

等级	标准
Ⅴ	生理上的损伤限制了孩子对自主运动的控制，也限制了他们维持头部和躯干的抗重力姿势能力。这些孩子各方面的运动功能都受到了限制。即使使用了特殊器械和辅助技术，也不能完全补偿他们在坐和站的功能上受到的限制。孩子完全不能独立活动，部分孩子通过使用进一步改造过的电动轮椅可能进行自主活动

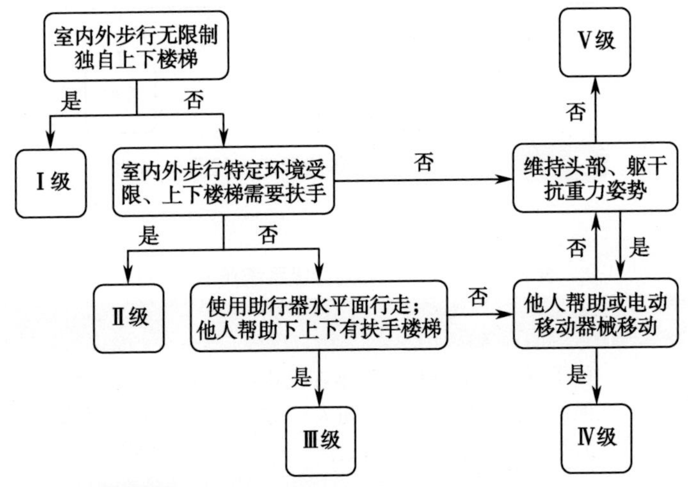

图 2-5 粗大运动功能等级评定流程图（6~12 岁）

表 2-6 粗大运动功能分级系统（12~18 岁）

等级	标准
Ⅰ	孩子可以没有任何限制地在室内和室外行走并且可以爬楼梯。他们能表现出跑和跳等粗大运动能力，但是速度、平衡和协调能力都有所下降
Ⅱ	孩子可以在室内和户外行走，能够抓着扶手爬楼梯，但是环境因素（如不平坦的路面、斜坡、遥远距离、时间上的紧迫、天气及同伴的接纳性及个人爱好等）都会使孩子的行走能力受到限制。他们最多能勉强达到跑和跳的水平

续表

等级	标准
Ⅲ	孩子可以使用助行器在室内和室外的水平地面上行走，可能可以扶着扶手爬楼梯。根据上肢功能的不同，孩子所使用的移动方式也有不同，在较长距离的旅行或者户外不平的地面上移动时，有的孩子可以自己推着轮椅走或者使用电动移动设备，有的则需要被运送
Ⅳ	这些孩子在大多数情况下都需要依赖轮式移动设备进行移动，他们需要他人协助才能转换体位，但使用电动轮椅就可以自己活动
Ⅴ	生理上的损伤限制了孩子对自主运动的控制，也限制了他们维持头部和躯干的抗重力姿势能力。这些孩子各方面的运动功能都受到了限制。即使使用了特殊器械和辅助技术，也不能完全补偿他们在坐和站的功能上受到的限制。孩子完全不能独立活动，部分孩子通过使用进一步改造过的座椅及电动轮椅可能进行自主活动

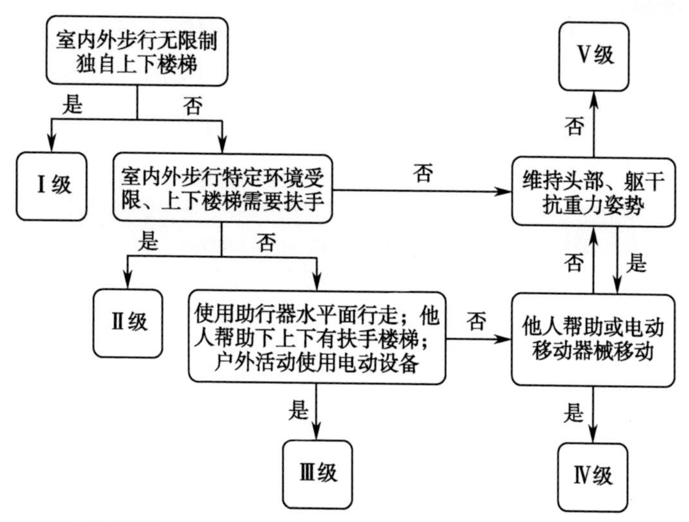

图 2-6 粗大运动功能等级评定流程图（12~18 岁）

二、粗大运动功能评定

粗大运动功能测评(gross motor function measure,GMFM)可量化评定脑瘫患儿的粗大运动功能,准确了解患儿的功能障碍状况和发育水平,是国际公认的脑瘫标准化粗大运动测评工具。GMFM量表主要有3个版本,即88项版本(1989年、1993年)和66项版本(2002年)。目前1993年版的88项GMFM量表应用最为广泛,其包含5个功能区:A区,卧位和翻身;B区,坐位;C区,爬和跪;D区,站立;E区,走、跑、跳(表2-7和视频2-1)。该量表具体评分标准如下:0分——动作还没有出现的迹象;1分——动作开始出现,完成整个动作的10%以下;2分——完成整个动作的10%~99%;3分——完成100%。该量表评分结果以各功能区百分比、总百分比和目标区分值百分比表示,具体计算方法如下:A区百分比=(项目原始分/51)×100%,B区百分比=(项目原始分/60)×100%,C区百分比=(项目原始分/42)×100%,D区百分比=(项目原始分/39)×100%,E区百分比=(项目原始分/72)×100%;总百分比=5个功能区分数之和/5;目标区分值百分比=目标功能区分数之和/目标区数[4-6]。

视频2-1 粗大运动功能测评

表2-7 粗大运动功能测评量表

体位	运动功能
a. 卧位和翻身仰卧	1. 头在中线位:双手对称于身体两侧,转动头部
	2. 把手放到中线位,双手合拢
	3. 抬头至45°
	4. 屈曲右侧髋、膝关节
	5. 屈曲左侧髋、膝关节
	6. 伸出右手,越过中线
	7. 伸出左手,越过中线
	8. 从右侧翻身到俯卧位
	9. 从左侧翻身到俯卧位

续表

体位	运动功能
俯卧	10. 抬头向上
	11. 直臂支撑，抬头，抬起胸部
	12. 右前臂支撑，左臂伸直向前
	13. 左前臂支撑，右臂伸直向前
	14. 从右侧翻身到仰卧位
	15. 从左侧翻身到仰卧位
	16. 用上肢向右水平转动 90°
	17. 用上肢向左水平转动 90°
b. 坐位	18. 抓住双手，从仰卧拉到坐位
	19. 向右侧翻身到坐位
	20. 向左侧翻身到坐位
	21. 检查者支撑背部，保持头直立 3 秒
	22. 检查者支撑背部，保持头直立在中线位 10 秒
	23. 双臂撑地坐，保持 5 秒
	24. 双臂游离坐，保持 3 秒
	25. 前倾，拾起玩具后恢复坐位，不用手支撑
	26. 触到放在右后方 45° 的玩具后恢复坐位
	27. 触到放在左后方 45° 的玩具后恢复坐位
	28. 右侧坐，双臂游离，保持 5 秒
	29. 左侧坐，双臂游离，保持 5 秒
	30. 从坐位慢慢回到俯卧位
	31. 从坐位向右侧转到四点跪
	32. 从坐位向左侧转到四点跪
	33. 不用双臂协助，向左 / 右水平转动 90°
	34. 坐在小凳上，不需任何辅助，保持 10 秒
	35. 从站位到坐在小凳上
	36. 从地上坐到小凳上
	37. 从地上坐到高凳上

续表

体位	运动功能
c. 爬和跪	38. 俯卧位，向前爬行 2m
	39. 手膝负重，保持四点跪 10 秒
	40. 从四点跪到坐位，不用手协助
	41. 从俯卧位到四点跪，手膝负重
	42. 四点跪，右臂前伸，手比肩高
	43. 四点跪，左臂前伸，手比肩高
	44. 爬行或拖行 2m
	45. 交替爬行 2 m
	46. 用手和膝 / 脚爬上 4 级台阶
	47. 用手和膝 / 脚后退爬下 4 级台阶
	48. 用手臂协助从坐位到直跪，双手放开，保持 10 秒
	49. 用手臂协助从直跪到右膝半跪，双手放开，保持 10 秒
	50. 用手臂协助从直跪到左膝半跪，双手放开，保持 10 秒
	51. 双膝行走 10 步，双手游离
d. 站立	52. 从地上扶着高凳站起
	53. 站立，双手游离 3 秒
	54. 一手扶着高凳，抬起右脚 3 秒
	55. 一手扶着高凳，抬起左脚 3 秒
	56. 站立，双手游离 20 秒
	57. 站立，双手游离，抬起左脚 10 秒
	58. 站立，双手游离，抬起右脚 10 秒
	59. 从坐在小凳上到站起，不用手协助
	60. 从直跪通过右膝半跪到站立，不用手协助
	61. 从直跪通过左膝半跪到站立，不用手协助
	62. 从站立慢慢坐回到地上，不用手协助
	63. 从站立位蹲下，不用手协助
	64. 从地上拾起东西后恢复站立

续表

体位	运动功能
e. 走、跑、跳	65. 双手扶着高凳,向右侧行 5 步
	66. 双手扶着高凳,向左侧行 5 步
	67. 双手扶持,前行 10 步
	68. 一手扶持,前行 10 步
	69. 不用扶持,前行 10 步
	70. 前行 10 步,停下,转身 180°,走回
	71. 退行 10 步
	72. 双手携带物品,前行 10 步
	73. 在 20cm 宽的平行线中连续行走 10 步
	74. 沿 2cm 宽的直线连续行走 10 步
	75. 右脚先行,跨过平膝高的障碍
	76. 左脚先行,跨过平膝高的障碍
	77. 向前跑 5m,停下,跑回
	78. 右脚踢球
	79. 左脚踢球
	80. 双脚同时,原地跳 5cm 高
	81. 双脚同时向前跳 30cm
	82. 在直径 60cm 的圆圈内,右脚跳 10 次
	83. 在直径 60cm 的圆圈内,左脚跳 10 次
	84. 单手扶持,上 4 级台阶,一步一级
	85. 单手扶持,下 4 级台阶,一步一级
	86. 不用扶持,上 4 级台阶,一步一级
	87. 不用扶持,下 4 级台阶,一步一级
	88. 双脚同时,从 15cm 高的台阶跳下

第二节　精细运动功能评定

一、手功能分级系统

手功能分级系统（manual ability classification system，MACS）是针对脑瘫患儿在日常生活中双手操作物品的能力进行分级的评定系统，年龄适用范围为4~18岁，具体内容见表2-8和图2-7[8]。此外，专业人员常通过8个日常生活相关的实物操作场景（①用杯子喝水；②使用匙子；③开关小瓶盖；④擦脸；⑤拧毛巾；⑥翻书；⑦写字；⑧解纽扣）来评价患儿的MACS水平（视频2-2）[9]。幼儿版手功能分级系统（mini-manual ability classification system，Mini-MACS）是基于MACS研发的，年龄适用范围为1~4岁，具体见表2-9[10]。

视频 2-2
MACS 水平测试（8 个动作）

表 2-8　手功能分级系统

等级	区别
Ⅰ：能轻易成功操作物体，最多只在手的操作速度和准确性上表现出能力受限，但这些受限不会影响日常生活独立性	Ⅰ级和Ⅱ级的区别：Ⅰ级的孩子在操作非常小、非常重或易碎品时，可能受限。这些操作需要良好的精细运动控制或双手间的有效协调，在新的、不熟悉的情况下，也可能出现操作受限。Ⅱ级的孩子能完成的操作几乎与Ⅰ级的孩子一样，但是在操作时质量下降或速度较慢，双手之间的功能差异会影响操作的有效性。Ⅱ级的孩子通常会尽量简单地操作物品，如采用平面支持手部的操作方法取代通过双手进行操作
Ⅱ：能操作大多数物体，但在完成质量和/或速度方面受到一定影响。在避免某些活动或完成某些活动时可能有一定难度，但会采用另外的操作方式，而手部能力通常不会限制日常生活独立性	

续表

等级	区别
Ⅲ: 操作物品困难,需要帮助准备和/或调整活动。操作速度慢,在质量或数量上能有限程度地成功完成;如果对活动进行准备或调整,仍能进行独立操作	Ⅱ级和Ⅲ级的区别:Ⅱ级的孩子虽然在操作速度和质量上有所下降,并且需要更多的指导和练习,但他们能操作大多数物品。Ⅲ级的孩子能够操作简单的物品,但经常需要帮助他们做好活动准备和/或调整环境,其动作较单一且缓慢
Ⅳ: 在调整的情况下,可以操作有限的简单物品。通过努力完成部分活动,但完成的成功率有限,部分活动需要持续的支持、帮助和调整设备	Ⅲ级和Ⅳ级的区别:Ⅲ级的孩子可以短时间独立操作简单的物品,其动作较单一且动作耗时长。Ⅳ级的孩子最好的状态是存在一些简单的动作,如在适当调整后对简单的物品进行抓取和释放。他们需要不断的帮助
Ⅴ: 不能操作物品,进行简单活动的能力严重受限,完全需要辅助	Ⅳ级和Ⅴ级的区别:Ⅳ级的孩子能操作非常有限的物品并需要持续的帮助。在孩子最好的状态下,Ⅴ级的孩子在特殊情况下出现一些简单的动作,如他们可以按一个简单的按钮或拿个简单的物品

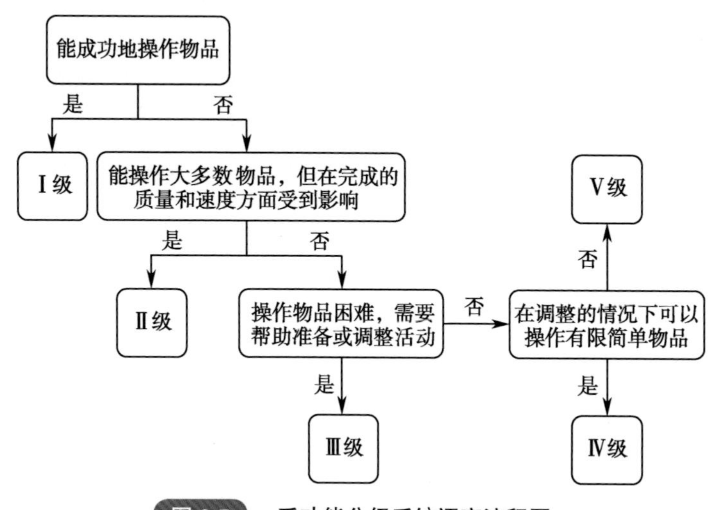

图 2-7　手功能分级系统评定流程图

表 2-9 幼儿版手功能分级系统

<table>
<tr><th>等级</th><th>区别</th></tr>
<tr><td>Ⅰ：能轻松成功地操作物品。在执行时双手的准确性和协调性可能会轻微受限，但仍能完成，比同龄孩子在操作时需要成人稍多的帮助</td><td rowspan="2">Ⅰ级和Ⅱ级的区别：与同龄孩子相比，Ⅰ级的孩子在操作需要良好精细运动技能的物品时有轻微的困难。Ⅱ级的孩子能与Ⅰ级的孩子操作同样物体，但他们在操作过程中易遇到困难或需要更长的时间，因此经常需要帮助。与Ⅰ级的孩子相比，Ⅱ级的孩子需要更多的指导和练习</td></tr>
<tr><td>Ⅱ：操作大多数物品，但在完成的质量和/或速度有所降低。部分动作有困难或练习后才能执行，和/或尝试替代方法，如仅使用一只手。与同龄人相比，需要家长频繁地帮助</td></tr>
<tr><td>Ⅲ：操作物品有困难，执行缓慢、变化和质量受限。能在短期内独立操作简单物品，需要家长更频繁帮助</td><td>Ⅱ级和Ⅲ级的区别：Ⅱ级的孩子虽然在操作速度和质量上有所下降，需要更多的指导和练习，但他们能操作大多数物品。Ⅲ级的孩子能够操作简单的物品，但经常需要帮助他们做好准备和/或调整环境，其动作较单一且缓慢</td></tr>
<tr><td>Ⅳ：只能操作一些比较容易的物品。操作物品缓慢，需要家长不断地帮助</td><td>Ⅲ级和Ⅳ级的区别：Ⅲ级的孩子可以短时间独立操作简单的物品，其动作较单一且动作耗时长。Ⅳ级的孩子最好的状态是存在一些简单的动作，如在适当调整后对简单的物品进行抓取和释放。他们需要不断地被帮助</td></tr>
<tr><td>Ⅴ：不能操作物品，简单动作都受到严重限制。至多可以推动、触摸和按压，需要家长持续帮助</td><td>Ⅳ级和Ⅴ级的区别：Ⅳ级的孩子能操作非常有限的物品并需要持续地被帮助。在孩子最好的状态下，Ⅴ级的孩子在特殊情况下出现一些简单的动作，如他们可以按一个简单的按钮或拿单个简单的物品</td></tr>
</table>

二、精细运动功能评定

脑瘫患儿的精细运动评估工具较多，包括评定单手、双手、上肢运动控制功能等，临床上需根据患儿的功能状况选择针对性的评定工具，本节介绍几种临床上常用的标准化测评工具。

（一）墨尔本评定量表2

墨尔本评定量表2（Melbourne Assessment 2，MA2），旨在评定脑瘫患儿上肢运动质量，指导上肢训练方案的制订与修订，以及干预效果的评定，适用于2.5~15.0岁的脑瘫患儿[11]。MA2可对双侧上肢分别进行评定，包含14个测试项目、30个评分项，每个测试项目有1~3个评分项，评分项主要包括关节活动度、准确度、灵巧性、流畅性4个方面。14个测试项目：向前伸手、侧方伸手举高、抓起蜡笔、握住蜡笔画画、放下蜡笔、抓起小球、放下小球、手指动作控制、指物、将手从前额伸至颈后、触摸臀部、前臂旋前（旋后）、触及对侧肩膀及手触口再放下（视频2-3）。该量表结果用原始分、分测试百分比和总测试百分比表示。其中，百分比分值由分测试或总测试原始分比分测试或总测试满分所得，百分比值表示患儿的运动功能水平，0表示运动功能完全受损，100%表示运动功能完好。

视频2-3
墨尔本评定量表2

（二）盒块试验

盒块试验（box and block test，BBT），可评估偏瘫型脑瘫患儿的上肢整体功能。测试工具包含计时器、木盒、隔板（放置木盒正中间）及方块（2.5cm × 2.5cm × 2.5cm，150块），见图2-8、视频2-4[4,5,12]。

视频2-4
盒块试验

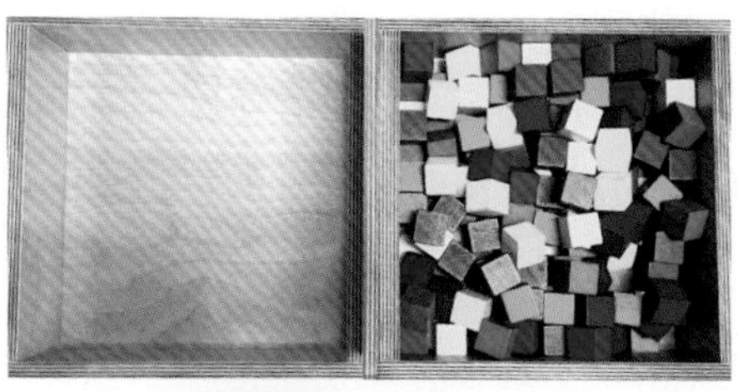

图2-8　盒块试验

（三）九孔插板试验

九孔插板试验（nine hole peg test，NHPT）是评价脑瘫患儿整体手功能的一种测试方法。测试工具包括九孔插板、九根小圆柱、容器、电子计时表。具体测试标准如下：向患儿说明操作要求并示范 1 次；将小柱置于容器中，容器置于方板的操作手的侧方；患儿每次从容器中取 1 根小柱插入 1 个小孔中，9 根小柱插完后，再依次把小柱拔出，放置于容器中，计算操作开始至最后 1 根小柱置入容器的时间。测试过程中鼓励患儿尽快操作。该测试简便且准确，可以作为手功能综合评价的一种客观指标推广应用（图 2-9）[4,5]。

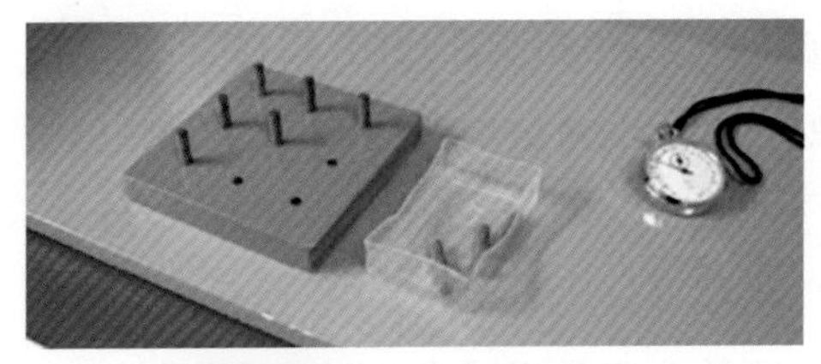

图 2-9 九孔插板试验

（四）上肢选择性运动控制量表

上肢选择性运动控制量表（selective control of the upper extremity scale，SCUES）通过分别观察患儿双侧肩的内收 - 外展、肘的屈曲 - 伸展、前臂的旋前 - 旋后、腕的屈曲 - 伸展、手指的屈曲 - 伸展来评定上肢的选择性运动控制，每个动作应进行 3 次，并录像记录，观察患儿是否出现镜像运动、多余的关节活动、躯干运动、主动关节活动度减少等问题，适用于 3~18 岁的脑瘫患儿。具体评分标准：3 分（正常）——肩外展并触摸医生的手，其余关节的主动活动度充分，可完成关节的指定活动；2 分（轻度受损）——表现出轻度的可识别的重复性镜像运动；和 / 或身体同侧出现一个其他关节运动；和 / 或在关节运动时，表现出轻度但可识别的躯干运动；和 / 或在测试位下达到该测试关节的主动关节活动度的 50%~85%；1 分（中度受损）——表现出明显、强烈、持续的重复的镜像运动；和/或身体同侧出现两个或更多关节的额外运动；和/或在关节运动时出现明显、强烈、持续的躯干运动；和/或在测试位下达到该测试关节的主动关节活动度的1%~9%；0分（中度受损）——无法外展或内收肩关节，无法屈曲或伸展肘关节，无法旋前或旋后前臂，无法屈曲或伸展腕关节，无法张开或屈曲手指。具体评定内容见表2-10、视频2-5[4,5]。

视频2-5 上肢选择性运动控制评定

表2-10　上肢选择性运动控制评定量表

评分	左					右				
	肩	肘	前臂	腕	手指	肩	肘	前臂	腕	手指
3分										
2分										
1分										
0分										
总分										
描述										
镜像运动										
多余的关节活动										
躯干运动										
主动关节活动度<85%										

（五）Carroll上肢功能试验

Carroll上肢功能试验（upper extremity function test，UEFT）可全面评定脑瘫患儿的拇指、示指和中指的抓握、圆柱状抓握、侧捏，拇指与其他四指的对捏，运用上肢放置物体、前臂的旋前和旋后、书写等上肢功能，共有33个项目[4,5]。评分标准：0分——全部不能完成，包括将物体推出其原来的位置，推出测试板外，推倒在桌上，或能拿笔但写不出可辨认的字；1分——只能完成一部分，能拿起物品，但放不到指定的位置，在第27项和28项中能拿起罐和杯，但不能倒水等；2分——能完成，但动作慢或笨拙；3分——能正确地完成。试验总分显示手功能优劣的程度：0~25分表示功能微弱，26~50分表示功能很差，51~75分表示功能差，76~89分表示有部分功能，90~98分表示有完全功能，99分(利手)和96分(非利手)表示有最大功能。该测试方法可对左右手的功能分别进行测试，具体评定内容见表2-11，测试工具见图2-10。

表2-11 Carroll上肢功能试验量表

右手得分				项目	左手得分			
				抓握				
0	1	2	3	1. 抓起10.00cm见方的方木	0	1	2	3
0	1	2	3	2. 抓起7.50cm见方的方木	0	1	2	3
0	1	2	3	3. 抓起5.00cm见方的方木	0	1	2	3
0	1	2	3	4. 抓起2.50cm见方的方木	0	1	2	3
0	1	2	3	5. 抓握4.50cm直径的圆柱体	0	1	2	3
0	1	2	3	6. 抓握2.00cm直径的圆柱体	0	1	2	3
				捏				
0	1	2	3	7. 像拿钥匙那样，用拇、示指捏起厚1.00cm、宽2.50cm、长11.00cm的石板条	0	1	2	3
0	1	2	3	8. 捏起直径7.50cm的木球	0	1	2	3
0	1	2	3	9. 用拇、示指捏起1.60cm的弹球	0	1	2	3
0	1	2	3	10. 用拇、中指捏起1.60cm的弹球	0	1	2	3
0	1	2	3	11. 用拇、环指捏起1.60cm的弹球	0	1	2	3
0	1	2	3	12. 用拇、小指捏起1.60cm的弹球	0	1	2	3
0	1	2	3	13. 用拇、示指捏起直径为1.10cm的钢珠	0	1	2	3
0	1	2	3	14. 用拇、中指捏起直径为1.10cm的钢珠	0	1	2	3

续表

右手得分				项目	左手得分			
				捏				
0	1	2	3	15. 用拇、环指捏起直径为 1.10cm 的钢珠	0	1	2	3
0	1	2	3	16. 用拇、小指捏起直径为 1.10cm 的钢珠	0	1	2	3
0	1	2	3	17. 用拇、示指捏起直径为 0.64cm 的钢珠	0	1	2	3
0	1	2	3	18. 用拇、中指捏起直径为 0.64cm 的钢珠	0	1	2	3
0	1	2	3	19. 用拇、环指捏起直径为 0.64cm 的钢珠	0	1	2	3
0	1	2	3	20. 用拇、小指捏起直径为 0.64cm 的钢珠	0	1	2	3
0	1	2	3	21. 用拇、示指捏起直径为 0.40cm 的钢珠	0	1	2	3
0	1	2	3	22. 用拇、中指捏起直径为 0.40cm 的钢珠	0	1	2	3
0	1	2	3	23. 用拇、环指捏起直径为 0.40cm 的钢珠	0	1	2	3
0	1	2	3	24. 用拇、小指捏起直径为 0.40cm 的钢珠	0	1	2	3
0	1	2	3	25. 将垫圈套在钉子上	0	1	2	3
0	1	2	3	26. 将熨斗放在架子上	0	1	2	3
0	1	2	3	27. 把水从罐子中倒入杯子中	0	1	2	3
0	1	2	3	28. 把杯子的水倒入罐子中	0	1	2	3
0	1	2	3	29. 把水再倒回杯子中	0	1	2	3
0	1	2	3	30. 把手放在头后	0	1	2	3
0	1	2	3	31. 把手放在头顶	0	1	2	3
0	1	2	3	32. 把手放在嘴上	0	1	2	3
				书写				
0	1	2	3	33. 书写自己的名字	0	1	2	3
				总分				

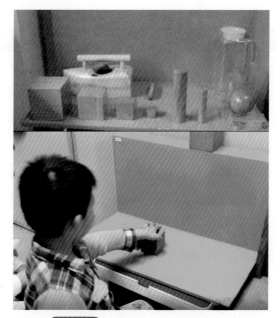

图 2-10 **Carroll 上肢功能试验**

第三节 肌张力评定

肌张力是指肌肉组织在静息状态下的一种持续、微小的收缩力，是维持身体各种姿势与正常活动的基础。约 80% 以上的脑瘫患儿有痉挛和肌张力障碍。

(一) 痉挛

痉挛是肌张力增高的一种状态，由中枢神经系统受损后多种调节机制异常导致，其特征是速度依赖性的肌张力增高并伴随腱反射亢进。长期的痉挛会导致脑瘫患儿肢体出现继发性肌肉骨骼变形（如跟腱挛缩或髋关节发育不良），进而影响其日常社会生活和学习。临床上常使用改良 Ashworth 量表(modified Ashworth scale,MAS)与改良 Tardieu 量表(modified Tardieu scale,MTS)进行痉挛评定[4,5,13]。

1. 改良 Ashworth 量表 改良 Ashworth 量表作为中枢神经系统损伤导致肌张力增高的评定量表已获得广泛的认可。该量表将肌张力分为 0~4 级 6 个级别,主要通过徒手牵伸受试肌肉所感受到肌肉阻力以确定肌肉的肌张力(表 2-12)。此外,使用该量表检查患儿的肌张力时,一般以首次测量结果为准,因短时间内持续牵伸测量同一组肌群的肌张力,可能会降低该肌群的肌张力。

表 2-12 改良 Ashworth 量表

等级	肌张力	标准
0	肌张力不增加	被动活动患侧肢体在整个范围内均无阻力
1	肌张力稍增加	表现为目标关节被动屈曲或伸展时,出现“卡住”感和“释放”感,或被动活动患侧肢体到终末端时有轻微的阻力
1^+	肌张力稍增加	被动活动患侧肢体时在前 1/2 ROM 中有轻微的“卡住”感觉
2	肌张力轻度增加	被动活动患侧肢体在大部分 ROM 内均有阻力,但仍可以轻松地进行被动活动
3	肌张力中度增加	被动活动患侧肢体内在整个 ROM 内均有阻力,被动活动比较困难
4	肌张力高度增加	患侧肢体僵硬,阻力很大,被动活动十分困难

注:ROM. 关节活动度。

2. 改良 Tardieu 量表 改良 Tardieu 量表主要包含肌肉反应特性(X)与肌肉反应角度(Y)两部分。该量表使用 3 个不同速度牵伸目标肌肉:V1——尽可能慢的速度(速度小于重力作用下肢体自然落下的速度);V2——在重力下肢体自然落下的速度;V3——尽可能快的速度(速度大于在重力下肢体自然落下的速度)。一般临床常用 V1 和 V3 速度。肌肉反应特性(X)主要通过使用速度 V3 牵伸目标肌肉来感受肌肉的反应性(表 2-13)。肌肉反应角度(Y)主要通过使用不同速度(V1 与 V3 速度)使目标关节被动活动,根据出现“卡住点”时所处角度(R1 与 R2)及 2 个角度差(R2—R1)来评定肌肉痉挛程度。具体测试:①使用最慢速度 V1 牵伸目标肌肉,活动肢体至最大关节活动范围,记录慢牵伸角度 R2;②使用最快速度 V3 牵伸目标肌肉,活动肢体至最大关节活动范围,记录快牵伸角度 R1;③计算 R2 与 R1 相减所得的肌肉反应角度(Y)。若 Y 大于 10°,提示目标肌肉以痉挛为主;若 Y 小于 10°,提示目标肌肉以挛缩为主。

表 2-13 改良 Tardieu 量表的肌肉反应特性(X)分级

级别	肌肉反应
0	在整个被动活动过程中无阻力感
1	在整个被动活动过程中感到轻度阻力,但无确定位置
2	在被动过程中的某一位置上突然感受到阻力,然后阻力减小
3	在关节活动范围中的某一位置,基于肌肉持续性压力<10 秒,肌肉出现疲劳性痉挛
4	在关节活动范围中的某一位置,基于肌肉持续性压力>10 秒,肌肉出现非疲劳性痉挛

(二) 肌张力障碍

肌张力障碍是指皮质基底节环路结构或功能因各种获得性损伤、遗传或特发性(原因不明性)病因导致损害,从而出现不自主、持续性肌肉收缩引起的扭曲、重复运动或姿势异常的综合征。依据其病因可分为原发性或继发性肌张力障碍,脑瘫患儿以继发性肌张力障碍最为常见。其中,不随意运动型及混合型脑瘫患儿易出现肌张力障碍。临床上常用 Barry-Albright 肌张力障碍量表评估脑瘫患儿的肌张力障碍。Barry-Albright 肌张力障碍量表(表 2-14)评分范围为 0~4 分,分别对患儿眼、口、颈、躯干、双上肢、双下肢 8 个身体部位的肌张力障碍程度进行评定[4,5,14]。

表 2-14　Barry-Albright 肌张力障碍量表

评分	标准
0 分	无
1 分	轻微，出现的时间<10%
2 分	轻度，未影响到功能和日常生活
3 分	中度，影响到功能和日常生活
4 分	重度，阻碍日常生活活动的进行

注：评估眼、口、颈部、躯干、每侧的上肢和下肢（共 8 个部位）。

（三）高肌张力

高肌张力是指关节被动活动时，出现异常增加的阻力。痉挛、肌张力障碍与强直是神经学介导的高肌张力的三种类型。临床常用高肌张力评定工具（hypertonia assessment tool，HAT）鉴别高肌张力类型。高肌张力评定工具主要适用于 4~18 岁的儿童与青少年（表 2-15）。在使用该评定工具时，若各高肌张力类型的项目中至少 1 个项目得分为“1”，即可判断为高肌张力；如同时存在 1 个以上类型的项目得分为“1”，提示存在混合高肌张力；如项目 3 和项目 4（检测痉挛型高肌张力）其中有 1 个项目得分为“1”，即可判断为痉挛型高肌张力[4,5,15]。

表 2-15　高肌张力评定工具

项目	评分（0= 阴性，1= 阳性）	高肌张力的类型
1. 通过触觉刺激其他躯体部位，被试肢体的不随意运动或姿势增加	0 分 = 没有观察到不随意运动或姿势	肌张力障碍
	1 分 = 观察到不随意运动或姿势	

续表

项目	评分(0= 阴性,1= 阳性)	高肌张力的类型
2. 有目的的活动其他躯体部位,被动不随意运动或姿势增加	0 分 = 没有观察到不随意运动或姿势	肌张力障碍
	1 分 = 观察到不随意运动或姿势	
3. 牵伸引起的速度依赖性阻力	0 分 = 与慢速牵伸相比,快速牵伸时阻力没有增高	痉挛
	1 分 = 与慢速牵伸相比,快速牵伸时阻力有所增高	
4. 存在痉挛卡住点	0 分 = 无痉挛卡住点	痉挛
	1 分 = 有痉挛卡住点	
5. 被动牵伸引起关节双向运动,阻力相等	0 分 = 随意运动后肌张力无增加	强直
	1 分 = 随意运动后肌张力增加	
6. 活动其他躯体部位,肌张力增高	0 分 = 随意运动后肌张力无增加	肌张力障碍
	1 分 = 随意运动后肌张力增加	
7. 被动运动后,肢体位置保持不变	0 分 = 肢体回复(部分或者完全)到起始位置	强直
	1 分 = 肢体保持于牵伸终末位置	

第四节 关节活动度评定

关节活动度(range of motion,ROM)是指一个关节从起始端至终末端的运动范围(即运动弧),常分为主动关节活动度(active range of motion,AROM)和被动关节活动度(passive range of motion,PROM)。

脑瘫患儿常因肌张力异常、主动与拮抗肌群力量不平衡、肌肉骨骼生长速率不匹配等引起关节活动度受限。各主要关节活动度评定的具体测量方法如下。

一、肩关节活动度评定

1. 肩屈曲与伸展　患儿站立位,双上肢自然下垂,要求患儿缓慢尽量上举(前屈)或后伸(后伸)。轴心是肩峰,固定臂与腋中线平行,移动臂与肱骨纵轴平行。肩关节正常屈曲与伸展的值为180°和50°(图2-11)。

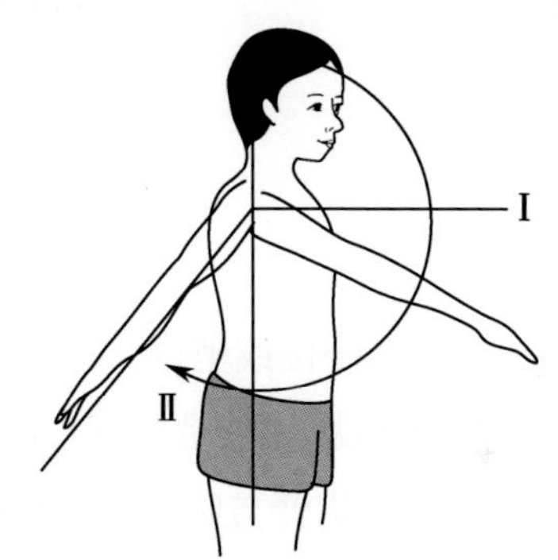

图2-11　**肩屈曲与后伸活动度测定示意图**

Ⅰ为前屈180°,Ⅱ为后伸50°。

2. 肩外展与内收　患儿站立位,双上肢自然下垂,要求患儿把上肢从旁边尽量向外(外展)打开,或者尽量向里收(内收)。轴心是肩峰,固定臂与身体平行,移动臂与肱骨纵轴平行。肩关节正常外展与内收的值为180°和75°(图2-12)。

3. 肩外旋与内旋　患儿站立位,检查侧上肢外展90°,肘屈曲90°,要求患儿把前臂尽量向上摆(外旋),或者尽量向下摆(内旋)。轴心是鹰嘴,固定臂与腋中线平行,移动臂与前臂纵轴平行。肩关节正常外旋与内旋的值为90°和90°(图2-13)。

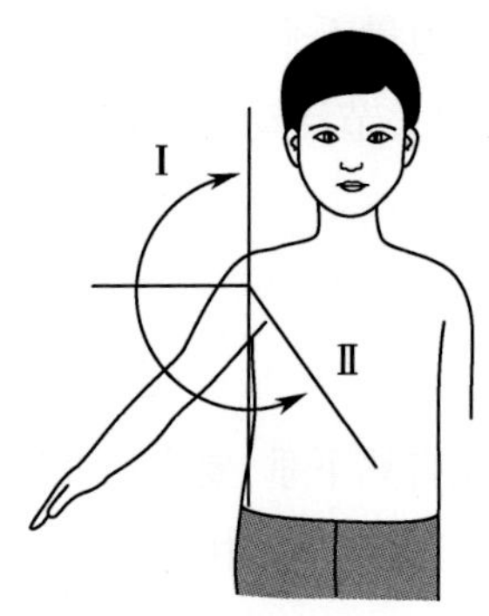

图 2-12 肩外展与内收活动度测定示意图

Ⅰ为外展 180°，Ⅱ为内收 75°。

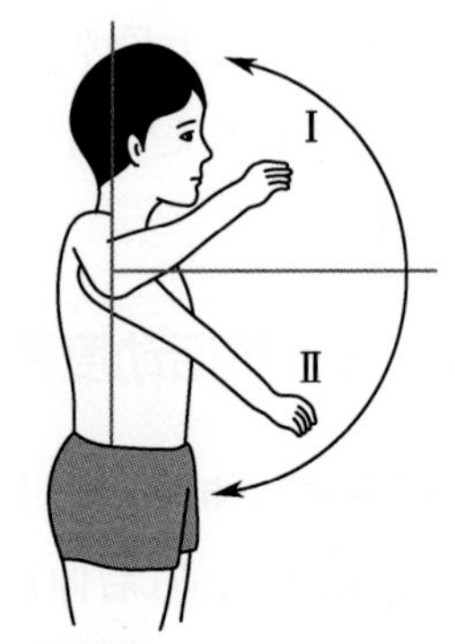

图 2-13 肩外旋与内旋活动度测定示意图

Ⅰ为外旋 90°，Ⅱ为内旋 90°。

二、肘关节活动度评定

1. 肘屈曲与伸展 患儿仰卧位或坐位，屈曲是前臂（或手掌）从前方做向上臂（或肩部）接近的运动，伸展是前臂（或手掌）从屈曲位返回的运动。轴心是肱骨外上髁，固定臂与肱骨纵轴平行，移动臂与桡骨纵轴平行。肘关节正常屈曲与伸展的值为 145° 和 0°（图 2-14）。

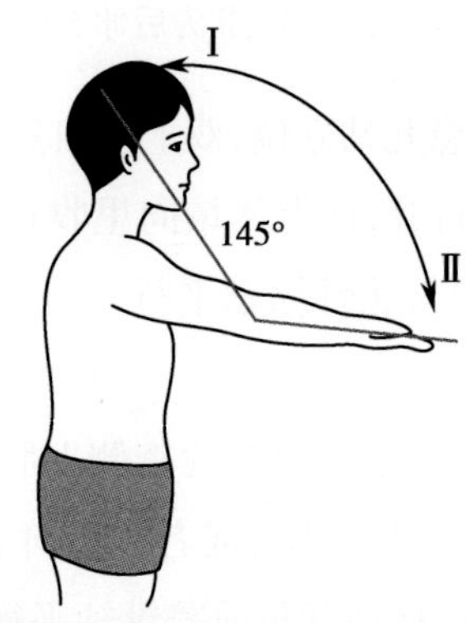

图 2-14 肘屈曲与伸展活动度测定示意图

Ⅰ为屈曲 145°，Ⅱ为伸展 0°。

2. 前臂旋前与旋后　患儿站立位或坐位，肩部保持自然位置，肘屈曲 90°，手掌竖起与地面垂直，让患儿旋转前臂令手掌向上（前臂旋后）或向下（前臂旋前）的动作。轴心是尺骨茎突，固定臂与地面垂直，移动臂与腕关节背面或掌面平行。前臂正常旋前与旋后的值为 90° 和 90°（图 2-15）。

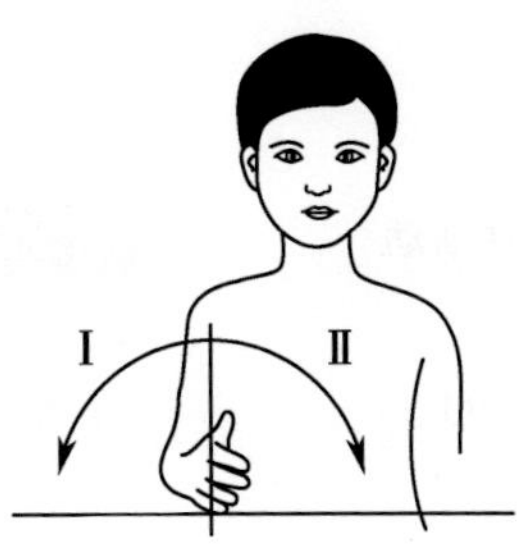

图 2-15　**前臂旋前与旋后活动度测定示意图**

Ⅰ为旋后 90°，Ⅱ为旋前 90°。

三、腕关节活动度评定

1. 腕背屈与掌屈　患儿坐位或站立位，屈肘 90°，手掌摊平，掌面向下，保持前臂不动，背屈是手掌向上活动，掌屈是手掌向下活动。轴心是尺骨茎突，固定臂与前臂纵轴平行，移动臂与第二掌骨纵轴平行。腕关节正常背屈与掌屈的值为 90° 和 70°（图 2-16）。

2. 腕桡偏与尺偏　患儿坐位或站立位，屈肘 90°，手掌摊平，掌面向下，保持前臂不动，桡偏是手掌向拇指方向活动，尺偏是手掌向小指方向活动。轴心是腕背侧中点，固定臂与前臂背侧中线，移动臂与第三掌骨纵轴平行。腕关节正常桡偏与尺偏的值分别为 25° 和 55°（图 2-17）。

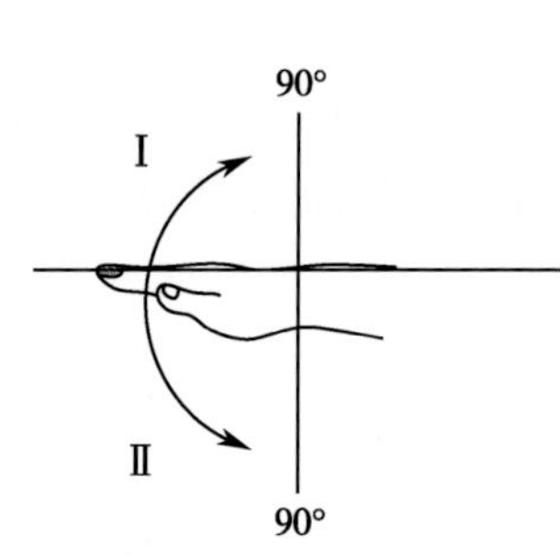

图 2-16 腕背屈与掌屈活动度测定示意图

Ⅰ为背屈 90°，Ⅱ为掌屈 90°。

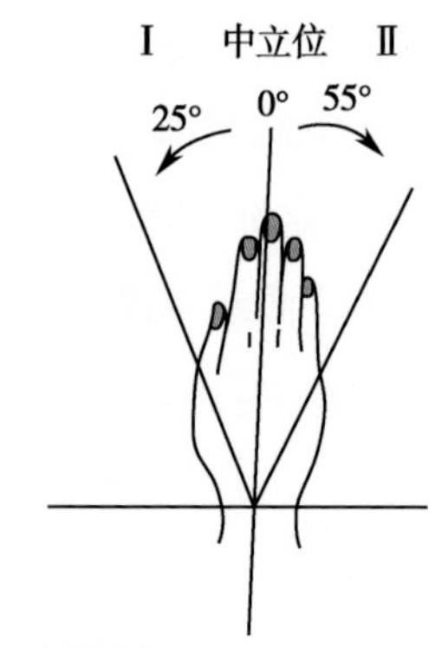

图 2-17 腕桡偏与尺偏活动度测定示意图

Ⅰ为桡偏 25°，Ⅱ为尺偏 55°。

四、髋关节活动度评定

1. 髋屈曲与伸展 检查髋屈曲时，患儿仰卧位，把下肢抬高，大腿尽量靠近腹部，注意髋部不要离开床面，允许屈膝，检查者在侧面观察大腿的活动度。检查髋伸展时，患儿俯卧位，把下肢尽量向上抬起。轴心是股骨大转子，固定臂与身体纵轴平行，移动臂与股骨纵轴平行。髋关节正常屈曲与伸展的值为 135° 和 15°（图 2-18）。

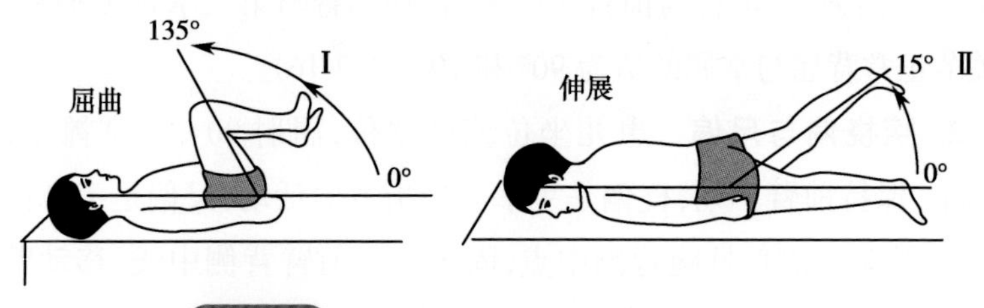

图 2-18 髋屈曲与伸展活动度测定示意图

Ⅰ为屈曲 135°，Ⅱ为伸展 15°。

2. 髋外展与内收 患儿仰卧位，自然躺平，外展是下肢远离身体中线的运动，内收是下肢靠近身体中线的运动。轴心是髂前上棘，固定臂与左右髂前上棘连线的垂直线平行，移动臂与髂前上棘至髌骨中心的连线平行。髋关节正常外展与内收的值为45°和20°（图2-19）。

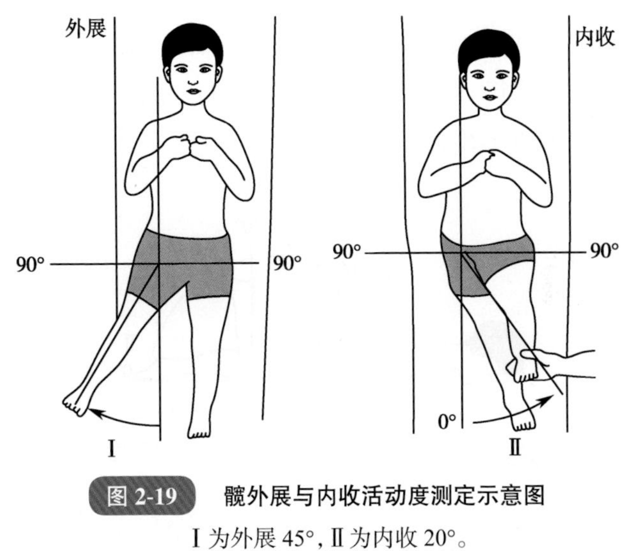

图2-19　髋外展与内收活动度测定示意图

Ⅰ为外展45°，Ⅱ为内收20°。

3. 髋外旋与内旋　患儿俯卧位，自然躺平，屈膝90°，髋外旋是足跟做靠近对侧下肢的运动，髋内旋是足跟做远离对侧下肢的运动。轴心是髌骨下端，固定臂与地面垂直，移动臂与胫骨纵轴平行。髋关节正常内旋与外旋的值为45°和45°（图2-20）。

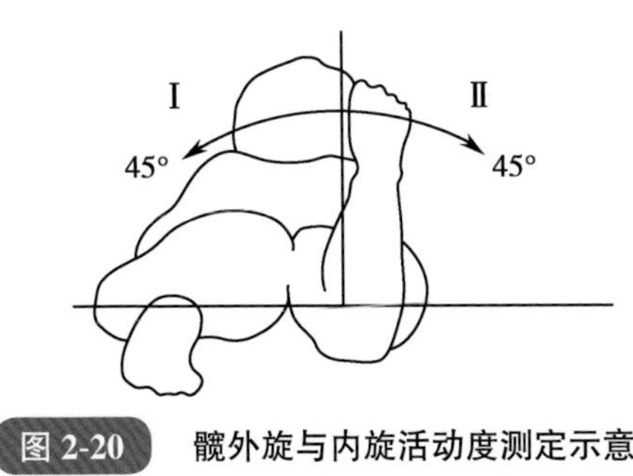

图2-20　髋外旋与内旋活动度测定示意图

Ⅰ为外旋45°，Ⅱ为内旋45°。

五、膝关节活动度评定

膝屈曲与伸展：患儿俯卧位并自然躺平，把小腿抬高向大腿方向靠近（屈曲），或小腿做远离大腿方向的运动（伸展）。轴心是股骨外髁，固定臂与股骨纵轴平行，移动臂与胫骨纵轴平行。膝关节正常屈曲与伸展的值为 150° 和 0°（图 2-21）。

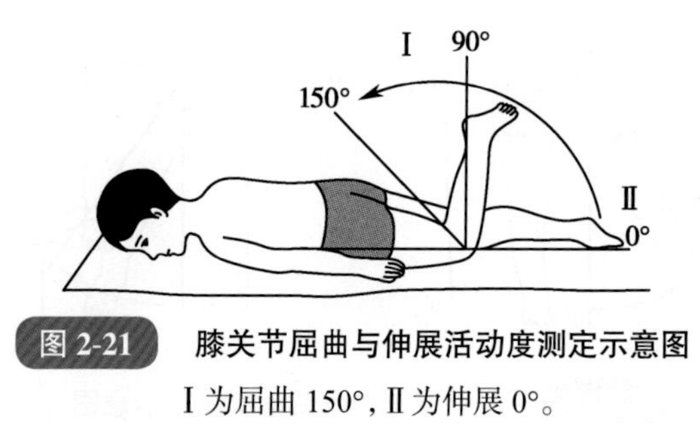

图 2-21 膝关节屈曲与伸展活动度测定示意图

Ⅰ为屈曲 150°，Ⅱ为伸展 0°。

六、踝关节活动度评定

患儿仰卧位，下肢自然伸直，背屈是足尖做靠近小腿前面的运动，跖屈是足尖做离开小腿前面的运动。轴心是腓骨纵轴与足外缘交叉处，固定臂与股骨纵轴平行，移动臂与第五跖骨纵轴平行。踝关节正常背屈与跖屈的值为 35° 和 70°（图 2-22）。

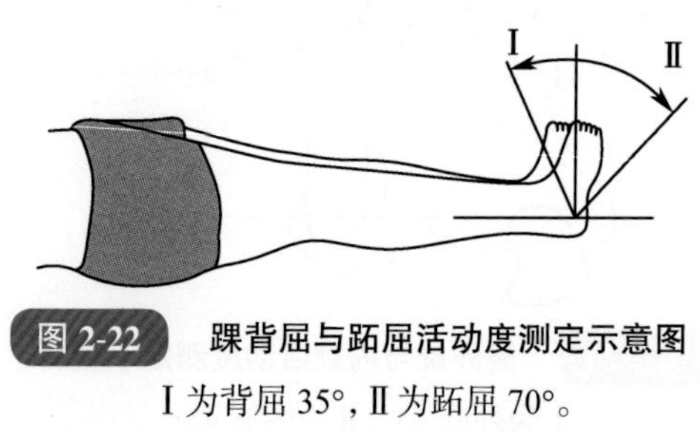

图 2-22 踝背屈与跖屈活动度测定示意图

Ⅰ为背屈 35°，Ⅱ为跖屈 70°。

第五节　肌力评定

肌力是骨骼肌收缩产生的最大力量，是人体随意运动能力的基础。脑瘫患儿常因运动控制受损及运动单位募集受限，而肌力受到影响。临床通常采用的评定方法有徒手肌力检查（manual muscle test，MMT）和仪器肌力测定。

一、徒手肌力检查

主要通过徒手的方式，不使用任何仪器，观察患儿在特定体位下，分别在不抗重力、抗重力或抗阻力的条件下做相应的动作，感受肌肉收缩的力量，常用 Lovett 6 级肌力分级法（表 2-16）。

表 2-16　Lovett 6 级肌力分级法

级别	标准
0 级	肌肉没有任何收缩
1 级	肌肉有轻微收缩，但不能引起关节任何活动
2 级	在不抗重力条件下，能引起关节全范围运动
3 级	在抗重力条件下，能引起关节全范围活动
4 级	在抗重力条件下，可抗一定阻力运动
5 级	在抗重力条件下，能抗充分阻力运动

二、仪器肌力测定

在肌力较强时（超过 3 级），可采用专业的肌力测定仪评定肌力。

在众多仪器肌力测定方式中，手持式电子肌力测定仪较多用于脑瘫患儿。手持式电子肌力测定仪主要由主体和各类适配器组成，测量范围0~100kg，刻度单位为0.01kg（图2-23）。该测定仪在使用时，要求注意患儿的姿势、测试仪放置的位置、患儿与测试者的用力方向，要求患儿有一定的理解能力。此外，握力计测试是指以握力指数评定患儿的肌力。握力指数 =［握力（kg）/ 体重（kg）］× 100，正常值为大于50。具体测试时，要求患儿上肢在体侧下垂，用力握3次，取最大值（图2-24）。

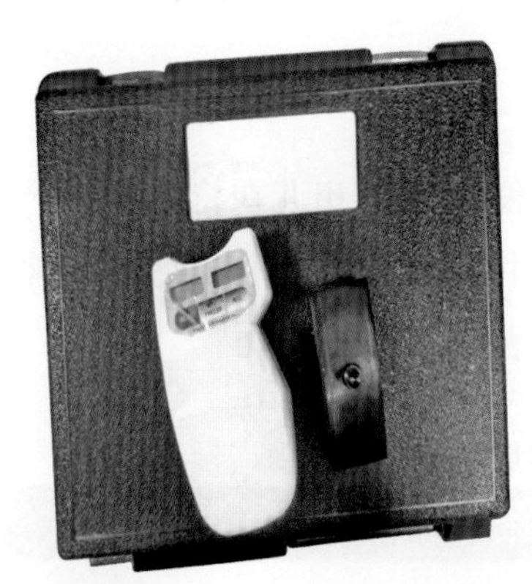

图2-23　手持式电子肌力测定仪

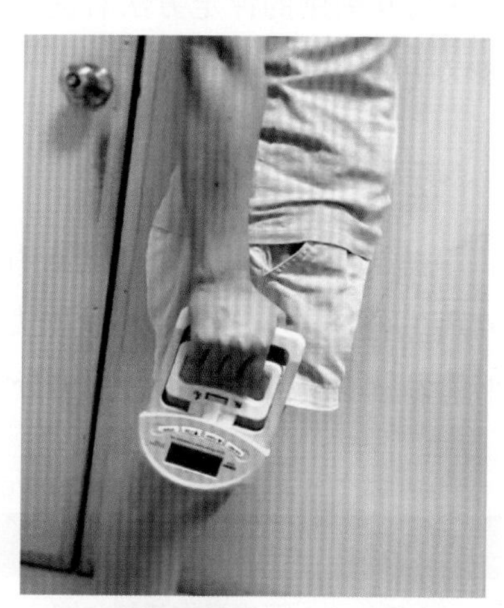

图2-24　握力计

第六节　步 态 分 析

步行是指人体在保证躯干稳定时，利用一系列重复的肢体运动使身体向前移动的活动。步态是步行的行为特征，常用步行周期、步长、步幅、步速与步频等指标描述一个人的步行模式。正常步态的控制十分复杂，需要中枢命令、躯体的平衡与协调控制、全身各关节与肌肉的协同运动。脑瘫患儿由于脑损伤引起躯体的平衡与协调失控、肢体的肌张力异常及继发性肌肉骨骼变形等，进而常出现蹲伏、尖足等异常步态。步态分析是研究步行规律的评定方法，包含临床分析、运动学分析与仪器分析。目前，脑瘫患儿的步态分析常采用目测分析法和三维步态分析法。

一、目测分析法

目测分析法是利用肉眼观察脑瘫患儿在步行中的运动方式和姿势情况，以分析其步态。目测法需要一个足够宽敞且安全的场地以充分暴露患儿的下肢（膝盖以上），分别从前面、后面、侧方观察患儿的步态，必要时在获得患儿及监护人的同意下进行拍摄、录像以便长期观察。此外，目测分析法可结合医师评价量表（physician rating scale，PRS）进行步态分析，该量表包含蹲伏（0~3 分）、马蹄足（0~3 分）、后足部（0~3 分）、膝（0~2 分）、步速（0~1 分）及步态（0~2 分）6 个项目（0~14 分，0 分为最低分，14 分为最高分），具体评定内容见表 2-17[16]。

表 2-17　医师评价量表

步态组成	观察项目	得分
蹲伏	严重（>20°，髋、膝、踝）	0
	中度（5°~20°，髋、膝、踝）	1
	轻度（<5°，髋、膝、踝）	2
	无	3
马蹄足	持续（固定挛缩）	0
	持续（动态挛缩）	1
	偶尔足跟着地	2
	足跟 - 足趾步态	3

续表

步态组成	观察项目	得分
后足部	足触地时内翻	0
	足触地时外翻	1
	足触地时偶尔中立位	2
	足触地时保持中立位	3
膝	膝反张>5°	0
	膝反张 0°~5°	1
	无膝反张	2
步速	非常缓慢	0
	变速	1
步态	尖足步态	0
	偶尔可足跟 - 足趾步态	1
	足跟 - 足趾步态	2

二、三维步态分析法

三维步态分析是借用现代计算机技术和图形图像技术，对人体行走的功能状态进行定量分析的方法[17]。三维步态分析系统主要包含：①摄像机，8~12 台，带有红外线发射源，固定于实验室的相应位置；②反光标记物，放置于相关解剖位置的皮肤上，利于定位采集步行相关数据；③测力台，采集行走时地面的支撑反应力；④动态表面肌电图采集电极，观察步行过程中的肌电变化；⑤计算机分析系统，对采集的相关数据进行三维分析（图 2-25）。

三维步态分析主要通过分析每一个步行周期的运动学、动力学、肌电活动及能量等参数的变化，鉴定脑瘫患儿的步态异常程度。其中，步行周期是指一个人行走时，从一侧足跟着地起到该侧足跟再次着地为止所需要的时间。一个步行周期包含支撑相与摆动相。支撑相是指从足跟着地到足趾离地的过程（约占整个步行周期的60%）；摆动相是指从足趾离地到同侧足跟再次着地的过程（约占整个步行周期的40%）。美国加利福尼亚州RLA医学中心的RLA分期法将步行周期分为8个时相：首次着地、承重反应期、支撑相中期、支撑相末期、摆动前期、摆动相初期、摆动相中期、摆动相末期（图2-26）[4,5]。临床常用的运动学与动力学参数主要指标如下。

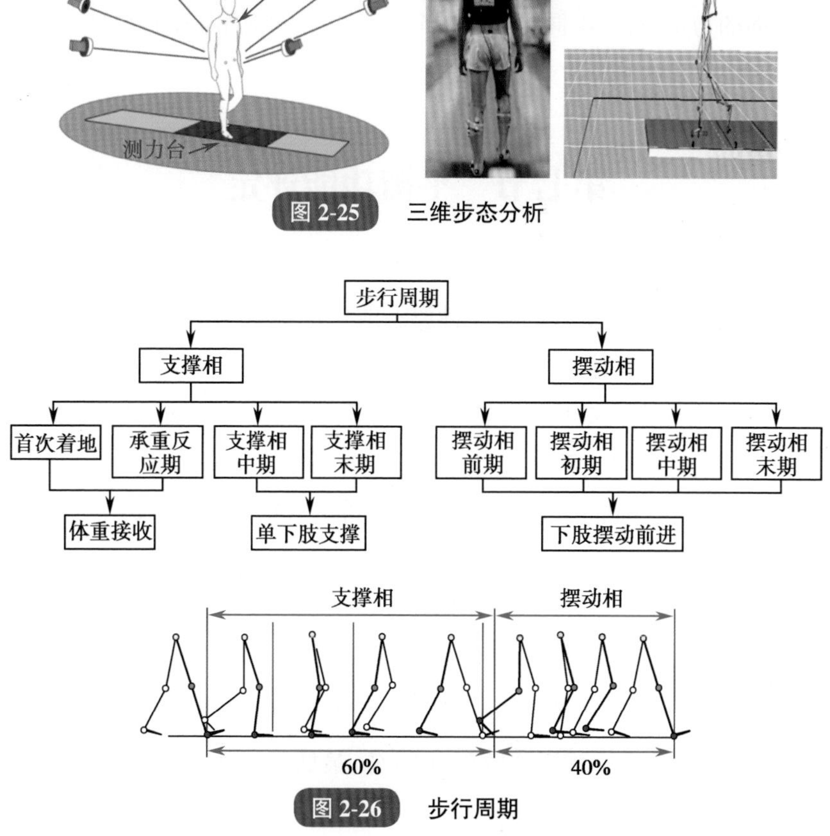

图2-25 三维步态分析

图2-26 步行周期

(一) 运动学参数

运动学参数是指步行运动的形态、速度和方向参数,包含跨步特征(步长、步频、步速等)与关节角度曲线等。目前描述跨步特征的常用参数主要包含:①步长:行走时左右足先后着地时同一部位两点间的纵向直线距离,以厘米(cm)为单位,正常人为50~80cm;②步频:单位时间内行走的步数,以步/min为单位,正常人平均步频为95~125步/min;③步速:单位时间内行走的距离称为步行速度,以m/s表示,儿童步速约1m/s。

(二) 动力学参数

动力学参数是指专门引起运动的力的参数,常用参数是地反力。地反力是指当患儿在站立、行走或奔跑过程中足底触及地面产生作用于地面的力量时,地面同时产生一个大小相等、作用相反的力。

第七节　平衡功能评定

平衡是指人体所处的某一种姿态或稳定状态,即无论处于何种位置,当运动或受到外力作用时,都能适当地调整并维持稳定姿势的能力。脑瘫患儿因运动控制受限、肌张力异常、肌力不平衡等因素,影响其平衡能力。临床上常使用儿童平衡量表(pediatric balance scale,PBS)和平衡测试仪(balance performance monitor,BPM)评定脑瘫患儿的平衡功能。

一、儿童平衡量表

儿童平衡量表主要包含14个项目,每个项目分为5级(即0分、1分、2分、3分、4分),总积分最高为56分,最低为0分,分值越高则平衡功能越好(表2-18)[18]。

表 2-18　儿童平衡量表

项目		分数	时间
1	从坐到站		
2	从站到坐		
3	转移		
4	独站		
5	独坐		
6	闭眼站立		
7	双足并拢站立		
8	双足前后站立		
9	单足站立		
10	转身 360°		
11	转身向后看		
12	地板拾物品		
13	把脚放到台阶上		
14	站立位上肢前伸		
总分			

二、平衡测试仪

平衡测试仪主要利用重心记录仪等设备采集反映脑瘫患儿身体稳定性的参数指标。参数指标主要包含：①重心分布，即双下肢支撑身体重量的百分比，反映身体偏移情况；②轨迹长，即人体重心在检测过程中的运动路线长度的总和，反映身体重心动摇大小的幅度；③外周面积，指人体重心运动轨迹所包围的面积，反映身体重心动摇大小的幅度；④最大摆动速率；⑤最大摆动角度，包含了前后方向、总的前后方向，左右方向和总的左右方向等 6 个方向的最大摆动角度。具体操作：

患儿脱鞋后按特定位置站立于传感器平台上，两眼平视前方，双上肢自然垂于身体两侧，采集睁眼和闭眼状态下的平衡参数。测试时需保持环境安静、避免噪音、避免与患儿交谈（图 2-27）。

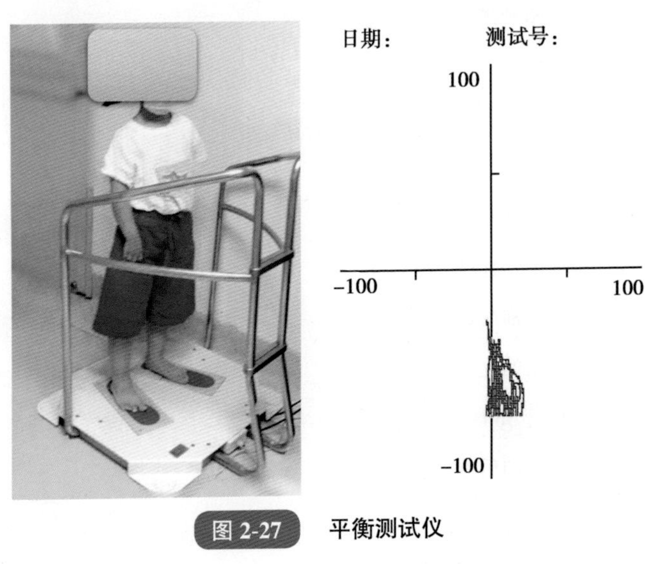

图 2-27 平衡测试仪

第八节 交流功能分级评定

交流功能分级系统（communication function classification system，CFCS）可准确评价 2~18 岁脑瘫患儿在日常生活中面对不同对象时接收和传递信息的能力。交流不局限于听和说，也可以通过表情、动作或辅助技术来进行[19]。因此，在进行交流功能分级评定前，应了解脑瘫患儿在日常生活中的主要表达方式（表 2-19），然后对此表达方式的有效性进行功能分级（表 2-20、图 2-28、视频 2-6）。

视频 2-6
交流功能
分级系统
（I 级）

表 2-19　日常交流方式

选择患儿所使用的交流方法(选出所有适用的):
□ 言语
□ 声音(例如,使用“啊啊啊”引起家长注意)
□ 目光注视、面部表情、姿势和 / 或指点(例如,用身体的一部分、棍棒、激光)
□ 手势
□ 交流书、交流板和 / 或交流图片
□ 声音输出设备或语音生成装置
□ 其他:____________________

表 2-20　交流功能分级系统

等级	区别
Ⅰ:对于不熟悉和熟悉的对象,是有效的信息发送者和接收者	Ⅰ级和Ⅱ级的区别:交流速度。Ⅰ级患儿可以适当的速度交流,理解信息、构建信息或者修正误解过程很少或没有延迟。Ⅱ级则偶尔需要额外的时间
Ⅱ:对于不熟悉和 / 或熟悉的对象,是有效但是慢速的信息发送者和 / 或接收者	
Ⅲ:对于熟悉的对象,是有效的信息发送者和接收者	Ⅱ级和Ⅲ级的区别:考虑交流速度和对象。Ⅱ级中,对于所有的交流对象都能有效发出和接收信息,但是速度有问题。而Ⅲ级中,对于熟悉的交流对象,交流持续有效,但是对于不熟悉的人,交流不是持续有效的
Ⅳ:对于熟悉的对象,是不连贯的信息发送者和 / 或接收者	Ⅲ级和Ⅳ级的区别:对于熟悉对象,信息发送者和接收者角色转换的连贯性。Ⅲ级中,对于熟悉的交流对象,一般可以作为信息发送者和信息接收者进行交流。而Ⅳ级中,对于熟悉的交流对象不能进行连贯的交流,问题可能是发送和 / 或接收信息困难

续表

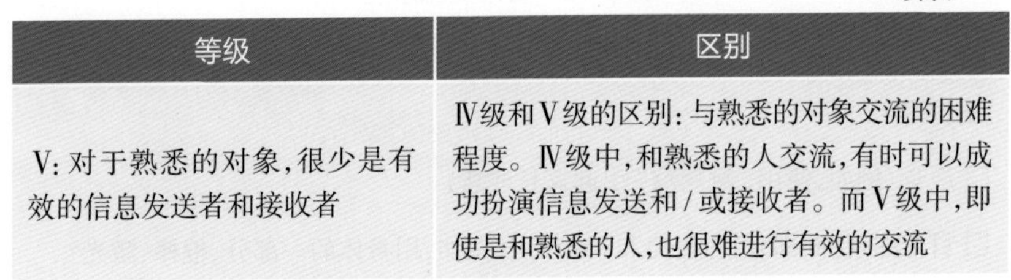

等级	区别
V：对于熟悉的对象，很少是有效的信息发送者和接收者	Ⅳ级和Ⅴ级的区别：与熟悉的对象交流的困难程度。Ⅳ级中，和熟悉的人交流，有时可以成功扮演信息发送和/或接收者。而Ⅴ级中，即使是和熟悉的人，也很难进行有效的交流

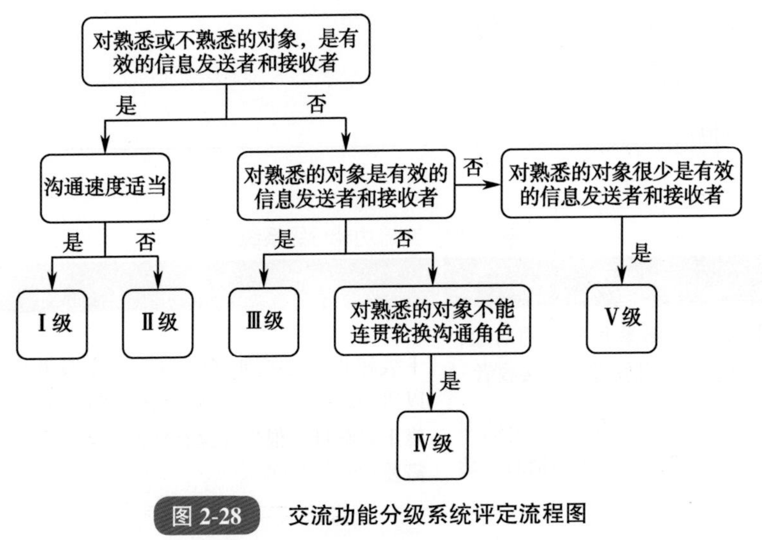

图 2-28 交流功能分级系统评定流程图

第九节 视觉功能分级评定

视觉功能分级系统（visual function classification system，VFCS）主要是将 1~19 岁的脑瘫患儿在日常生活中使用视觉功能的能力进行分级（表 2-21、图 2-29）[20]。

表 2-21　视觉功能分级系统

等级	区别
Ⅰ:可以在需要使用视力的活动中轻易且成功地使用视觉功能	Ⅰ级和Ⅱ级的区别:Ⅰ级的患儿可能会在一些活动中反应延迟,如识别新的物品或人脸、探索不熟悉的环境。Ⅱ级的患儿基本可以完成与Ⅰ级患儿相同的活动,但他们一般需要自我调整的补偿策略,如需要调整头部的运动(如旋转)或头部姿势来促使对视觉目标的定位或提高眼球运动的质量;用眨眼或使用手指指点以更好地探索尤其复杂的图像(如有大量的细节、不同角度和尺寸、非平常光照条件、图像中有多个方向或重叠);需要调整与视觉目标的距离来产生更好的视觉聚焦或稳定视线;将视觉目标(如玩具或学习的设备)放置视野中特定的区域来促进活动的完成
Ⅱ:可以成功使用视觉功能,但需要自我调整的补偿策略	
Ⅲ:可以使用视觉功能但需要调整	Ⅱ级和Ⅲ级的区别:Ⅱ级的患儿会采取自发的策略,从而能完成日常生活中大部分的视觉相关活动。Ⅲ级的患儿需要环境的改造和/或活动的调整来完成视觉相关活动。他们通常需要高对比度的背景(如棋盘模式;黑白的、黄蓝的、红白的模式),优化视觉目标的大小和对比度,减少视觉拥挤,调整视觉目标的距离,调整书桌和/或需要放大系统和其他视觉技术设备
Ⅳ:在非常适应的环境中使用视觉功能,但仅能完成部分的视觉相关活动	Ⅲ级和Ⅳ级的区别:Ⅲ级患儿可以持续使用视觉功能,并且通常不需要其他感觉功能的辅助来完成相应活动。除了Ⅲ级患儿需要的辅助,Ⅳ级患儿通常需要调整光照条件来优化视力功能,如在半暗条件下照亮目标物体。他们的视力是受限的并且不能持续使用视力功能,仅可以完成部分的视觉相关功能,例如,他们与人对视是不连续的,在非常适应的情况下才能固定视线,以及通过增加其他感觉功能的参与来识别人脸或物品。如果没有其他感觉功能的参与,持续的视觉跟踪是非常困难的
Ⅴ:在非常适应的环境中也无法使用视觉功能	Ⅳ级和Ⅴ级的区别:儿童在极有力的辅助下完成部分视觉相关活动的能力。Ⅳ级患儿有时可以在非常适应的环境中以及其他感觉功能的辅助下使用视觉功能。Ⅴ级患儿通常不能完成视觉相关的活动,并且总是需要其他感觉功能的帮助

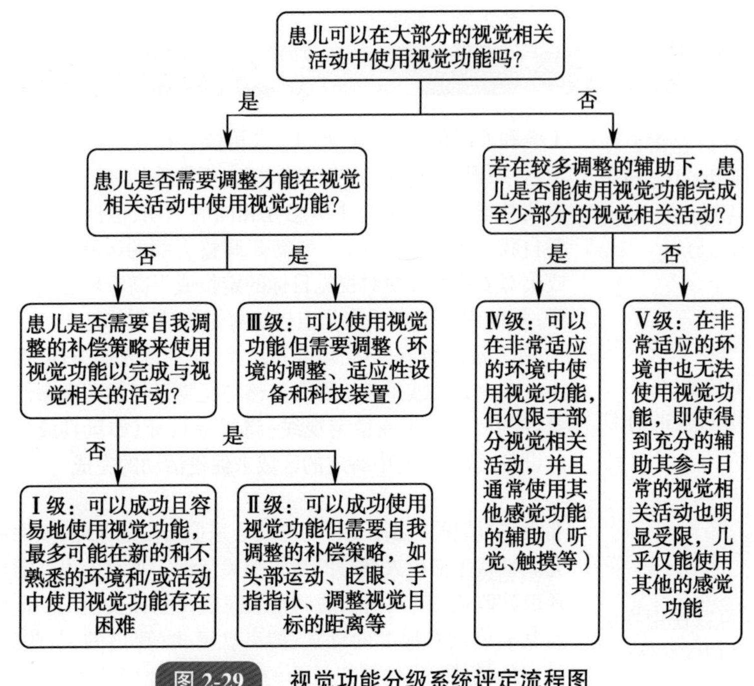

图 2-29 视觉功能分级系统评定流程图

第十节 日常生活活动能力与生活质量评定

日常生活活动能力（activity of daily living，ADL）是指儿童在家庭和社区活动的最基本能力[21]。日常生活活动能力的评定可帮助临床医生或治疗师了解功能障碍患儿的身体功能与残存能力，对后期制订临床治疗计划具有重要的指导意义[4]。

婴儿-初中生社会生活能力量表（根据日本 S-M 社会生活能力检查表修订）能够较好地反映儿童的社会生活能力，具有较高的信度和效度[22]。该量表的评定对象为 6 个月 ~14 岁的儿童，包含 132 项，分布于 6 个领域：①独立生活能力（self-help）：包含进食、衣服穿脱、料理大小便、个人和集体清洁卫生情况；②运动能力（locomotion）：包含走路、上阶梯、过马路、串门、外出玩耍、到经常去的地方及认识交通工具等；③作业（occupation）：包含抓握东西、乱画、倒牛奶、准备和收拾餐具等；④交流（communication）：包含叫名、说出所见所闻、交谈及打电话等；⑤参与集体活动（socialization）：包含做游戏、同小朋友一起玩、参加班内值日与旅游等；⑥自我管理（self-direction）：包含总想自己独自干、能忍耐和不随便拿别人的东西等。量表详细内容见表 2-22。婴儿 - 初中生社会生活能力量表的评分结果以各领域原始分、总分和标准分表示（表 2-23），评价标准由低至高依次为极重度低下（≤5 分）、重度低下（6 分）、中度低下（7 分）、轻度低下（8 分）、边缘（9 分）、正常（10 分）、高常（11 分）、优秀（12 分）、非常优秀（≥13 分）。

表 2-22 婴儿 - 初中生社会生活能力量表

姓名	性别	年龄	出生日期	文化程度
填表说明：此项检查是为了了解您孩子的各种生活能力而进行的。请根据孩子的日常生活表现，做出最合适的选择（在每题后面的数字打圈）。每一题后面有 2 个数字供选择，1 表示孩子能做到（或认为有机会就能做到），0 表示孩子不能做到（或认为有机会也不能做到）。请按顺序填写，如果连续 10 题做不到，则停止填写				
1. 知道自己的名字，能知道是叫自己（自己的名字被叫时，能把脸转向叫自己名字的人的方向）			1	0
2. 能传递东西（给小儿可握住的东西时，能从一手传递到另一手）			1	0
3. 见陌生人有反应（能分辨陌生人和熟人，或见到陌生人出现害羞或拘谨的样子）			1	0
4. 会做躲猫猫的游戏（在游戏中，小儿能注视检查者原先露面的方向）			1	0

续表

5. 能拿着奶瓶喝奶	1	0
6. 能模仿大人或兄弟姐妹的动作（如能挥着手说“再见”，或捂着脸说“没有了！没有了！”）	1	0
7. 能用手指抓东西（不是大把抓，而是用拇指和示指抓起很小的东西）	1	0
8. 能回答“是”“嗯”	1	0
9. 在孩子们中，能高高兴兴地玩耍（在公园等处，想模仿着玩）	1	0
10. 能自己走路	1	0
11. 能说简单的词（能说“爸爸”“妈妈”“再见”等两三个单词）	1	0
12. 拿着杯子自己喝水（不用帮助，水也不会怎么洒出来）	1	0
13. 能做出引起大人注意的行为（当大人表示“不可以”“不行”“喂喂”等禁止时，特意表示出让人注意）	1	0
14. 别人给穿衣服时，能按需要伸出手或脚	1	0
15. 能明白简单的命令（能听从“把 ×× 拿来”“到 ×× 地方去”之类的指示）	1	0
16. 能在纸上乱画（能用蜡笔或铅笔在纸上乱画）	1	0
17. 能抓住扶手自己上阶梯	1	0
18. 能使用勺子自己吃饭	1	0
19. 能和大人拉着手外出（基本上能自己走二三十分钟的路）	1	0
20. 能脱袜子（不借助父母的手，只要提示就可以脱）	1	0
21. 大便或小便后，能告诉别人（不单是哭闹，而是能用动作或是语言表达）	1	0
22. 什么事都想能自己独立干	1	0
23. 希望拥有兄弟姐妹或小朋友都拥有的相同或相似的东西	1	0
24. 当受到邀请时，能加入到游玩的伙伴当中去（跟着伙伴一起玩）	1	0

续表

25. 能说两个词组成的话(如“去外面”“吃饭”等)	1	0
26. 能区别自己的东西和别人的东西,不随便拿用别人的东西	1	0
27. 当别人说“以后…”“明天…”之类的话时,能够等待	1	0
28. 会说日常的客气话(能正确运用“您早!”“谢谢!”等2个或2个以上的词)	1	0
29. 不借助扶手或他人帮助,能够自己上、下阶梯,或能双脚跳下一层台阶	1	0
30. 要上厕所时,能告诉别人,并能解下裤子	1	0
31. 能自己洗手(不只是把手弄湿,而是能擦着洗)	1	0
32. 不拉着别人的手,自己也可以在人行道上走路(没有人行道时,则可以在马路边上走)	1	0
33. 能把水、牛奶或橘汁倒入杯子里(从瓶子倒入杯中,或从一个杯子倒入另一个杯子)	1	0
34. 能懂得顺序(能按照大人的指示等待按顺序轮到自己)	1	0
35. 能帮助做饭前准备或饭后收拾的工作(按照别人的吩咐把筷子或碗摆在桌子上,或收拾吃完后的餐具)	1	0
36. 能自己脱短裤	1	0
37. 能分别说出自己的姓和名(能把姓和名区分开)	1	0
38 如果上厕所,自己能料理(在白天基本不会出问题)	1	0
39. 能自己说出所见所闻(能说明身边发生的事情)	1	0
40. 吃饭时能使用筷子吃(能拿住筷子即可以)	1	0
41. 吃饭时不随便离席	1	0
42. 有想要的东西,经过说服,可以忍耐(如外出买东西时)	1	0
43. 能把玩具和小朋友轮流玩,能把玩具借给别人玩,或借别人的玩具玩	1	0
44. 在车子里或人多的地方不撒娇磨人	1	0

续表

45. 能自己到附近的朋友家或游乐场所去(附近的朋友家是指本层楼或本院以外的人家)	1	0
46. 能自己穿脱简单的衣服(如睡衣、毛衣或带纽扣的外衣等)	1	0
47. 能自己穿鞋(穿拖鞋不算,如鞋有带,不要求系带,亦不要求左右脚穿得正确)	1	0
48. 会玩过家家的游戏(如模仿做饭或买东西等游戏时,能扮演其中的角色)	1	0
49. 能穿脱一般的衣服(如小纽扣、带拉链或有带子的衣服)	1	0
50. 会自己洗脸(不只是玩玩水,要能擦洗整个脸)	1	0
51. 会粘贴(能用浆糊或胶水粘贴纸)	1	0
52. 能上公共厕所解手(能分辨男厕、女厕,不会走错)	1	0
53. 便后能自己用手纸把大便擦干净	1	0
54. 懂得用划拳决定输赢(如用手表示锤子、剪子、包袱的游戏)	1	0
55. 能遵守交叉路口的交通信号过马路(没有交通信号的地方则注意来往车辆过马路)	1	0
56. 能用剪刀剪出简单的图形	1	0
57. 能在电话中进行简单对话(打电话时,能拿起电话转交父母或告诉对方家里没人,如家中没有电话,当家长不在时,能接待来人,说明家长不在,事后能转告给家长)	1	0
58. 能识数字和挑读正确的字(能识别电视频道或钟表的数字,能挑读小人书上的一些字)	1	0
59. 能按照吩咐,自己梳头或刷牙	1	0
60. 洗澡时能洗自己身子(不会洗头也可以)	1	0
61. 能和小朋友交谈在电视中所看到的内容(不模仿主人公,而是交谈故事的主要情节)	1	0
62. 能够看着样子画出圆形、三角形和正方形(○ △ □)	1	0

续表

63. 能玩室内的竞赛游戏（在有年长的孩子或大人参加的情况下，会玩扑克等游戏）	1	0
64. 穿鞋子时，不会把左右脚穿错	1	0
65. 能打开小瓶的螺旋样盖子	1	0
66. 能写自己的姓和名	1	0
67. 能熟练地使用筷子（熟练地夹起细小的食物，吃时不会掉下来）	1	0
68. 衣服脏了或湿了，不用父母说自己也会换下来	1	0
69. 能参加躲避球、攻阵等规则简单的集体游戏	1	0
70. 能到指定的街上买回花钱不多的东西	1	0
71. 能一个人看家 1 个小时左右	1	0
72. 能把别人（阿姨、老师）的话完整地传达给家里人	1	0
73. 会拧抹布或毛巾（拧到不滴水的程度）	1	0
74. 能独立看并理解内容简单的书（以画为主的书）	1	0
75. 到规定的时间自己主动就寝	1	0
76. 可以步行到距离 1km 左右常去的地方	1	0
77. 能系、解带子（单结、复杂结、活结、活蝴蝶结等）	1	0
78. 不必由父母带着，可以和小朋友一起去参加地区的活动，如赶庙会，看电影	1	0
79. 能够完成在班级所承担的任务，如值日、当委员等	1	0
80. 能自己一个人上学校	1	0
81. 到别人家里很有礼貌（如大人交谈时，能保持安静 1 个小时左右）	1	0
82. 不必父母吩咐也会把脱下的衣服收拾好（不是脱下不管，而是放在规定的地方）	1	0
83. 能自己洗澡（也会自己洗头）	1	0
84. 能够根据需要自己打电话	1	0

续表

85. 买书时,能自己选择内容适当的书	1	0
86. 能按照吩咐,自己把房间打扫干净(父母不帮助也能尽力去干)	1	0
87. 能按时按计划行动(能遵守约定的时间,计算乘车所需要的时间)	1	0
88. 能小心使用小刀、剪刀等刃具	1	0
89. 会玩象棋、扑克等规则复杂的游戏	1	0
90. 能识别"禁止穿行马路""危险"等标志,并遵守指示	1	0
91. 能主动给小朋友等人写贺年卡或信,能写出收信人的地址	1	0
92. 能在班会上陈述自己的意见	1	0
93. 会使用锤子和螺丝刀	1	0
94. 能根据需要记下事情或要点(如外出留条,告诉要去的地方,或在记事本上写下必要的事项)	1	0
95. 能将身边的事情写成简单的文章(如日记、作文等,即使几行字的小文章也可以)	1	0
96. 能作为一名成员参加学校或地区的文体等方面的活动	1	0
97. 指甲长了自己会剪	1	0
98. 不必别人提醒,也能静静地把别人的谈话或说明听完	1	0
99. 能够根据天气或当天的活动,自己调换衣服	1	0
100. 能考虑对方的立场或情绪,不增添麻烦,不提无理的要求	1	0
101. 会用辞典查找不懂的词句	1	0
102. 可以放心让其照顾或照管年幼的孩子	1	0
103. 会使用洗衣机、电视机、录音机等家用电器	1	0
104. 能遵守规则打垒球、篮球、足球或乒乓球等	1	0
105. 能储蓄零花钱,有计划地买东西	1	0
106. 自己能乘电车或公共汽车到常去的地方	1	0

续表

107. 对长辈说话会使用尊敬的词语(如“叔叔好”“阿姨好”“麻烦您啦”“请您”等,不使用平常伙伴之间使用的粗鲁的话)	1	0
108. 会使用煤气、煤(柴)灶、电气灶烧开水	1	0
109. 能关心幼儿和老人	1	0
110. 即使没有去过的地方,如果能说明走法,也能步行达到	1	0
111. 自己会烧水沏茶	1	0
112. 能承担学校的工作(如少先队员、班委、班长等工作)	1	0
113. 到常去的地方,即使途中需要换车,也能自己乘车、公共汽车或地铁去	1	0
114. 喜欢摆上花、贴上画,把自己的房间和教室装饰得很漂亮	1	0
115. 一次得到许多零花钱也不乱花(自己有计划地使用获得的压岁钱、贺礼钱等)	1	0
116. 会缝纽扣	1	0
117. 注意自己的容貌打扮,能根据时间、地点穿着打扮	1	0
118. 能控制自己以免生病(如注意不吃得过饱,稍有不舒服能尽早躺下,不吃不洁食物等)	1	0
119. 能用小刀或菜刀削去水果皮或蔬菜皮	1	0
120. 能很好地遵守吃饭时的礼节(如不发出响声,不做出不礼貌的姿态,不给人留下不愉快的印象)	1	0
121. 会做简单的饭菜或加热已经做好的饭菜	1	0
122. 相当远的地方也能骑自行车来回	1	0
123. 说话时能考虑对方的立场	1	0
124. 能阅读并理解报纸和小说	1	0
125. 对日常接触的学校和当地小朋友以外的人事交往也很关心(如和友人通信,参加兴趣爱好相同的组织等)	1	0
126. 能根据需要,利用乘车的时间表和票价表(指长途汽车或火车时间表和票价表)	1	0

续表

127. 不需要督促，自己也能制订学习计划，并能实施	1	0
128. 关心电视或报纸上报道的消息和新闻	1	0
129. 没有大人的指导，也能集体制订会议、郊游、体育活动等计划，并能付诸实行	1	0
130. 即使是没有去过的地方，也能通过问路或查找地图，独立到达目的地	1	0
131. 自己能恰当地利用交通工具，到达陌生的地方	1	0
132. 会修理简单的电器、家具等（如插口、插座、自行车等）	1	0

表 2-23 婴儿至初中学生社会生活能力量表的评分标准

标准分	年龄					
	6 个月～<1 岁	1～<1.5 岁	1.5～<2 岁	2～<2.5 岁	2.5～<3 岁	3～4 岁
5	–	–	–	–	–	–
6	–	–	–	<2	<4	<6
7	–	–	–	2~11	4~15	6~17
8	–	<3	<8	12~20	16~23	18~28
9	<4	3~9	8~17	21~29	24~32	29~40
10	4~10	10~25	18~37	30~58	33~53	41~65
11	11~14	26~33	38~47	49~58	54~63	66~76
12	15~18	34~40	48~57	59~67	64~73	77~88
13	>18	>40	>57	>67	>73	>88

续表

标准分	年龄					
	4~<5岁	5~<6岁	6~<8岁	8~<10岁	10~<12岁	12~14岁
5	<5	<9	<30	<38	<63	<70
6	5~16	9~22	30~42	38~52	63~74	70~80
7	17~28	23~37	43~54	53~56	75~86	81~91
8	39~40	38~51	55~67	67~80	87~97	92~102
9	41~45	52~65	68~80	81~95	98~109	103~113
10	52~74	66~95	81~106	96~124	110~122	114~126
11	75~88	96~109	107~119	>124	>122	>126
12	89~100	110~123	120~131	–	–	–
13	>100	>123	>131	–	–	–

（杨旭博　徐开寿）

参考文献

1. COLVER A, FAIRHURST C, PHAROAH PO. Cerebral palsy. Lancet, 2014, 383 (9924): 12401249.
2. CIEZA A, CAUSEY K, KAMENOV K, et al. Global estimates of the need for rehabilitation based on the Global Burden of Disease study 2019: a systematic analysis for the Global Burden of Disease Study 2019. Lancet, 2021, 396 (10267): 2006-2017.
3. 中华医学会儿科学分会康复学组. 儿童脑性瘫痪运动障碍的康复建议. 中华儿科杂志, 2020 (2): 91-95.
4. 徐开寿, 肖农. 康复治疗师临床工作指南儿童疾患物理治疗技术. 北京: 人民卫生出版社, 2019.
5. 徐开寿. 儿科物理治疗学. 广州: 中山大学出版社, 2016.
6. PALISANO R, ROSENBAUM P, WALTER S, et al. Development and reliability of

a system to classify gross motor function in children with cerebral palsy. Dev Med Child Neurol, 1997, 39 (4): 214-223.

7. PALISANO RJ, COPELAND WP, GALUPPI BE. Performance of physical activities by adolescents with cerebral palsy. Phys Ther, 2007, 87 (1): 77-87.
8. ELIASSON AC, KRUMLINDE-SUNDHOLM L, RÖSBLAD B, et al. The Manual Ability Classification System (MACS) for children with cerebral palsy: scale development and evidence of validity and reliability. Dev Med Child Neurol, 2006, 48 (7): 549-554.
9. 史惟, 李惠, 苏怡, 等. 中文版脑瘫患儿手功能分级系统的信度和效度研究. 中国循证儿科杂志, 2009, 4 (3): 263-269.
10. ELIASSON AC, ULLENHAG A, WAHLSTRÖM U, et al. Mini-MACS: development of the Manual Ability Classification System for children younger than 4 years of age with signs of cerebral palsy. Dev Med Child Neurol, 2017, 59 (1): 72-78.
11. BOURKE-TAYLOR H. Melbourne Assessment of Unilateral Upper Limb Function: construct validity and correlation with the Pediatric Evaluation of Disability Inventory. Dev Med Child Neurol, 2003, 45 (2): 92-96.
12. FIGUEIREDO PRP, MANCINI MC, FEITOSA AM, et al. Hand-arm bimanual intensive therapy and daily functioning of children with bilateral cerebral palsy: a randomized controlled trial. Dev Med Child Neurol, 2020, 62 (11): 1274-1282.
13. 严晓华, 何璐, 郑韵, 等. 改良 Ashworth 量表与改良 Tardieu 量表在痉挛型脑瘫患儿评定中的信度研究. 中国康复医学杂志, 2015, 30 (1): 18-21.
14. BARRY MJ, VANSWEARINGEN JM, ALBRIGHT AL. Reliability and responsiveness of the Barry-Albright Dystonia Scale. Dev Med Child Neurol, 1999, 41 (6): 404-411.
15. 何璐, 徐开寿, 严晓华, 等. 中文版高肌张力评估工具用于脑性瘫痪儿童评估的心理测量学特征分析. 中国康复医学杂志, 2014, 29 (8): 726-730.
16. MALGORZATA M, WOJCIECH K, ALINA B Ł, et al. Botulinum toxin injection as primary treatment for esotropia in patients with cerebral palsy. Klin Oczna, 2013, 115 (1):13-14.
17. WANG KK, STOUT JL, RIES AJ, et al. Interobserver reliability in the interpretation of three-dimensional gait analysis in children with gait disorders. Dev Med Child Neurol, 2019, 61 (6): 710-716.
18. FRANJOINE MR, GUNTHER JS, TAYLOR MJ. Pediatric balance scale: a modified version of the berg balance scale for the school-age child with mild to moderate motor impairment. Pediatr Phys Ther, 2003, 15 (2): 114-128.

19. HIDECKER MJ, PANETH N, ROSENBAUM PL, et al. Developing and validating the Communication Function Classification System for individuals with cerebral palsy. Dev Med Child Neurol, 2011, 53 (8): 704-710.
20. BARANELLO G, SIGNORINI S, TINELLI F, et al. Visual Function Classification System for children with cerebral palsy: development and validation. Dev Med Child Neurol, 2020, 62 (1): 104-110.
21. JAMES S, ZIVIANI J, BOYD R. A systematic review of activities of daily living measures for children and adolescents with cerebral palsy. Dev Med Child Neurol, 2014, 56 (3): 233-244.
22. 张致祥, 左启华, 雷贞武, 等. “婴儿—初中学生社会生活能力量表”再标准化. 中国临床心理学杂志, 1995 (1): 12-15.

第三章

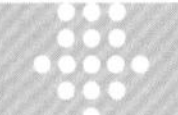

颅脑损伤评定

一、概述

创伤性颅脑损伤(traumatic brain injury,TBI)是指钝性、穿透性或脑组织位移引起的颅脑损伤,可引起认知或意识障碍、记忆丧失或健忘、其他神经或神经心理异常,甚至死亡[1]。创伤性颅脑损伤在众多创伤性疾病中最易导致患者残疾或死亡,又因儿童较成年人缺少自我防护意识,其发病率在儿童中尤为突出,在世界范围内年发病率为 15/10 万 ~ 450/10 万[2]。

文献报道,美国每年约有 6 000 名 19 岁以下的儿童因创伤性颅脑损伤导致意识障碍(disorder of consciousness,DOC),每年的花费为 1.0 亿 ~ 1.5 亿美元[3]。DOC 是指各种严重颅脑损伤导致的意识丧失状态,包括意识水平障碍和意识内容障碍,如昏迷、植物状态(vegetative state,VS)和微意识状态(minimally conscious state,MCS)[4]等。VS 指脑干保留基本反射及睡眠 - 觉醒周期,有自发睁眼或刺激睁眼,但无意识内容的状态。MCS 指严重颅脑损伤后患者出现具有不连续和波动性的明确意识征象。按照行为反应程度的高低,MCS 又可分为 MCS^+ 和 MCS^-。MCS^- 指存在较低的行为反应,非反射性运动,如视物追踪、对有害刺激定位、对有害刺激做出恰当行为或情感反应,但无法完成遵嘱活动;MCS^+ 指出现较高的行为反应,如出现了眼动、睁闭眼或肢体的稳定遵嘱活动,但仍无法完成与外界的功能性交流,或不能有目的地使用物品[5,6]。

二、病史

儿童的神经系统尚未发育成熟，故颅脑损伤后的临床表现及预后与成年人有很大区别。其主要的临床观察方法仍然是根据睡眠 - 清醒周期，听觉、视觉反应以及疼痛刺激的运动反应做出诊断。

鉴于儿童在损伤机制、认知功能发育及诊疗适用范围与成年人有很大不同，而 DOC 的临床及机制研究与理解的绝大多数证据来自对成年人的临床观察，经验推及儿童后准确性与可信度无法确定，因此目前临床上儿童意识障碍评定主要参考成人应用情况，采用临床检查联合神经影像学检查和神经电生理技术进行综合评定。

创伤性颅脑损伤后，大部分神经功能的恢复是 6 个月之内，但整个恢复过程可持续至 2 年或更长时间。颅脑损伤史或其他脑部病史均可影响恢复进程，原先存在精神、认知和行为异常也会使恢复变慢。一般来说，儿童患者的恢复情况好于成人，往往住院日也短于成人。但与成人相比，儿童也有其不利的地方，例如，如果患儿存在不同程度的认知障碍，其今后的学习能力将受到影响。15% 的儿童在遭受颅脑损伤后，会经历一段意识减低阶段，恢复的时间长短不一[7,8]。

三、临床表现及主要类型

（一）临床表现

1. 意识障碍　绝大多数颅脑损伤患者有不同程度的即刻出现的意识丧失。依伤情不同，意识障碍的程度也不同，可表现为嗜睡、昏睡、浅昏迷或深昏迷等。意识障碍程度与颅脑损伤程度相一致，如昏迷程度深、持续时间长，提示重型颅脑损伤；反之则提示轻型颅脑损伤。意识障碍还提示颅脑损伤的病理类型，如伤后即发昏迷，多为原发性颅脑损伤所致；清醒后又昏迷，多为继发性颅脑损伤（如脑水肿、血肿等）所致。

2. 头痛、呕吐 头皮损伤及颅骨骨折可有伤处局部疼痛。颅内高压时，头痛常呈持续性胀痛，呕吐常为频繁的喷射状。

3. 生命体征改变 体温、呼吸、脉搏、血压、心率可以反映脑损伤的程度。不同类型的颅脑损伤的生命体征变化也不一致。如颅内血肿形成时，常出现呼吸深慢、脉压增大、心率减慢、血压升高；出现枕骨大孔疝时，早期即可出现呼吸节律紊乱，甚至呼吸骤停；脑干、下丘脑受损，常有中枢性高热。

4. 眼部征象 眼部症状与体征对伤情判断和预后估计有重要意义，因此应特别注意观察瞳孔大小、光反射和眼球活动、眼底的改变。如一侧瞳孔先缩小，继而散大，光反射迟钝和消失，而另一侧瞳孔正常，需警惕脑疝（小脑幕切迹疝）；一旦双侧瞳孔散大，光反射消失，提示濒危状态。颅内高压时，常伴有视乳头水肿或视神经萎缩。

5. 神经系统局灶症状与体征 依病变的部位不同可出现单肢瘫、偏瘫或四肢瘫、感觉障碍、失语、共济失调等。如一侧大脑半球损伤时，可出现对侧上肢或下肢或上下肢的中枢性瘫痪，伴感觉障碍；内囊损伤可出现典型的“三偏”综合征，即偏瘫、偏盲与偏身感觉障碍。

6. 脑疝 颅内高压进一步发展致各腔室间压力不均，推压部分脑组织向解剖间隙移位，引起脑疝。最常见的脑疝有小脑幕切迹疝和枕骨大孔疝等。一旦出现脑疝，若不及时全力抢救，极易导致死亡。

（二）主要类型

1. 脑震荡 主要表现为伤后立即发生短暂的意识障碍，一般不超过半小时，清醒后多数患者有近事性遗忘而不能叙述当时的受伤经过。神经系统检查无阳性特征，脑脊液检查无红细胞。一般认为脑震荡是最轻微的一种颅脑损伤。

2. 脑挫裂伤 包括脑挫伤与脑裂伤，但实际上是同一种病变的不同程度的表现，往往同时存在，临床上常难以区别，因而将其统称为脑挫裂伤。脑挫裂伤好发于额叶与颞叶，常合并硬膜下血肿和外伤性蛛网膜下腔出血，其继发性改变如脑水肿和血肿形成等具有更为重要的临床意义。临床表现主要有不同程度的意识障碍、与损伤部位相关的局灶症状和体征（如偏瘫与失语等）、颅内压增高的症状与体征等。

3. 弥漫性轴索损伤　是一种脑实质的弥漫性损伤。既可单独存在，也可与其他脑损伤并存，临床上并不少见。多因车祸导致脑组织在颅腔内因惯性发生位移，造成脑白质广泛性轴索损伤。病理特征是伤后出现轴索肿胀和轴索回缩球。其主要表现为广泛的脑挫裂伤，伴点、片状出血灶。病变可分布于大脑半球、胼胝体、小脑或脑干。弥漫性损伤患者伤后通常立即昏迷，而且昏迷程度深、持续时间长，一般无中间意识清醒（或好转）期。弥漫性轴索损伤导致的病理改变常难以恢复，且至今仍缺乏有效的治疗手段，不仅死亡率高，而且是导致颅脑损伤患者伤后植物状态生存和严重神经功能障碍的重要原因。

4. 原发性脑干损伤　临床上相当常见。虽可单独出现，但常与其他部位脑挫裂伤同时存在，多数情况下是广泛性脑挫裂伤的一个组成部分。主要病理表现是脑干表面挫裂伤和脑干内点、片状出血，病理变化如脑干神经组织结构紊乱、轴突断裂、挫伤或软化等。原发脑干损伤的主要表现：①伤后立即出现意识障碍，特点是昏迷程度深，持续时间长和恢复过程慢，甚至终身昏迷不醒。②早期出现脑干损伤的症状与体征，如呼吸、循环功能紊乱，严重者可迅速导致生命中枢衰竭而死亡；常出现眼球活动与瞳孔变化，严重者表现为眼球固定；出现双侧病理反射，严重时处于急性脑休克状态，各种深浅反射与病理反射均不能引出，待病情稳定后方才出现；中脑受损时可出现去大脑强直。

5. 颅内血肿　颅内血管损伤出血是脑损伤的常见表现之一。如果出血在颅腔内某一部位积聚形成占位性病变，即为颅内血肿。颅内血肿是颅脑损伤后常见和重要的继发性病变之一。血肿体积增加到一定程度，可以压迫脑组织，引起颅内压增高和相应的局灶性症状。若不及时处理，其症状往往呈进行性加重，最终导致脑疝形成而危及生命。

颅内血肿按血肿来源和部位分为硬膜外血肿、硬膜下血肿和脑内血肿，以硬膜外和硬膜下者常见。按伤后血肿症状出现的时间可将颅内血肿分为急性、亚急性和慢性 3 种，以急性者常见。血肿可单发，也可多发。颅内血肿最具特征性的临床表现是其意识障碍的演变过程具有外伤后原发性昏迷、中间意识清醒（或好转）期和继发性昏迷 3 个阶段。原发性昏迷是由脑震荡、脑挫裂伤等原发性脑损伤引起的，继发性昏迷则为血肿引起颅内压增高和脑受压造成的。但并非所有颅内血肿患者意识障碍的演变过程均如此典型。少数无原发性脑实质损伤或脑实质损伤程度轻微的患者，伤后早期可能不出现原发性昏迷，仅在受伤一定时间之后因血肿形成而出现继发性昏迷。原发性脑损伤严重而血肿形成速度快者，则可表现为伤后持续性昏迷并进行性加深，而不出现中间清醒（或好转）期。

四、康复评定

（一）神经功能障碍评定

颅脑损伤的严重程度差别很大，可以是最轻微的脑震荡，也可能因为脑严重受损而导致长期昏迷，甚至终身昏迷。因此在讨论康复问题前，首先要确定颅脑损伤病情的严重程度，并据此判断预后，考虑其康复指征及评价其疗效。颅脑损伤的严重程度主要依据昏迷的程度和持续时间来确定，临床上将意识障碍的持续时间分为急性期和恢复期，恢复期又叫做慢性意识障碍（prolonged DOC，pDOC），是指意识丧失超过 28 天的意识障碍。目前临床上推荐使用格拉斯哥昏迷量表（Glasgow coma scale，GCS）、修订版昏迷恢复量表（coma recovery scale-revised，CRS-R）、儿童昏迷评分（children coma scale，CCS）、全面无反应性量表（full outline of unresponsiveness scale，FOUR）对意识障碍进行评定。

1. 急性期 急性期意识障碍评定，临床以 GCS 及 FOUR 更为常用。

(1)格拉斯哥昏迷量表：GCS 评分是最早、最广泛应用于意识障碍程度评价的量表，是由英国格拉斯哥大学的两位神经外科教授(Grahaun Teasdale 和 Bryan J.Jennett)于 1974 年发明的评估方法。GCS 评分包括睁眼反应、语言反应和肢体运动反应 3 个方面，3 个方面的分数总和即为昏迷指数。GCS(表 3-1)虽然在临床上使用广泛，但主要适用于早期意识障碍的评定。

为了对小于 4 岁的儿童的颅脑创伤伤情的严重程度进行评估，1982 年澳大利亚学者 Simpson、Cockington 将 GCS 的语言反应项目进行相应修改形成新的量表——儿童昏迷评分(children coma scale，CCS)(表 3-2)，因此 CCS 被认为是 GCS 的改良版。

表 3-1 格拉斯哥昏迷评分量表(GCS)

项目	刺激	患者反应	评分
睁眼反应(E)	自发	自己睁眼	4 分
	语言	呼叫时睁眼	3 分
	疼痛	疼痛刺激时睁眼	2 分
		任何刺激均不睁眼	1 分
	如因眼肿、骨折等不能睁眼，应以“C”(closed)表示		C 分
言语反应(V)	语言	能正确说话	5 分
		语言错乱，定向障碍	4 分
		说话能被理解，但无意义	3 分
		能发出声音，但不能被理解	2 分
		不发声	1 分
	因气管插管或切开而无法正常发声，以“T”(tube)表示		T 分
	平素有言语障碍史，以“D”(dysphasic)表示		D 分

续表

项目	刺激	患者反应	评分
运动反应（M）	口令	能执行简单的命令	6 分
	疼痛	疼痛时能拨开医生的手	5 分
		对疼痛刺激有反应，肢体会回缩	4 分
		对疼痛刺激有反应，肢体会弯曲，呈“去皮质强直”姿势	3 分
		对疼痛刺激有反应，肢体会伸直，呈“去大脑强直”姿势	2 分
		对疼痛无任何反应	1 分
总分：	（15 分为意识清楚；12~14 分为轻度意识障碍；9~11 分为中度意识障碍；3~8 分为昏迷）		

表 3-2　儿童昏迷评分（CCS）

项目	得分
睁眼反应	
自动睁眼	4
语言吩咐睁眼	3
疼痛刺激睁眼	2
对刺激不睁眼	1
语言反应	
微笑，声音定位，互动	5
哭闹，可安慰，不正确互动	4
呻吟，对安慰异常反应	3
无法安慰	2
无法语言反应	1

续表

项目	得分
运动反应	
（≤1 岁）自发运动 /(>1 岁）服从命令运动	6
对疼痛刺激定位反应	5
对疼痛刺激肢体回缩	4
对疼痛刺激弯曲反应	3
对疼痛刺激伸直反应	2
无任何反应	1

（2）全面无反应性量表：FOUR 评分有 4 个主要评估项目：睁眼、运动、脑干反射和呼吸功能。每个项目满分为 4 分，FOUR 评分较 GCS 评分更易实施。通过睁眼、运动、脑干反射反映中脑、脑桥和延髓功能的脑干反射的不同组合，对脑干功能进行评估。加入呼吸模式评估，且除去了语言功能评估，适用于气管插管的患者，更客观、简便，易于统一标准（表 3-3）。

表 3-3 全面无反应性量表（FOUR）

项目	得分
眼部反应	
睁眼或被动睁眼后，能随指令追踪或眨眼	4
睁眼，但不能追踪	3
闭眼，但在较强的声音刺激时睁眼	2
闭眼，但在疼痛刺激时睁眼	1
闭眼，对刺激无反应	0

续表

项目	得分
运动反应	
能完成竖拇指、握拳、V字手势指令	4
对疼痛有定位反应	3
疼痛时肢体屈曲反应	2
疼痛时肢体过伸反应	1
对疼痛无反应或肌阵挛状态	0
脑干反射	
瞳孔和角膜反射灵敏	4
1个瞳孔散大并固定	3
瞳孔或角膜反射消失	2
瞳孔和角膜反射均消失	1
瞳孔和角膜反射及呛咳反射均消失	0
呼吸	
未插管，规律呼吸模式	4
未插管，潮式呼吸	3
未插管，呼吸节律不规律	2
呼吸频率高于呼吸机设置	1
呼吸频率等于呼吸机设置，或无呼吸	0

2. 恢复期 恢复期评定要点是通过鉴别对刺激的反应是反射，还是来自部分觉知能力参与的主动行为，来确定患者的意识水平。恢复期建议使用修订版昏迷恢复量表（CRS-R）对意识水平进行分类（证据中等，强烈推荐）。

(1) 修订版昏迷恢复量表（CRS-R）：是目前意识障碍检查与评估

的标准临床量表，能够客观评定患者的意识状态，尤其是鉴别 VS 与 MCS。CRS-R（表 3-4）由 6 个子量表构成，涉及听觉、视觉、运动、语言、交流和觉醒水平（图 3-1），包括 23 项分层有序的评分标准。部分 CRS-R 评定请参见视频 3-1。

(2) 儿童昏迷恢复量表（CRS-P）：临床适用于至少 12 月龄且在脑损伤前发育正常的儿童。在 12 月龄前受伤的儿童不应使用 CRS-P 进行评估。对于 12 月龄以上有损伤相关或先前存在视觉和运动障碍的儿童，应谨慎使用 CRS-P。12 月龄以下儿童不适用 CRS-R/CRS-P，12 月龄 ~4 岁调整后使用 CRS-P，大于 4 岁适用 CRS-R。

表 3-4 修订版昏迷恢复量表（CRS-R）

听觉	视觉	运动	语言	交流	觉醒水平
无 0	无 0	无 0	无 0	无 0	无 0
听觉惊吓反应 1	视觉惊吓反应 1	异常姿态 1	反射性口部运动 1	非功能性：意向性* 1	刺激下睁眼 1
声源定位 2	视觉定位* 2	回撤屈曲 2	发声 / 口部运动 2	功能性：精确# 2	无刺激下睁眼 2
可重复执行命令* 3	视觉追踪* 3	对伤害性刺激定位* 3	可理解的语言* 3		注意 3
对指令有稳定的运动反应* 4	物体定位：够向物品* 4	能摆弄物体* 4			
	物体识别* 5	自发性运动反应* 5			
		会使用物件# 6			

注：总分 23 分，最高分代表认知水平；最低分代表反射性活动。*最小意识状态（微意识状态，听觉>2 分，视觉>1 分，运动>2 分，言语反应>2，交流>0 分）；#脱离最小意识状态（微意识状态，功能性使用物品，功能性交流）。

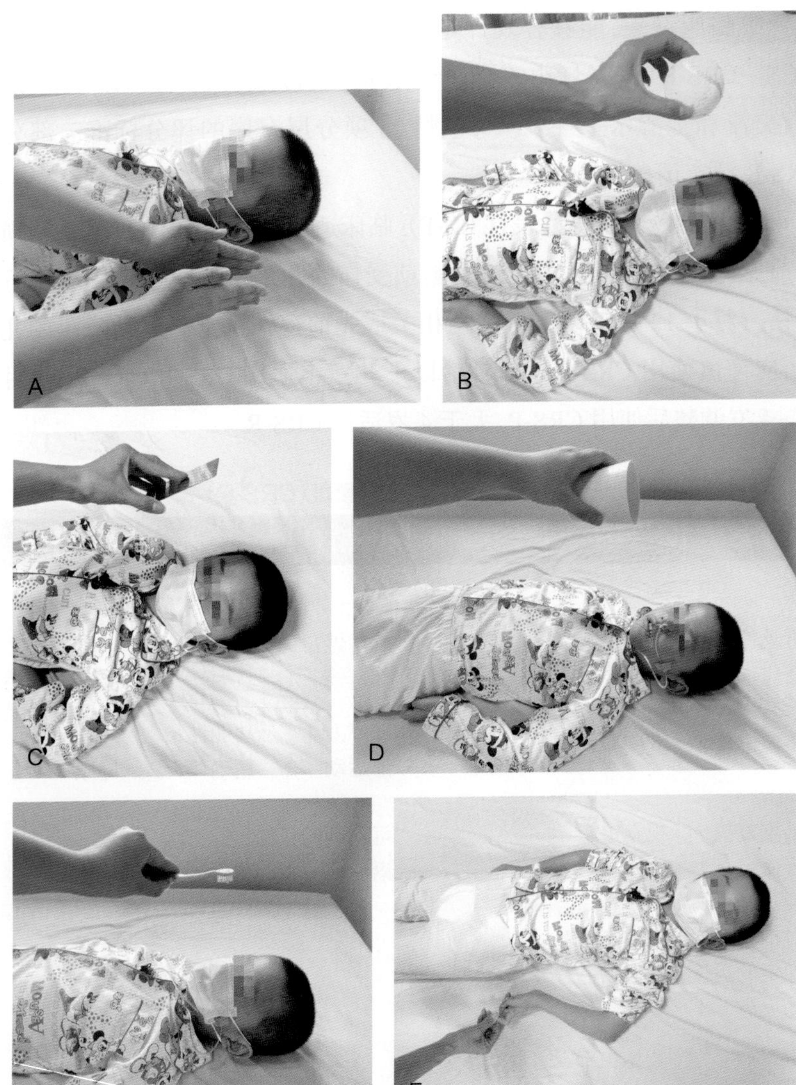

图 3-1 **CRS-R 评定部分操作图示**

A. 听觉 - 听觉惊吓反应；B. 视觉 - 视觉定位；C. 视觉 - 视觉追踪；D. 视觉 - 物体定位：够向物品；E. 运动 - 会使用物体；F. 运动 - 对伤害性刺激定位。

(3) CRS-R/CRS-P 评估频次：多数 DOC 患者的意识表现具有明显的波动性，多次进行 CRS-R/CRS-P 评分评定，可显著降低鉴别 VS 与 MCS 的误诊概率，明显提高了 DOC 意识评定的准确度。

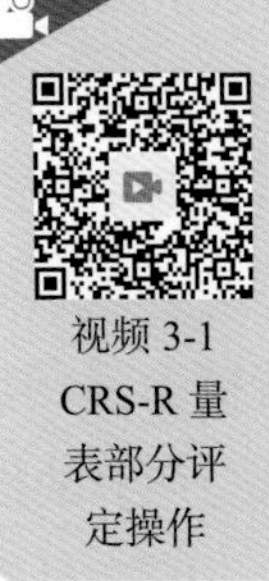
视频 3-1 CRS-R 量表部分评定操作

(二) 神经电生理评估

用于意识障碍评定的神经电生理评定方法较多，如脑电图(electroencephalogram, EEG)、体感诱发电位(sensory evoked potential, SEP)、脑干听觉诱发电位(brainstem auditory evoked potential, BAEP)、事件相关电位(event-related potential, ERP)、肌电图(electromyography, EMG)等。其中体感诱发电位和听觉诱发电位，它们所反映的感觉通路是初级感觉通路，其神经生理机制中几乎无认知处理过程，故临床意义更多在于其阴性提示意义。研究结果表明，如果双侧 SEP 或 BAEP 波均未引出，提示患者将来恢复意识的可能性极小[9,10]。P3 波(P300 wave)和失匹配负波(mismatch negative, MMN)等则属于事件相关电位，其神经生理机制中有认知处理的参与，临床意义更多在于其阳性提示意义[11]。

基于 EEG 的相关技术包括标准 EEG、各种认知 EEG 和经颅磁刺激联合 EEG 等。EEG 目视分析有可能检测出具有意识保留的患者，特异度高，但灵敏度低(证据低，强烈推荐)，EEG 是对 DOC 行为学和脑功能成像评估的补充，尤其对排除非惊厥性癫痫持续状态至关重要。

(三) 神经影像学评估

磁共振成像(magnetic resonance imaging, MRI)是最常用于颅脑损伤的神经影像学评估手段。随着影像技术的发展，除了 MRI，还可以用功能神经影像学来进行评估，常用于意识障碍程度鉴别的功能神经影像学技术有功能核磁共振(functional magnetic resonance imaging, fMRI)、正电子发射计算机体层显像(positron emission tomography and computed tomography, PET/CT)等[12]。

近年来新兴的功能性近红外光谱技术(functional near-infrared spectroscopy,fNIRS)也被用于意识障碍的评定,fNIRS是一种新型无创脑功能检测新技术,未来有望在脑损伤后的意识障碍评估中发挥作用,评估患者在运动、认知等方面功能障碍的预后。目前fNIRS在脑损伤后意识障碍的研究较少,以病例报道为主[13]。fNIRS的便携性好、抗干扰能力强,但是fNIRS在检测时,需要探头与颅骨接触,因此不适用于部分颅骨缺损的脑损伤患儿。

(四) 认知障碍评定

颅脑损伤时大脑皮质常常受累,因而可出现各种认知功能障碍,如意识的改变、记忆障碍、听力理解异常、空间辨别障得、智力障碍等,其表现随损伤部位的不同而有所差别。

认知功能障碍导致颅脑损伤患儿生活与社会适应障碍。认知障碍不仅在颅脑损伤患儿中相当常见,而且往往影响到其他功能障碍的康复治疗效果,因此认知功能障碍常常成为颅脑损伤患者康复中的重要问题,在颅脑损伤患儿中,进行认知障碍的评定有特别重要的意义。在临床上儿童颅脑损伤认知评估常用以下3个量表。

1. 韦氏智力量表(Wechsler intelligence scale,WIS) WIS是临床评估中最常用的智力测验量表,用于儿童的WIS包括2种:韦氏幼儿智力量表(Wechsler preschool and primary scale of intelligence,WPPSI)第4版,适用于2岁6个月~6岁11个月的儿童;韦氏儿童智力量表(Wechsler inteligence scale for children,WISC)第4版,适用于6~16岁的儿童。由于其便于测量各种智力因素,在临床中常应用于儿童智力测验。将对儿童智力的测量进一步细分到言语理解、知觉推理、工作记忆和加工速度四大更为具体的认知领域,使其不仅能够提供展现一般智力能力的总智商,还可以提供展现特殊认知领域智力功能的合成分数,为临床工作人员的分析和判断提供了更精确更具体的信息,使儿童能得到更具针对性的训练,发挥其最大潜能[14-16]。

2. 格塞尔发育量表(Gesell development schedules,GDS) GDS 适用于 0~6 岁儿童,以适应性、大运动、精细运动、语言、个人 - 社交 5 大能区来评定儿童的神经运动整体性、功能的成熟度及智力发展的潜能。其检查内容包括:①应人能力:测试儿童对周围人的应答能力和料理自己生活的能力;②应物能力:测试儿童看物、摘物和绘画等能力;③言语能力:测试儿童听、理解和言语能力;④动作能力:测试儿童坐、步行和跳跃的能力,结果以发育商数评估儿童的发育水平。格塞尔认为,所观察到的发育现象反映了中枢神经系统的成熟程序,这一理论受到各方面的肯定。GDS 具有临床诊断价值,不仅适用于测量儿童的发育水平,而且比其他量表更适用于伤残儿,被认为是婴幼儿智能测试的经典方法[17]。

3. Griffiths 发育评估量表(Griffiths mental development scales,GMDS) Griffiths 发育评估量表是由英国心理学家 Ruth Griffiths 创立,评估 0~8 岁儿童行为发育情况的量表,自 1970 年 GMDS 发表以来,世界各地的医疗机构陆续采用了这套评估工具,并在医疗实践过程中体现出了优异的信度、效度和反应度,逐步成为全球儿童发育评估的黄金标准和诊断工具之一。Griffiths 发育评估量表中文版(GMDS-C)的评估内容包括 6 个领域:领域 A:运动,该领域测试儿童的运动技能,包括平衡性和协调控制动作的能力。领域 B:个人 - 社会,该领域评估儿童日常生活的熟练性、独立程度和与其他儿童的交往能力。领域 C:语言,该领域测试儿童接受和表达语言的能力,测试的项目包括与儿童年龄相对应的活动,如说出物体的颜色和名称,重复话语以及描述一幅图画并回答一系列关于内容的相同点、不同点的问题等。领域 D:手眼协调,该领域评估儿童精细运动的技巧,手部灵巧性和视觉追踪能力。领域 E:表现,该领域测试儿童视觉空间能力,包括工作的速度及准确性。领域 F:实际推理,该领域评估儿童实际解决问题的能力、对数学基本概念的理解及有关道德和顺序问题的理解[18,19]。

(五) 预后评估

颅脑损伤的预后主要受伤情严重程度、脑损伤的性质与部位等影响，但也与患者受伤至接受治疗的时间、临床与康复治疗的技术水平等因素有关。脑损伤的伤情不同，临床与康复处理不同，其最终的结局可以完全不同。此外，颅脑损伤的预后还与家庭和社会的支持、患者的年龄、身体状况及对康复治疗的配合程度等众多因素有关。系统、规范的康复治疗以及良好的家庭与社会支持对颅脑损伤患者的预后有较大的影响。

在进行颅脑损伤患者的结局评定时，除神经学表现外，更重要的是要考虑到患者的功能表现，如生活自理能力、恢复工作、学习能力等。评价儿童颅脑损伤患者的治疗结局，临床上常使用格拉斯哥预后量表(Glasgow outcome scale，GOS)(表 3-5)[8]，该量表于 1975 年制定，已被国际学术界普遍采纳。GOS 根据患者是否恢复工作、学习、生活自理能力，将颅脑损伤患者的恢复及结局分为死亡、植物状态、严重残疾、中度残疾、恢复良好 5 个等级。

表 3-5 格拉斯哥预后量表(GOS)

分级	标准	
1	死亡	
2	植物状态	无意识，有心跳和呼吸，偶有睁眼、吸吮、哈欠等局部运动反应
3	严重残疾	有意识，但认知、言语和躯体运动有严重残疾，24 小时均需他人照料
4	中度残疾	有认知、行为、性格障碍；有轻度偏瘫、共济失调、言语困难等残疾，在日常生活、家庭与社会活动中尚能勉强独立(自理)
5	恢复良好	能重新进入正常社交生活，并能恢复工作、就学，但可有各种轻度后遗症

五、其他相关功能障碍评定

颅脑损伤后还可能出现肌力/肌张力异常、行为障碍、语言障碍、吞咽功能障碍、情绪障碍等，相应的肌力评定、肌张力评定、关节活动度的评定、日常生活活动能力、语言障碍评定、吞咽功能评定详见其他章节介绍，本章节仅做简要描述。

1. 运动障碍的管理　颅脑损伤可致痉挛、偏瘫、共济失调、手足徐动等运动障碍，它们的评定与脑卒中或者脑性瘫痪所致运动障碍的评定相似。

2. 肌力评定　推荐徒手肌力检查，常用推荐量表为英国医学研究学会（Medical Research Council，MRC）量表。

3. 肌张力评定　推荐采用改良 Ashworth 量表（Modified Ashworth Scale，MAS）[20]。

4. 关节活动度评定　推荐采用关节活动测量仪进行主动和/或被动关节活动度评定。

5. 日常生活活动能力评定　颅脑损伤患者因存在运动、认知、语言等功能障碍，经常导致日常生活能力下降，常用的量表有改良 Barth 指数（modified Barth index，MBI）、儿童功能性独立性评定（functional independence measure for children，Wee-FIM）、残疾儿童能力评定量表中文版（Chinese version of pediatric evaluation of disability inventory，PEDI）。

6. 语言障碍评定　颅脑损伤患儿语言功能评定常采用 S-S 语言发育迟缓检查法，构音障碍评定常采用 Frenchay 构音障碍评定法。

7. 吞咽功能评定　对存在意识障碍、气管切开患儿误吸风险的评定，主要通过对吞咽器官或咽反射等检查间接反映，或进行染料测试；意识清楚的患儿可进一步通过各种方法评估进食与吞咽能力，如洼田饮水测试、改良曼恩吞咽能力评估量表、反复唾液吞咽试验、分级饮水试验等。吞咽 X 线造影录像、内镜、食管动力学检查等常被选择性采用。推荐采用标准化软管内镜吞咽功能检查来判断颅脑损伤患儿是否可拔除气管套管,但由于患儿主动配合度欠佳,应用比较有限。

8. 其他功能障碍评定 部分颅脑损伤患儿还可能涉及以下功能障碍或损伤,如感觉障碍,脑神经损伤(如面神经、前庭蜗神经、动眼神经、滑车神经、外展神经、视神经),迟发性癫痫等。

(贾光素 杨茂巍 李小利 肖 农)

参考文献

1. DANG B, CHEN W, HE W, et al. Rehabilitation treatment and progress of traumatic brain injury dysfunction. Neural plasticity, 2017, 2017: 1582182.
2. JIANG JY, GAO GY, FENG JF, et al. Traumatic brain injury in China. The Lancet. Neurology, 2019, 18 (3): 286-295.
3. AUSTIN CA, SLOMINE BS, DEMATT EJ, et al. Time to follow commands remains the most useful injury severity variable for predicting WeeFIM® scores 1 year after paediatric TBI. Brain injury, 2013, 27 (9): 1056-1062.
4. GIACINO JT, KATZ DI, SCHIFF ND, et al. Practice guideline update recommendations summary: disorders of consciousness. Archives of Physical Medicine and Rehabilitation, 2018, 99 (9): 1699-1709.
5. 中国医师协会神经修复专业委员会意识障碍与促醒学组. 慢性意识障碍诊断与治疗中国专家共识. 中华神经医学杂志, 2020, 19 (10): 977-982.
6. KONDZIELLA D, BENDER A, DISERENS K, et al. European Academy of Neurology guideline on the diagnosis of coma and other disorders of consciousness. European journal of neurology, 2020, 27 (5): 741-756.
7. 杨艺, 何江弘, 徐如祥. 儿童意识障碍治疗的研究现状及进展. 中华神经医学杂志, 2019 (6): 644-664.
8. PANGILINAN PH, GIACOLETTI-ARGENTO A, SHELLHAAS R, et al. Neuropharmacology in pediatric brain injury: A review. PM&R, 2010, 2 (12): 1127-1140.
9. MAAS AIR, MENON DK, MANLEY GT, et al. Traumatic brain injury: progress and challenges in prevention, clinical care, and research. Lancet Neurol. 2022; 21 (11): 1004-1060.
10. DAVIES PL, CHANG WP, GAVIN WJ. Middle and late latency ERP components discriminate between adults, typical children, and children with sensory processing

disorders. Frontiers in integrative neuroscience, 2010, 4: 16.

11. VANHAUDENHUYSE A, LAUREYS S, PERRIN F. Cognitive event-related potentials in comatose and post-comatose states. Neurocritical care, 2008, 8 (2): 262-270.
12. 吴毅. 脑损伤后意识障碍患者脑功能康复评估和临床康复处理. 中国康复医学杂志, 2021, 36 (5): 511-513.
13. KEMPNY AM, JAMES L, YELDEN K, et al. Functional near infrared spectropy as a probe of brain function in people with prolonged disorders of consciousness. Neuroimage Clin, 2016, 12: 312-319.
14. 陈琳. 韦氏儿童智力量表 (中文第 4 版) 在特殊儿童评估中的应用. 现代特殊教育, 2016, 291 (12): 32-35.
15. COCESKI M, HOCKING DR, ABU-RAYYA HM, et al. WISC-V motor-free cognitive profile and predictive factors in adolescents with cerebral palsy. Research in Developmental Disabilities, 2021, 113: 103934.
16. MACALLISTER WS, MAIMAN M, VASSERMAN M, et al. The WISC-V in children and adolescents with epilepsy. Child neuropsychology, 2019, 25 (7): 992-1002.
17. 胡继红, 王跑球, 张惠佳, 等. 363 例脑瘫患儿 Gesell 发育量表测试结果分析. 中国康复理论与实践, 2007 (12): 1108-1109.
18. TSO WWY, WONG VCN, XIA X, et al. The Griffiths Development Scales-Chinese (GDS-C): A cross-cultural comparison of developmental trajectories between Chinese and British children. Child: care, health and development, 2018, 44 (3): 378-383.
19. 毛正欢, 杜瑜, 王慧, 等. Griffiths 发育评估量表- 中文版在注意缺陷多动障碍儿童中的发展水平结构模式分析. 中国实用儿科杂志, 2020, 35 (11): 896-900.
20. 倪莹莹, 王首红, 宋为群, 等. 神经重症康复中国专家共识 (上). 中国康复医学杂志, 2018, 33 (1): 7-14.

第四章

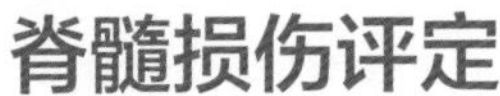

脊髓损伤评定

一、概述

脊髓损伤（spinal cord injury，SCI）是一种高度致残性疾病，是指由各种原因导致椎管内神经结构（包括脊髓和神经根）及其功能的损害，出现损伤水平以下脊髓功能（运动、感觉、反射等）障碍，是一种严重致残性的创伤。根据致病因素分创伤性和非创伤性两大类[1]。创伤性脊髓损伤也称外伤性脊髓损伤，主要是由于外伤导致脊髓神经损伤平面以下的感觉和运动功能部分或全部障碍，使患者丧失部分或全部活动、生活自理和工作能力。非创伤性损伤主要包括先天性脊柱畸形、脊柱肿瘤和脊髓炎。先天性脊柱畸形是在胚胎发育过程中形成的脊索和髓节发育异常，通常伴有其他脏器的发育畸形，常见的有脊柱裂、脊柱侧后凸、退变性脊柱畸形等[2]。脊柱肿瘤主要是指由脊髓、脊神经根、脊膜、脂肪组织、血管、先天性残余组织等发生的肿瘤，如转移到椎管内，是脊髓和马尾神经受压的重要原因之一[3]。脊髓炎主要是指由感染或毒素侵及脊髓所致的非特异性脊髓炎症。儿童常见的脊髓损伤主要是由外伤、先天性脊柱畸形、脊髓炎或脊髓肿瘤等原因所导致。

外伤性脊髓损伤最常见原因是闭合性钝性外伤，最容易受伤的节段为 $C_{3\sim7}$、中胸段 $T_{4\sim7}$ 和胸腰段 $T_{10}\sim L_2$，且完全性损伤占比较高。在临床急救中怀疑脊髓损伤时应立即制动并稳定体位，保持受伤时的姿势制动和搬运，保持伤员平卧位制动搬运，防止体位变化而导致脊髓二次损伤。在脊髓损伤早期,药物治疗是核心,以减轻脊髓损伤后的继发损害。目前临床中常用的药物包括类固醇激素、渗透性利尿药物等。

先天性脊柱畸形是指在胚胎发育过程中形成的脊索和髓节发育异常。临床常见的有脊柱裂、脊柱侧凸和后凸、退变性脊柱畸形。脊柱裂主要是由于脊椎管没有完全闭合,椎管向背侧开放,以骶尾部多见,可同时发生脊柱弯曲和足部畸形。根据椎管内有无膨出分为显性脊柱裂和隐性脊柱裂。隐性脊柱裂很少导致神经损伤,产生足部畸形的可能性相对较小;显性脊柱裂多有神经损害,足部畸形可能性大,其损害神经主要是由于脊髓神经与椎管内外组织粘连,脊柱骨的生长速度快于脊髓,随着孩子年龄增长,神经组织受到牵拉引起支配的小腿肌肉麻痹,肌力失衡,同时导致足部畸形。

脊柱肿瘤是指由脊髓、脊神经根、脊膜、脂肪组织、血管、先天性残余组织等发生的肿瘤。脊髓肿瘤可发生于脊椎的任何节段,以胸段脊髓发生率较高。其临床表现主要有疼痛、感觉障碍、运动障碍、反射异常、自主神经功能障碍等。

非创伤性脊髓炎指由非外伤性因素如感染或毒素侵及脊髓所致的非特异性脊髓炎症。脊髓炎大多为感染所引起的自身免疫反应,或因中毒、过敏等原因所致的脊髓炎症。根据起病形式可分为急性、亚急性和慢性,急性脊髓炎以上胸段和下颈段脊髓损害最为常见。脊髓炎主要表现为三大功能障碍:运动障碍、感觉障碍和自主神经功能障碍。

另外,在临床中有以下几种常见的综合征:中央综合征、Brown-Sequard 综合征、前柱综合征、马尾综合征和圆锥综合征。中央综合征是最常见的临床综合征,常见于颈椎病患者发生过伸损伤时,可伴或不伴骨折和脱位。临床主要表现为不完全损伤,上肢无力重于下肢。Brown-Sequard 综合征多见于刀刺伤,其最有代表性的表现为单纯的脊髓半切,导致同侧损伤平面及以下本体感觉、振动觉和运动控制丧失,对侧痛觉和温觉丧失。前柱综合征在临床中较少见,主要表现为损伤平面及以下运动功能、痛觉和温觉功能丧失,而轻触觉和关节位置觉有所保留。马尾综合征主要涉及马尾部腰骶神经根,而脊髓本身可能无损伤;神经根损伤为下运动神经元损伤,常导致下肢软瘫及肠道和膀胱无反射;感觉受损程度类似,且感觉功能可以消失或部分保留,骶反射即球海绵体反射和肛门反射可消失。圆锥综合征的临床表现与马尾综合征类似,但损伤位置更高,常见于胸腰段骨损伤;根据损伤的平面不同,损伤类型可以同时具有上运动神经元损伤和下运动神经元损伤的表现。在临床中某些病例圆锥综合征很难与马尾综合征区分。

二、康复评定

(一) 临床评定

1. 实验室检查 主要包括血常规、尿常规、生化指标、病原学检查等。

2. 影像学检查 主要包括 X 线、CT、MRI、骨密度、超声、静脉尿路造影、尿动力学检查、下肢静脉彩超等。

3. 心肺功能评估 包括评估患儿有无肺部感染、呼吸功能、辅助呼吸肌和咳嗽力度等情况。

4. 人体形态学测量 主要评估身高、体重、胸围、腹围、上下肢周径、上下肢肢体长度等。

5. 关节活动度测量 早期重点测量四肢关节主、被动活动度,不测脊柱屈伸和旋转。

6. 肌肉力量测定 通常采用徒手肌力检查(MMT)测定,早期也不做躯干屈伸检查,躯干邻近部位不施加抵抗,注意避免代偿运动及痉挛等因素的影响。

7. 肌张力评定 通常采用改良 Ashworth 分级法评定,参见表 2-12。

8. 反射检查 包括浅反射、深反射和病理反射。

9. 平衡功能检查 主要包括静态平衡、动态平衡和反应性平衡。

静态平衡是指身体不动时，维持身体于某种姿势的能力。动态平衡是指运动过程中调整和控制身体姿势稳定性的能力，反映了人体随意运动控制的水平。反应性平衡是指当身体受到外力干扰而使平衡受到威胁时，人体做出保护性调整反应以维持或建立新的平衡，如保护性伸展反应、迈步反应等。在儿童脊髓损伤患者中常用儿童版 Berg 平衡量表来评估患儿的平衡功能，该量表将平衡功能从易到难分为 14 项，根据患儿完成质量，将每评定项目均分为 0、1、2、3、4 五个功能等级予以计分。儿童版与成人版相比评估内容是不变的，但在评分标准和测评工具有少量的变化，检查工具包括秒表、尺子、椅子、小板凳、黑板擦和台阶(表 4-1)。

表 4-1 儿童版 Berg 平衡量表

检查序号	评定内容
1	从坐位站起
2*	无支持站立(不用扶手，独站 30 秒)
3*	无支持坐位(双臂交叉抱拢坐 30 秒)
4	从站立位坐下
5	转移
6	闭目站立
7*	双脚并拢站立(不用手扶，双脚并拢站立 30 秒)
8	上肢向前伸展并向前移动
9*	从地面拾起物品(拾起放在脚前面的黑板擦)
10	转身向后看
11	转身 360°
12	将一只脚放在凳子上
13	两脚一前一后站立
14	单腿站立

注：* 修改内容，项目 2、3、7 主要表现为站坐时间缩短，项目 9 表现为拾起内容有所变化。

10. 疼痛评定 疼痛是脊髓损伤的主要并发症，并被视为与神经损伤相关的最严重的并发症之一。因此主要评估包括疼痛部位、性质、程度、加重或缓解因素。临床中常用视觉评分法，在纸或尺上画 10cm 长的直线，按 1cm 间隔画格，直线左端表示无痛，右端表示剧痛。目测后在直线上用手指，根据受检测者手指指定的刻度，确定疼痛的程度。同时对于婴幼儿可采用笑脸疼痛评估法[4]。

11. 压疮评估 应记录部位、面积和深度。

（二）损伤评定

对于脊髓损伤水平的评定通常参照美国脊柱损伤协会（American Spinal Injury Association，ASIA）制定的《脊椎损伤神经学分类国际标准》，目前最新版为 2019 年修订并发布的《脊椎损伤神经学分类国际标准》，主要评估运动损伤平面、感觉损伤平面、神经损伤平面、ASIA 残损分级等。

1. 运动损伤评定

(1) ASIA 运动关键肌评定：采用 MMT 法测定肌力，通过检查 10 对肌节（C_5~T_1 及 L_2~S_1）对应的肌肉功能来完成。推荐每块肌肉的检查应按照从上到下的顺序，使用标准的仰卧位及标准的肌肉固定方法。得分与测得的肌力级别相同，分为 0~5 分不等，每侧最高得分 50 分，共 100 分，评分越高肌肉功能越佳。某些因关节挛缩导致 ROM 受限大于正常值的 50%，则肌力检查可以参照 0~5 分的分级方法，如 ROM 小于正常的 50%，则应记录为 "NT"。根据 2019 修订版将所有由非脊髓损伤因素导致的肌力异常或无法检查标注为 0*、1*、2*、3*、4* 和 NT*[5]。在测试过程中对脊柱不稳的患者进行 MMT 时要小心，特别是对 T_8 以下怀疑急性创伤的患者，髋主动或被动屈曲均不应超过 90°，以减少对腰椎的后凸应力。检测时应保持等长收缩并单侧检查，这样对侧髋部就可以保持伸展位以稳定骨盆。ASIA 运动关键肌及对应神经阶段肌肉力量检查方法如表 4-2 所示，肌力评定标准如表 4-3 所示，测试方法如视频 4-1 所示。

视频 4-1 脊髓损伤关键肌肌力评定

表 4-2 ASIA 运动关键肌肌力检查方法

神经节段	关键肌	肌力等级	患者体位	检查者姿势	指导语	患者运动
C_5	肘屈肌(肱二头肌,肱肌)	3	肩关节处于中立位,肘关节伸展,前臂旋后,腕关节处于中立位	一手支撑腕部	弯曲你的肘部,尽可能用你的手去摸你的鼻子	患者试图完成肘关节全范围的屈曲活动
		4、5	肩关节处于中立位,肘关节屈曲至90°,前臂完全旋后	一手放于肩部,一手抓住手腕掌侧,向肘部伸展方向用力	保持住你的手臂,不要让我移动它	患者抵抗检查者的拉动,并试图保持肘部弯曲90°
		2	肩关节处于中立位,前臂位于腹部上方,脐下方。肘关节屈曲30°。前臂和手腕处于中立位	一手支撑腕部	弯曲你的肘部,尽可能用你的手去摸你的鼻子	患者试图完成肘关节全范围的屈曲活动
		0、1	肩关节处于中立位,前臂位于腹部上方、脐下方。肘关节屈曲30°。前臂和手腕处于中立位	一手支撑前臂,另一手触摸肘窝的肱二头肌肌腱,或观察肱二头肌有无收缩	弯曲你的肘部,尽可能用你的手去摸你的鼻子	患者试图完成肘关节全范围的屈曲活动

续表

神经节段	关键肌	肌力等级	患者体位	检查者姿势	指导语	患者运动
C_6	腕伸肌群(桡侧腕长伸肌,桡侧腕短伸肌)	3	肩关节处于中立位,肘关节伸展,前臂旋前,腕关节屈曲	一手支撑前臂远端,使腕关节完全处于屈曲位	手腕向上弯曲,让你的手指指向天花板	患者试图通过全范围运动来伸展手腕
		4、5	肩关节处于中立位,肘关节伸展,前臂旋前,腕关节背伸	一手抓住前臂远端稳定手腕。一手向下向掌骨施加压力,使其弯曲和向尺侧偏移。注意施加的力应该向腕尺侧倾斜,而不是直接向下	举起你的手腕,别让我推下去	患者抵抗检查者的阻力,并试图将手腕保持在完全伸展的位置
		2	肩关节处于中立位,肘关节伸展,前臂处于中立位,腕关节屈曲	固定前臂远端	向后弯曲手腕	患者试图通过全范围运动来伸展手腕
		0、1	肩关节处于中立位,肘关节伸展,前臂处于中立位,腕关节屈曲	一手在前臂远端桡侧触诊手桡侧腕伸肌是否有肌肉收缩	向后弯曲手腕	患者试图通过全范围运动来伸展手腕

续表

神经节段	关键肌	肌力等级	患者体位	检查者姿势	指导语	患者运动
C_7	肘伸肌群(肱三头肌)	3	肩关节前屈90°,肘关节完全弯曲,手掌放于耳朵旁	一手支撑上臂	伸直手臂	患者试图完成全范围手臂伸展活动
		4、5	肩关节前屈90°,肘关节屈曲45°	一手支撑上臂,一手抓住手腕,在屈肘方向上对前臂远端施加阻力	保持这个姿势,别让我弯你的胳膊肘	患者抵抗检查者的压力,并试图保持肘关节屈曲45°
		2	肩关节前屈、内收内旋,前臂置于腹部上方,前臂处于中立位,肘关节完全屈曲	检查者一手支撑患者的手臂	伸直手臂	患者试图完成全范围手臂伸展活动
		0、1	肩关节前屈、内收内旋,前臂置于腹部上方,前臂处于中立位,肘关节屈曲30°	一手支撑手臂,一手放于鹰嘴处,触摸和观察肱三头是否有收缩	伸直手臂	患者试图完全伸展肘部

续表

神经节段	关键肌	肌力等级	患者体位	检查者姿势	指导语	患者运动
C_8	指屈肌群(指深屈肌)	3	肩关节处于中立位，肘关节伸展，前臂完全旋后，腕关节处于中立位，掌指关节(MCP)和近端指间关节(PIP)处于伸展位	用双手抓住患者的手，固定手腕，保持中立位，同时固定MCP和PIP处于伸展位，同时隔离中指进行测试	弯曲你的中指尖	患者尝试屈曲远端指间关节(DIP)的全范围活动
		4、5	肩关节处于中立位，肘关节伸展，前臂完全旋后，腕关节处于中立位，MCP和PIP处于伸展位，DIP处于完全屈曲位	稳定手腕、MCP和PIP关节，用指尖或拇指压在患者中指末节指骨上	保持指尖这种弯曲的姿势，别让我动它	患者试图保持DIP关节完全屈曲的位置，并抵抗检查者在手指伸出方向施加的压力
		0、1、2	肩关节处于中立位，肘关节伸展，前臂旋前，腕关节处于中立位，MCP和PIP处于伸展位	手腕稳定在中立位，将MCP和PIP关节伸展，一手触摸或观察指长屈肌是否有收缩或完成全范围活动	弯曲你的中指尖	患者尝试屈曲DIP的全范围活动

续表

神经节段	关键肌	肌力等级	患者体位	检查者姿势	指导语	患者运动
T_1	指外展肌群(小指外展肌)	3	肩关节内旋内收屈曲15°,肘关节屈曲90°,前臂内旋,腕关节处于中立位	支撑患者的手,注意确保MCP关节稳定,防止过伸	让你的小指向上运动移开无名指	患者尝试在整个活动范围内外展小指
		4、5	肩关节内旋内收屈曲15°,肘关节屈曲90°,前臂内旋,腕关节处于中立位,外展完全外展	支撑患者的手,注意确保MCP关节稳定,防止过伸,用示指按压患者远端指骨一侧	把小指和无名指分开,别让我把它推下去	检查者对远端指骨一侧施加推力,患者试图抵抗检查者的力量并保持小指完全外展
		0、1、2	肩关节中立位,肘关节伸展,前臂内旋,腕关节处于中立位,MCP关节稳定	通过轻轻按压手背,使手腕背侧和手稳定,确保MCP关节稳定,防止过伸。触诊指小外展肌,观察肌腹运动	把你的小指从无名指向外移开	患者尝试在整个活动范围内外展小指

续表

神经节段	关键肌	肌力等级	患者体位	检查者姿势	指导语	患者运动
L_2	屈髋肌群(髂腰肌)	3	髋关节和膝关节均屈曲 15°	支撑远端大腿和腿的背侧，注意在检查急性胸腰椎损伤时，由于腰椎后凸压力，不允许屈曲超过 90°	把膝盖抬到胸部，尽量不要把脚拖到检查台上	患者尝试屈曲髋关节至 90°
		4、5	髋关节弯曲 90°，膝盖放松	检查者一手固定髂前上棘，另一手放在大腿前远端膝盖上方，向髋部伸展方向施加压力	膝盖保持这个姿势，别让我推下去	患者试图抵抗检查者的推动，并保持髋部弯曲 90°
		2	将患者置于无重力位，髋关节外旋、屈曲 45°，膝关节屈曲 90°	支撑腿	试着把你的膝盖向外移，或试着把你的大腿向身体的一侧弯曲	患者试图在髋屈曲时进行全范围的运动
		0、1	髋关节和膝关节均屈曲 15°	支撑大腿以消除摩擦，同时触摸较浅的髋屈肌，判断有无肌肉收缩	将你的膝盖尽可能地抬向你的胸部	患者试图弯曲髋部

续表

神经节段	关键肌	肌力等级	患者体位	检查者姿势	指导语	患者运动
L_3	膝伸肌群(股四头肌)	3	髋关节屈曲15°,膝关节屈曲30°	一手臂置于被测膝盖下方,使膝关节屈曲30°	伸直你的膝盖	患者试图完成全范围膝关节伸直运动
		4、5	髋、膝关节均屈曲15°	一手臂置于被试膝盖下方,另一手放于脚踝近端	保持这个姿势,别让我把你膝关节屈曲	检查者向下用力使膝关节屈曲,患者试着保持膝关节屈曲15°
		2	髋关节外旋、屈曲45°,膝关节屈曲90°	支撑大腿远端和腿部	伸直你的膝盖	患者试图进行全范围的活动
		0、1	髋、膝关节均屈曲15°	一手支撑腿,一手触摸髌腱或股四头肌腹部	伸直你的膝盖	患者试图伸直膝盖
L_4	踝背伸肌群(胫前肌)	3	髋膝关节轻微屈曲	一手放于被测腿膝盖下方	脚趾向上拉向头部,踝关节背屈	患者通过尝试来完成全范围踝背屈
		4、5	髋膝关节轻微屈曲,踝关节完全背屈	一手放于被测腿膝盖下方,将另一手放在足背,沿跖屈方向向下施加压力	保持脚踝在这个位置,别让我推下去	患者试图抵抗检查者并保持踝关节完全背屈

续表

神经节段	关键肌	肌力等级	患者体位	检查者姿势	指导语	患者运动
L_4	踝背伸肌群(胫前肌)	2	髋关节外旋、外展45°,膝关节屈曲,踝完全跖屈	一手支撑腿	向上抬起脚趾,让踝关节背屈	患者通过尝试来完成全范围踝背屈
		0、1	髋关节处于中立位,膝关节伸展,踝关节轻微背屈	触摸小腿近端胫骨前肌肌腹或肌腱部	向上抬起脚趾,让踝关节背屈	患者试图踝关节背屈
L_5	足踇长伸肌群(足踇长伸肌)	3	髋关节处于中立位,膝关节完全伸展	站于患者旁边,一手握住脚	抬起你的踇趾朝向你的膝盖	患者尝试全范围活动踇趾
		4、5	髋关节处于中立位,膝关节完全伸展,踇趾完全伸展	将拇指放在踇趾远端趾骨上,在脚趾屈曲方向向下施加压力	保持脚趾向上抬起,别让我把它推下去	患者试图抵抗检查者并保持踇趾完全伸展
		2	髋关节外旋、外展45°,膝关节屈曲,踝关节和踇趾处于放松位	支撑腿	将你的踇趾向膝盖方向向上抬起	患者尝试通过全范围活动来伸展踇趾
		0、1	髋关节处于中立位,膝关节伸展	一手放在踝关节处,一手触摸足踇长伸肌肌腱,观察其功能	向膝盖方向抬起你的踇趾	患者试图伸展踇趾

续表

神经节段	关键肌	肌力等级	患者体位	检查者姿势	指导语	患者运动
S_1	踝跖屈肌群(腓肠肌、比目鱼肌)	3	髋关节屈曲45°,膝关节屈曲,踝关节背屈	一手置于膝盖后面稳定腿部,另一手置于患者脚底下,此时患者足跟仍放于检查台上	用你的前脚掌使劲推我的手,同时抬起你的足跟	患者前脚掌推检查者的手并将足跟抬离检查台,完成全范围足趾屈运动
		4、5	髋关节屈曲45°,膝关节伸展,踝关节趾屈	一手放在远端小腿上,另一手抓住脚穿过跖骨的足底表面,在脚底向踝背屈方向施加压力	脚尖向下,别让我把脚推上去	检查者向踝背屈方向施加压力,患者试图通过保持足部和踝关节完全趾屈来抵抗检查者
		0、1、2	髋关节外旋、屈曲45°,膝关节屈曲	一手支撑小腿,另一手触摸腓肠肌肌腹或跟腱,或观察肌腹运动	像芭蕾舞演员一样,脚趾向下踩	患者试图通过全范围的运动使踝跖屈

表 4-3 Lovett 分级法评定标准

分级	评级标准
0	未触及肌肉的收缩
1	可触及肌肉的收缩，但不能引起关节活动
2	解除重力的影响，能完成全关节活动范围的运动
3	能抗重力完成全关节活动范围的运动，但不能抗阻力
4	能抗重力及轻度阻力，完成全关节活动范围的运动
5	能抗重力及最大阻力，完成全关节活动范围的运动

(2)运动平面的确定：运动平面指在身体两侧具有正常运动功能的最低脊髓节段，通过 10 对关键肌的检查确定肌力为 3 级及以上的最低关键肌，即代表运动平面，前提是代表其上节段的关键肌功能正常(5 级)。身体左右两侧可以不同，两者中的最高者为单个运动平面。对于徒手肌力检查无法检查的肌节，运动平面可参考感觉平面来确定[6]。

2. 感觉功能评定 感觉平面是指身体两侧具有正常感觉功能的最低脊髓节段，通常采用 ASIA 的感觉指数评分来评定感觉功能，主要检查身体两侧各自 28 个皮节的关键点(C_2~$S_{4\sim5}$)。每个关键点应分别检查 2 种感觉：轻触觉和针刺觉(锐 / 钝区分)，每个关键点的轻触觉和针刺觉分别以面颊部的正常感觉作为参照，并按 3 个等级分别评分，0 分表示感觉缺失，1 分表示感觉改变(部分减弱或感觉变化，包括感觉过敏)，2 分表示正常(与面颊部感觉一致)，NT 表示无法检查。轻触觉检查需要在患者闭眼或视觉遮挡的情况下，使用棉棒末端的细丝触碰皮肤，接触范围不超过 1cm。针刺觉(锐 / 钝区分)常用打开的一次性安全别针的两端进行检查：尖端检查锐觉，圆端检查钝觉。在检查针刺觉时，检查者应确定患者可以准确可靠地区分每个关键点的锐性和钝性感觉。如存在可疑情况，应以 10 次中 8 次正确为判定的标准，无法区分锐性和钝性感觉者(包括触碰时无感觉者)直接为 0 分。若锐 / 钝感知觉发生改变则为 1 分，这种情况下患者可以可靠地区分锐性和钝性感觉，但关键点的针刺程度不同于面部正常的针刺强度，其强度可以大于也可以小于面部感觉。同时，对于非脊髓损伤患者所导致的感觉消失、异常或无法检查时用 0*、1* 和 NT* 表示。每侧、每点、每种感觉最高为 2 分，每种感觉一侧最高为 56 分，左右两侧为 112 分。每种感觉得分之和最高可达 224 分，分数越高表示感觉越接近正常。ASIA 感觉关键点检查部位如表 4-4 和图 4-1~ 图 4-4 所示，测试流程如图 4-5、图 4-6 所示。

表 4-4　ASIA 感觉关键点检查部位

神经节段	检查部位
C_2	枕骨粗隆外侧至少 1cm（或耳后 3cm）
C_3	锁骨上窝（锁骨后方）且在锁骨中线上
C_4	肩锁关节顶部
C_5	肘前窝的外侧面（桡侧，肘横纹近端）
C_6	拇指近节背侧皮肤
C_7	中指近节背侧皮肤
C_8	小指近节背侧皮肤
T_1	肘前窝的内侧（尺侧，肱骨内上髁近端）
T_2	腋窝顶部
T_3	第 3 肋间
T_4	第 4 肋间隙（乳线）
T_5	第 5 肋间隙（在 T_4 与 T_6 之间）
T_6	第 6 肋间隙（胸骨剑突水平）
T_7	第 7 肋间隙（在 T_6 与 T_8 之间）

续表

神经节段	检查部位
T_8	第 8 肋间隙（在 T_6 与 T_{10} 之间）
T_9	第 9 肋间隙（在 T_8 与 T_{10} 之间）
T_{10}	第 10 肋间隙（脐）
T_{11}	在 T_{10} 及 T_{12} 之间
T_{12}	腹股沟韧带中点
L_1	在 T_{12} 与 L_2 连线中点处
L_2	大腿前内侧，腹股沟韧带中点（T_{12}）和股骨内侧髁连线中点处
L_3	股骨内髁
L_4	内踝
L_5	第 3 跖趾关节背侧
S_1	足跟外侧
S_2	腘窝中线
S_3	坐骨结节
$S_{4\sim5}$	肛门周围 1cm 范围内，皮肤黏膜交界处外侧（作为一个平面）

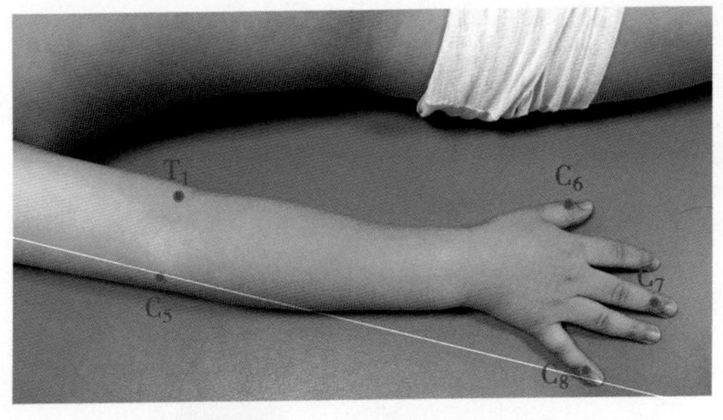

图 4-1　上肢感觉关键点

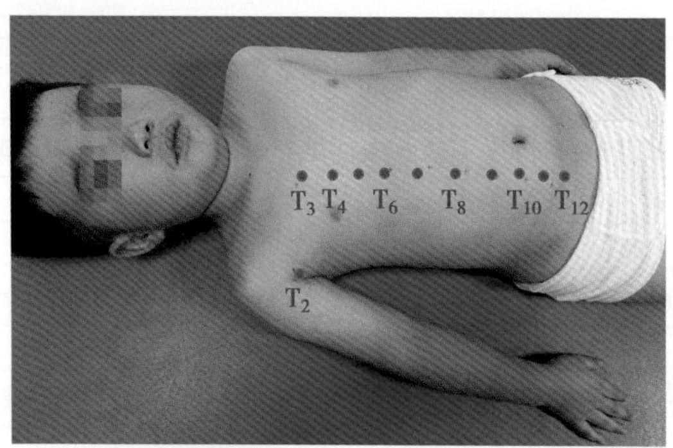

图 4-2　躯干感觉关键点

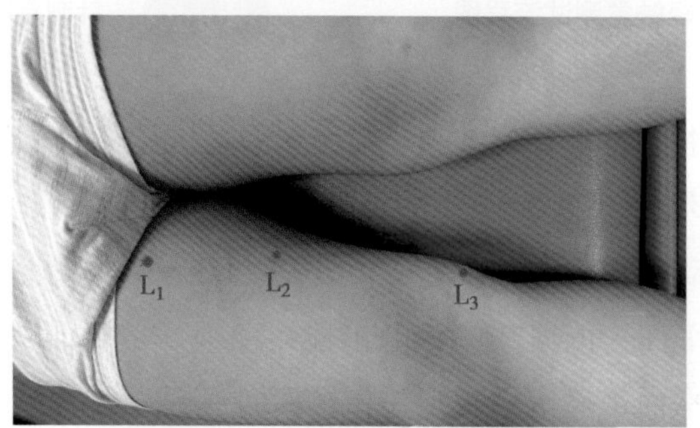

图 4-3　下肢前侧感觉关键点

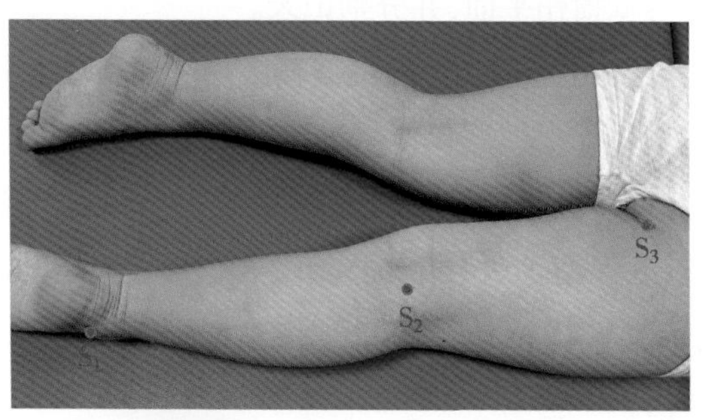

图 4-4　大腿后侧感觉关键点

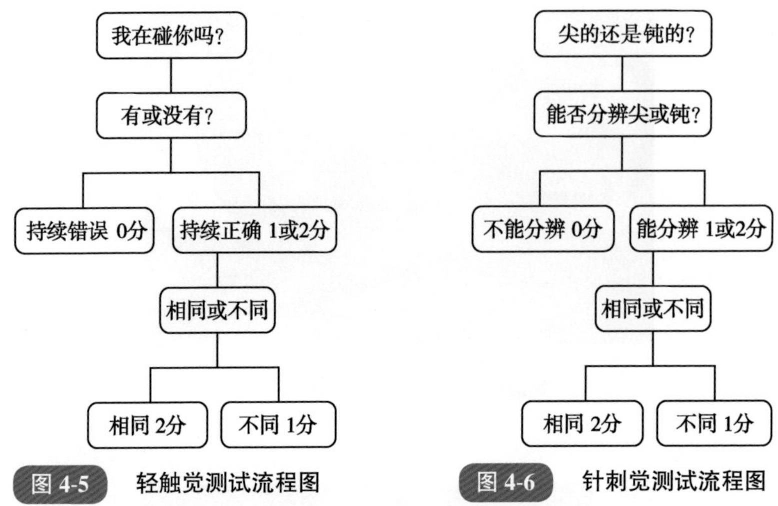

图 4-5 轻触觉测试流程图

图 4-6 针刺觉测试流程图

3. 神经损伤水平评定 神经损伤水平是指具有正常感觉功能的皮节平面和肌肉力量、能抗重力的肌节平面中的最低者,要求该平面以上的感觉和运动功能正常。确定其损伤平面时应注意脊髓损伤水平主要以运动损伤平面为依据,但 T_2~L_1 节段运动损伤平面难以确定,故主要以感觉损伤平面来确定。确定损伤平面时,该平面关键性的肌肉的肌力必须≥3 级,且该平面以上关键肌肌力必须为 5 级。损伤平面记录时由于身体两侧的损伤水平不一致,评定时需同时检查身体两侧的运动损伤平面和感觉损伤平面,并分别记录。

4. 损伤程度评定 损伤一般根据鞍区功能保留程度分为神经学完全损伤或不完全损伤。鞍区保留指查体发现最低段鞍区存在感觉或运动功能(即 $S_{4\sim5}$ 存在轻触觉或针刺觉,或存在肛门深压觉或肛门括约肌自主收缩)。鞍区保留消失(即最低骶段 $S_{4\sim5}$ 感觉和运动功能消失)即为完全损伤,而鞍区保留(即最低骶段 $S_{4\sim5}$ 感觉和 / 或运动功能)存在则为不完全损伤。

(1)ASIA 损伤分级(表 4-5)

表 4-5 ASIA 损伤分级

分级	损伤程度	临床表现
A	完全损伤	骶段 $S_{4\sim5}$ 无任何运动及感觉功能保留
B	不完全感觉损伤	神经平面以下,包括骶段 $S_{4\sim5}$ 存在感觉功能,但无任何运动功能
C	不完全运动损伤	神经平面以下有运动功能保留,一半以上的关键肌肌力<3 级
D	不完全运动损伤	神经平面以下有运动功能保留,一半以上的关键肌肌力 ≥ 3 级
E	正常	感觉和运动功能均正常

(2)Frankel 脊髓损伤分级(表 4-6)

表 4-6 Frankel 脊髓损伤分级

分级	功能状况
A	损伤平面以下深浅感觉完全消失,肌肉运动功能完全丧失
B	损伤平面以下运动功能完全消失,仅存某些(包括骶区)感觉
C	损伤平面以下仅保留部分运动功能,但残留的运动功能无实用价值
D	损伤平面以下保留有实用价值的运动功能,能活动下肢,在借助或不借助辅具时,很多患者可恢复步行能力
E	不存在肌力减低、感觉障碍、括约肌功能障碍等神经异常表现,可能存在异常病理反射

(3)部分保留带(ZPP): ZPP 仅适用于最低的 $S_{4\sim5}$ 感觉功能消失(无直肠深压觉、无轻触觉和针刺觉)或运动功能消失(无肛门括约肌自主收缩)的患者,指感觉和运动平面远端保留部分神经支配的皮节和肌节。若骶段感觉功能保留,则感觉 ZPP 不适用,需在检查表方框中

记录“NA”；如果存在肛门括约肌自主收缩，则运动ZPP不适用，需标记“NA”。ZPP的记录可以更加直观地体现不完全性损伤患者的功能状况。

（三）脊髓休克的评定

脊髓休克是脊髓损伤后临床表现的一个阶段，表现为损伤平面以下感觉、运动、括约肌功能及病理、生理反射均丧失的临床症候群。球海绵体反射是判断脊髓休克是否结束的指征之一，此反射消失为休克期，反射再出现表示脊髓休克结束。但仍需注意的是，正常人也有15%~30%不出现该反射，圆锥损伤时也不出现该反射。脊髓休克结束的另一项指征是损伤水平以下出现任何感觉、运动或肌张力升高或痉挛。

（四）日常生活能力评定

1. 四肢瘫痪指数 脊髓损伤、四肢瘫痪的患儿主要采用四肢瘫痪指数（quadriplegia index of function，QIF）进行日常生活能力评定。QIF是专门用于评定四肢瘫痪患者在康复过程中功能改善情况的量表，该量表共10项，总分100分，主要包括转移、梳洗、洗澡、进食、穿脱衣服、轮椅活动、床上活动等。

2. 脊髓独立性评定量表（spinal cord independence measure，SCIM） SCIM是一个专门用于评价脊髓损伤患者日常生活功能的残疾量表，其内容主要包括自理、呼吸和括约肌管理和活动等。SCIM是专门针对SCI患者开发的疾病特异性量表，针对性较强，灵敏度较高（表4-7）。

3. 改良Barthel指数 改良Barthel指数主要评估进食、床与轮椅转移、个人卫生、如厕、洗澡等10项个人技能，总分100分（表4-8）。评定结果：100分为正常；≥60分为生活基本自理，41~59分为中度功能障碍，生活需要帮助；21~40分为重度功能障碍，生活依赖明显；≤20分为生活完全依赖[7]。

表 4-7　SCIM 评定量表

序号	项目	评分标准
1	自我照顾(0~20分)	1. 进食(0~3分) 2. 沐浴　A. 上半身(0~3分); B. 下半身(0~3分) 3. 穿脱衣服　A. 上半身(0~4分)　B. 下半身(0~4分) 4. 修饰(0~3分)
2	呼吸和括约肌管理(0~40分)	5. 呼吸(0~10分) 6. 阔约肌管理　膀胱(0~15分) 7. 阔约肌管理　肠(0~10分) 8. 使用厕所(0~5分)
3	移动——室内和厕所内(0~40分)	9. 床上移动和预防压疮的活动(0~6分) 10. 床 - 椅转移(0~2分) 11. 轮椅 - 厕所 - 浴盆转移(0~2分) 12. 室内移动(0~8分) 13. 适度距离的移动　10~100m(0~8分) 14. 室外移动超过 100m(0~8分) 15. 上下楼梯(0~3分) 16. 转移:轮椅 - 汽车间转移(0~2分) 17. 转移:地面 - 轮椅间转移(0~1分)

表 4-8　改良 Barthel 指数评分量表

序号	项目	评分标准
1	进食	0分　较大和完全依赖 5分　需要部分帮助(夹菜、盛饭) 10分　全面自理
2	洗澡	0分　依赖 5分　自理
3	梳妆、洗漱	0分　依赖 5分　自理,能独立洗脸、梳头、刷牙、剃须
4	穿衣	0分　依赖 5分　需一半帮助 10分　自理,能系解纽扣,关、开拉锁和穿鞋等

续表

序号	项目	评分标准
5	控制大便	0分 昏迷或失禁 5分 偶尔失禁(每周<1次) 10分 能控制
6	控制小便	0分 昏迷或失禁或需要由他人导尿 5分 偶尔失禁(<1次/24h,>1次/周) 10分 能控制
7	上厕所	0分 依赖 5分 需要部分帮助 10分 自理
8	床椅转移	0分 完全依赖别人 5分 需要大量帮助(2人),能坐 10分 需要少量帮助(1人)或监督 15分 自理
9	行走	0分 不能走 5分 在轮椅上独立行动 10分 需1人帮助 15分 独自步行(可用辅助器具)
10	上下楼梯	0分 不能 5分 需帮助 10分 自理

4. 儿童功能独立性评定量表(pediatric functional independence measure,WeeFIM) 专门用于评定儿童在自理、移动以及认知三方面的独立状况,该量表适用于评定6个月~7岁患儿功能能力的独立情况,也可用于评定6个月~21岁的发育障碍者。WeeFIM共包括18项(表4-9),采用7分制标准(表4-10),与功能性独立测量量表成人版相同。

表 4-9　儿童功能独立性评定量表

自理	移动	认知
进食	转移：椅子 - 轮椅	理解
梳洗修饰	转移：厕所	表达
洗澡	转移：浴盆 - 淋浴室	社会交往
着装：上身	行进：步行 / 轮椅	问题解决
着装：下身	上下楼梯	记忆
如厕		
排尿控制		
排便控制		

表 4-10　儿童功能独立性评定量表评分标准

能力		得分	评分标准
独立	完全独立	7	不需修改或使用辅助工具；在合理的时间内完成；活动安全
	有条件的独立	6	活动能独立完成，但活动中需要使用辅助工具；或者需要比正常长的时间；或需要考虑安全保证问题
有条件的依赖	监护或准备	5	活动时需要帮助，帮助者与患者没有身体接触；帮助者给予的帮助为监护、提示或督促，或者帮助者仅需帮患者做准备工作或传递必要的用品，帮助穿戴矫形器等
	最小接触性身体的帮助	4	给患者的帮助限于轻触、患者在活动中所付出的努力 ≥ 75%
	中等量帮助	3	患者所需要的帮助多于轻触，但在完成活动的过程中，本人主动用力仍在 50%~74%
完全依赖	最大量帮助	2	患者主动用力完成活动的 25%~49%
	完全帮助	1	患者主动用力 <25%，或完全由别人帮助

最后为了便于更准确地记录检查结果，脊髓损伤神经学分类国际标准（international standards for neurological classification of spinal cord injury，ISNCSCI）不断进行修订，其检查表也进行了多次修订，于 2019 年 4 月 15 日 ASIA 发表该检查表的最新修订版本。

（李小利 贾光素 肖 农）

参考文献

1. 刘宏炜, 杜良杰, 李建军, 等. 创伤性脊柱脊髓损伤诊断与治疗专家共识 (2022 版). 中国老年健康医学, 2022, 20 (4): 6-9.
2. 肖农, 徐开寿. 儿童重症康复学. 北京: 人民卫生出版社, 2019.
3. 李建军, 杨明亮, 杨德刚, 等. 创伤性脊椎脊髓损伤评估、治疗与康复专家共识. 中国康复理论与实践, 2017, 3 (23): 274-287.
4. 李晓捷. 实用儿童康复医学. 2 版. 北京: 人民卫生出版社, 2016.
5. 康海琼, 周红俊, 等. 脊髓损伤神经学分类国际标准检查表 2019 版最新修订及解读. 中国康复理论与实践, 2019, 8 (25): 983-985.
6. American Spinal Injury Association. International standards for neurological classification of spinal cord injury. Atlanta: ASIA, 2019.
7. 恽晓平. 康复疗法评定学. 2 版. 北京: 华夏出版社, 2014.

第五章

周围神经损伤评定

第一节　吉兰 - 巴雷综合征评定

一、概述

吉兰 - 巴雷综合征（Guillain-Barré syndrome，GBS）是一类免疫介导的急性炎症性周围神经病。主要病变为多发神经根和周围神经炎症性脱髓鞘，也可累及脊髓、脊膜及脑部，临床特点以发展迅速的四肢对称性无力伴腱反射消失为主[1,2]。2019 年中国 GBS 诊治指南将 GBS 分为急性炎性脱髓鞘性多发神经根神经病（acute inflammatory demyelinating polyradiculoneuropathy，AIDP）、急性运动轴索性神经病（acute motor axonal neuropathy，AMAN）、急性运动感觉轴索性神经病（acute motor and sensory axonal neuropathy，AMSAN）、Miller-Fisher 综合征（Miller-Fisher syndrome，MFS）、急性泛自主神经病和急性感觉神经病（acute sensory neuropathy，ASN）等亚型[2]。

我国 GBS 的年发病率约为（1~4）/10 万，任何年龄、任何性别均可发病，男性略多于女性，多发于青壮年及儿童，4~6 岁较常见。GBS 发病前 4 周内常有上呼吸道或者消化道感染、疫苗接种等病史。GBS 常急性起病，单相病程，大部分患者在 2 周内达到高峰，几乎所有患者均在 4 周内达到高峰[2-4]。

GBS 的临床表现包括：①运动障碍：为常见主要症状，对称性迟缓性瘫痪，远端重于近端，重症患者可能出现呼吸肌麻痹；②感觉障碍：主观感觉异常，如神经根痛、皮肤感觉过敏等；③颅神经功能障碍：面神经麻痹，后组颅神经麻痹导致声音低哑、饮水呛咳、吞咽困难等；④自主神经功能障碍：多汗/少汗、血压增高、便秘、心律失常、霍纳综合征等。

二、康复评定

GBS康复评定包括运动功能评定、疼痛评定、全身多脏器功能状态评定、日常生活活动能力评定、预后评定等。

视频5-1 MRC肌力评定

（一）运动功能评定

1. 肌力评定 可采用徒手肌力检查（MMT）和MRC量表进行GBS肌力评定，2020年儿童和青少年GBS诊治指南推荐采用MRC量表（表5-1）进行GBS肌力评定[5,6]。MRC评定过程可参考视频5-1。

表5-1 MRC肌力评定量表

分级	描述
5	正常肌力
4	抗重力和阻力主动运动
3	抗重力但不能抗阻力的主动运动
2	去重力主动运动
1	有肌肉收缩
0	无肌肉收缩

2. Hughes评定量表 又称为GBS残疾量表（GBS disability scale，GDS），用于评定肢体运动功能以便了解神经肌肉损伤程度[7]。包括0~6七个等级评分（表5-2），其评分可判断病情程度，评分越高，病情较重。

表 5-2 Hughes 评定量表

评分	肢体运动功能
0	正常
1	轻微症状或体征，可以跑动，从事体力劳动
2	可独立行走 5m，不能从事体力劳动
3	借助拐杖或助行器支撑行走 5m
4	仅在床上或座椅上行动
5	需要辅助通气治疗
6	死亡

（二）疼痛评定

疼痛感受与个体主观性高度相关，根据不同年龄段儿童的认知及言语理解、表达能力的不同，选择的疼痛评估方法亦不同。

1. 学龄前期 该年龄段儿童言语表述能力差，抽象思维能力尚未发育成熟，对直观、图像的方法更易理解，可采用面部表情测量图、东安大略儿童医院疼痛评分、小儿疼痛问卷以及疼痛行为观察量表等。

2. 学龄期 学龄期儿童具有较好的认知及表达能力，能够很好地区分文字、语言等代表的疼痛严重程度，量化疼痛指数，视觉模拟量表是目前最常用、最敏感、可靠的疼痛评定方法，此外还有数字评分法以及 Wong-Baker 面部表情量表等。

（三）全身多脏器功能状态评定

全身多脏器功能评定包括心肺功能评定、吞咽功能评定等，可采用常见的心、肺、吞咽功能评定量表进行评定。

1. 心脏功能评定 心脏功能评定包括主观感觉分级、超声心动图以及心脏负荷运动试验。心脏负荷运动试验中最常用的是心电运动试验，包括平板试验、踏车试验、6 分钟步行试验等方法。

2. 肺功能评定 广义的肺功能评定包括狭义肺功能评定、呼吸功能评定、咳嗽能力评定等。其中狭义肺功能评定包括肺容积、肺通气量、运动气体代谢测定以及呼吸困难分级，如 Borg 呼吸困难量表等。

呼吸功能评定包括呼吸频率及节律、呼吸运动模式、胸廓活动度及对称性、呼吸肌评定、呼吸机使用情况评定等。

咳嗽能力评定包括咳嗽流速（PCF）、最大吸气压（MIP）及最大呼气压（MEP）。该方法简单便捷，可准确反应患儿的咳嗽能力，但对小年龄儿童，因配合度差，往往实施较困难。

3. 吞咽功能评定 可采用饮食能力分级系统（eating and drinking ability classification system，EDACS）对患儿进食吞咽功能的有效性和安全性进行评估。EDACS 共有 5 个级别，Ⅰ级为功能最高级，而Ⅴ级为功能最低级，该分级适用于 3 岁以上的患儿，对 3 岁以下患儿可采用幼儿版饮食能力分级系统（mini-manual ability classification system，Mini-MACS）。

临床上可采用反复唾液吞咽试验（repetitive saliva swallowing test，RSST）、洼田饮水试验（water swallowing test，WST）和简易吞咽激发试验（simple swallowing provocation test，SSPT）、咳嗽反射测试对吞咽功能进行筛查。

对于筛查提示可疑或异常的患儿，建议进行详细的吞咽功能检查，包括吞咽器官检查、直接摄食评估，有条件的还建议进行吞咽仪器检查。吞咽器官检查包括唇、舌、下颌、软腭、喉等解剖结构的完整性、对称性、运动功能、吞咽反射等。临床上常用口腔运动评估量表（schedule for oral motor assessment，SOMA）与吞咽障碍调查量表（dysphagia disorder survey，DDS）进行直接摄食评估。临床上常用的吞咽仪器检查包括吞咽造影检查（video fluoroscopy swallowing study，VFSS）和纤维内窥镜下吞咽功能检查（fiberoptic endoscopy swallowing study，FEES）。

（四）日常生活活动能力评定

可选择改良 Barthel 指数评分法、儿童功能独立性评定量表

(WeeFIM)等评估量表。

(五) 心理障碍评定

GBS患儿病后常因其功能障碍或疼痛而出现一系列心理改变,如焦虑、抑郁等,也可能出现性格行为改变及睡眠障碍,大龄儿童尤为常见。临床上可采用汉密尔顿焦虑量表、汉密尔顿抑郁量表、匹兹堡睡眠质量指数量表等进行评定。

(六) 预后评定

1. GBS运动功能恢复评定　用于评定GBS患儿运动功能恢复情况,分级越高,恢复效果越好(表5-3)。

表5-3　GBS运动功能恢复评定量表

恢复等级	评定标准
0级	肌肉无收缩
1级	近端肌肉可见收缩
2级	近、远端肌肉可见收缩
3级	所有重要肌肉均能抗阻力收缩
4级	进行所有运动,包括独立性的或协同运动
5级	完全正常

2. GBS感觉功能恢复评定　用于感觉功能恢复情况的评定,分级越高,恢复效果越好(表5-4)。

表5-4　GBS感觉功能恢复评定量表

恢复等级	评定标准
0级	感觉无恢复
1级	支配区皮肤深感觉恢复
2级	支配区浅感觉和触觉部分恢复
3级	皮肤痛觉和触觉恢复,且感觉过敏消失
4级	除$S_{4\sim5}$水平外,两点分辨觉部分恢复
5级	完全恢复

3. GBS残疾量表 即Hughes评定量表，用于评定GBS总体运动功能，了解其活动及移动能力，评分越高，能力越差。

4. 改良Rankin量表 改良Rankin量表（modified Rankin scale，MRS）（表5-5）用于评定GBS患者的自我照料能力，评分越高，自我照料能力越差[5]。

表5-5 改良Rankin量表

评分	评定标准
0	完全无症状
1	尽管有症状，但无明显功能障碍，能完成日常工作和生活
2	轻微症状，不能完成病前所有活动，但不需帮助可照料自己的日常事务
3	中度残疾，需部分帮助，但能独立行走
4	中重度残疾，不能独立行走，日常生活需别人帮助
5	重度残疾，卧床，二便失禁，日常生活完全依赖别人
6	死亡

5. 呼吸衰竭风险评定量表 Erasmus吉兰-巴雷综合征呼吸衰竭评分量表（the Erasmus GBS respiratory insufficiency score，EGIRS）（表5-6）可在GBS急性期根据临床资料预测呼吸衰竭风险，有助于了解GBS患者的机械通气需求。总分0~7分，评分越高，机械通气可能性越高；EGIRS≥5分为机械通气高风险。

表5-6 EGIRS

评估内容	级别	分值
发病到入院的时间间隔	>7日	0
	4~7日	1
	≤4日	2

续表

评估内容	级别	分值
入院时面部和 / 或球部无力	无	0
	有	1
入院时 MRC 总分	51~60	0
	41~50	1
	31~40	2
	21~30	3
	≤20	4

注：MRC 总分为双侧肩外展、肘屈曲、腕伸展、髋屈曲、膝伸展、踝背屈肌群 MRC 评分之和。

6. Erasmus 吉兰 - 巴雷综合征预后量表和改良 Erasmus 吉兰 - 巴雷综合征预后量表 Erasmus 吉兰 - 巴雷综合征预后量表（the Erasmus GBS outcome score，EGOS）和改良 Erasmus 吉兰 - 巴雷综合征预后量表（the modified Erasmus GBS outcome score，mEGOS）是由患儿的年龄、前驱腹泻史及其运动功能状况组成的预后评定量表，mEGOS 包括入院时 mEGOS 和入院 7 天时 mEGOS，分别由入院时和入院 7 天的临床数据组成量表；EGOS 则是用入院 14 天的临床数据组成量表（表 5-7~ 表 5-9）。mEGOS 和 EGOS 用于预测 GBS 发病 6 个月时的行走能力，评分越高，6 个月时无法行走的概率越高。

表 5-7　入院时 mEGOS 评分量表

评估内容	级别	分值
年龄	≤40 岁	0
	41~60 岁	1
	>60 岁	2

续表

评估内容	级别	分值
前驱腹泻	无	0
	有	1
入院时 MRC 总分	51~60	0
	41~50	2
	31~40	4
	0~30	6
	总分(0~9):	

注：MRC 总分为双侧肩外展、肘屈曲、腕伸展、髋屈曲、膝伸展、踝背屈肌群 MRC 评分之和。

表 5-8 入院 7 天时 mEGOS 评分量表

评估内容	级别	分值
年龄	≤40 岁	0
	41~60 岁	1
	>60 岁	2
前驱腹泻	无	0
	有	1
入院时 MRC 总分	51~60	0
	41~50	3
	31~40	6
	0~30	9
	总分(0~12):	

注：MRC 总分为双侧肩外展、肘屈曲、腕伸展、髋屈曲、膝伸展、踝背屈肌群 MRC 评分之和。

表 5-9　EGOS 评分量表

评估内容	级别	分值
年龄	≤40 岁	0
	41~60 岁	0.5
	>60 岁	1
前驱腹泻	无	0
	有	1
入院 2 周时 GDS 评分	0 或 1	1
	2	2
	3	3
	4	4
	5	5
	总分(1~7):	

（黄琴蓉　肖 农）

第二节　面神经麻痹评定

一、概述

面神经麻痹(facial palsy,FP)又称面瘫,是由面神经功能障碍引起的面部表情肌运动障碍,以面部自主运动及表情功能丧失为特征性症状,多于数小时内发生,部分病因引起的面瘫可持续数周至数月。可见于任何季节和年龄,其中以青壮年多见,15 岁以下儿童的年发病率为 21.1/10 万[8]。儿童面瘫的原因有多种,包括先天性或后天性(如炎症、肿瘤、创伤性或医源性面瘫)[9]。常见病因有以下几种:①先天性病因：产钳或胎头吸引助产，肌强直性营养不良，Möbius 综合征。②特发性面瘫：贝尔麻痹（Bell palsy），拉姆齐·亨特综合征（Ramsay Hunt syndrome，RHS）。③感染性病因：莱姆病，中耳炎。④肿瘤：面部神经瘤，听觉神经瘤，膝状血管瘤，腮腺肿瘤。⑤创伤：大脑皮层损伤，颅骨骨折，脑干损伤，直接的中耳损伤。

二、康复评定

面瘫患儿的评估，首先应进行全面的病史和体格检查，以确定瘫痪和功能损害的原因、程度和持续时间。

（一）病史资料

发病特点、进展和相关症状的准确病史，对确定面神经麻痹的潜在病因非常有帮助。更重要的是它可以指导预后和任何必要的手术干预的时机。

1. 急性或亚急性期（即面神经损伤发病≤6 个月）或慢性面瘫（即>6 个月） 发病类型不是诊断性的，但可以预测预后。缓慢进展提示肿瘤受压迫。

2. 完全和不完全的面神经麻痹和恢复 无论瘫痪是完全还是不完全，在前 3 周开始恢复时，都有良好的功能恢复；如果在 21 天到 2 个月之间开始恢复，大多数患者会有满意的功能恢复。然而，如果在瘫痪发作后 2~4 个月才开始恢复，大多数患者的恢复不满意。

3. 复发 面神经麻痹的复发多发生于贝尔麻痹、肿瘤等。交替侧复发更多见于贝尔麻痹；同侧复发多见于肿瘤。双侧急性麻痹可能提示莱姆病、吉兰 - 巴雷综合征或急性白血病。

（二）体格检查

1. 头颈部检查 全面的头颈部体格检查，特别关注耳、乳突、腮腺、面部皮肤和脑神经。检查外耳有无红斑或疱疹，检查皮肤和头皮有无瘢痕；检查颞骨和相关耳部结构，触诊乳突部是否存在触痛以观察有无颞骨骨折或乳突炎；触诊腮腺有无可侵蚀面神经的肿块或病变；触诊颈部有无肿物；完整的神经系统检查非常重要，包括前庭和脑神经。除面神经以外的其他神经病变提示颞骨、颅底、鼻咽或中枢神经系统的肿瘤。

2. 面神经检查　面神经检查时，要求患者完成一系列面部动作，包括抬额、闭眼、皱鼻、鼓腮、噘嘴、微笑、大笑。在静止和自主运动时观察面部可以评估瘫痪的程度。

（三）面神经运动功能评估

1. House-Brackmann 面神经分级标准　House-Brackmann 面神经分级标准简称 H-B 面神经分级标准（表 5-10），是美国耳鼻喉头颈外科学会（American Academy of Otolaryngology-Head and Neck Surgery，AAO-HNS）面神经障碍分会认可的面神经功能评分系统，包括静止、运动及恢复期的并发症，适宜早期及恢复期的评估（图 5-1~ 图 5-3）。

表 5-10　House-Brackmann 面神经分级

分级		静态时	运动时	局部症状	继发缺陷
Ⅰ	正常	双侧对称	各部分功能正常	各部分功能正常	
Ⅱ	轻度功能障碍	双侧对称	近距离检查时可发现轻微异常	抬眉基本正常；轻微用力可完全闭目，但有轻度不对称；用力可移动嘴角，但有轻度不对称	无联动、挛缩或半面痉挛
Ⅲ	中度功能障碍	双侧对称	两侧明显不对称，但不有损外观且无功能障碍	用力可完全闭目，但两侧明显不对称	无论患者面部运动情况如何，当存在明显的但不有损外观的联动、挛缩和/或半面痉挛时，均为Ⅲ级

续表

分级		静态时	运动时	局部症状	继发缺陷
Ⅳ	中重度功能障碍	双侧对称	患侧明显麻痹和/或外观明显不对称	不能抬眉；用力闭目不能；用力笑时双侧口角不对称	无论患者面部运动情况如何，若联动、挛缩和/或半面痉挛的程度足以影响功能时，为Ⅳ级
Ⅴ	重度功能障碍	患侧嘴角下垂不对称且鼻唇沟变浅或消失	患侧仅能观察到轻微运动	不能抬眉；用力时眼睑仅有轻微活动，眼睑闭合不全；嘴角只存在轻微运动	一般无联动、挛缩或半面痉挛
Ⅵ	完全麻痹	两侧失平衡，不对称	无运动		无联动、挛缩或半面痉挛

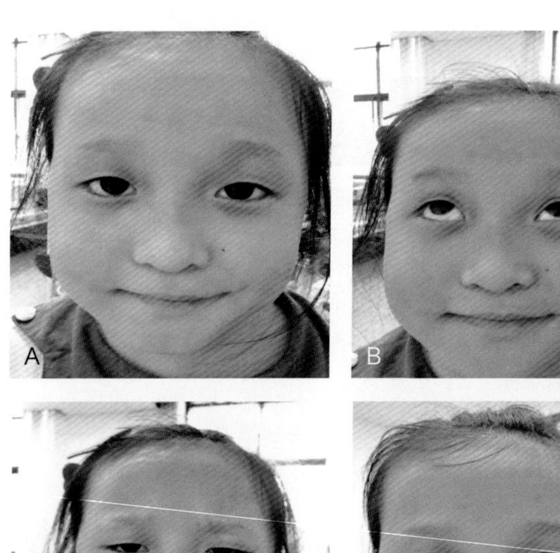

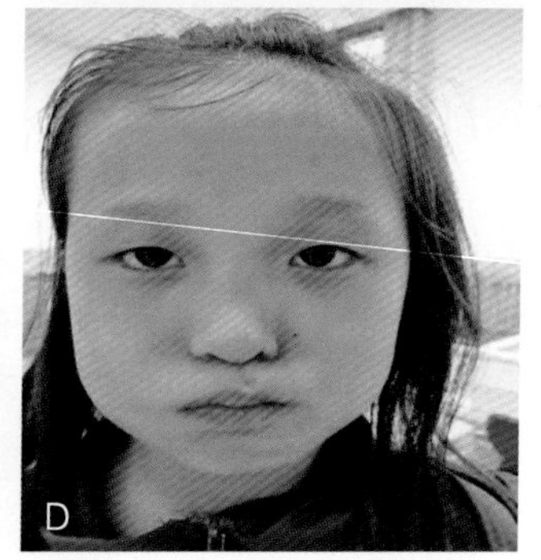

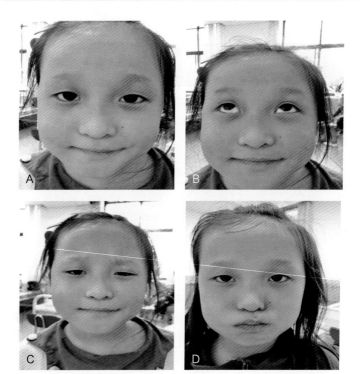

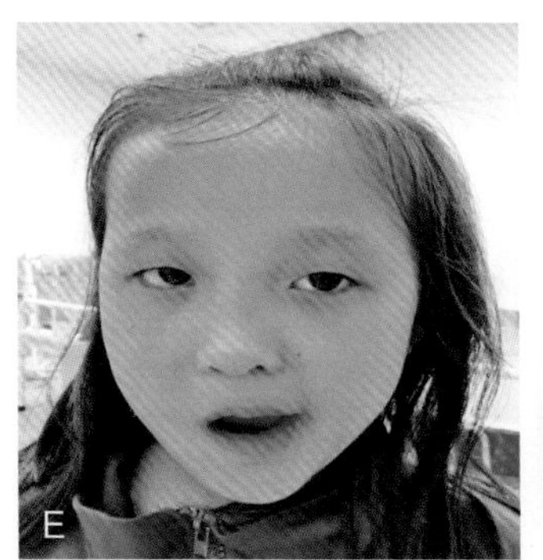

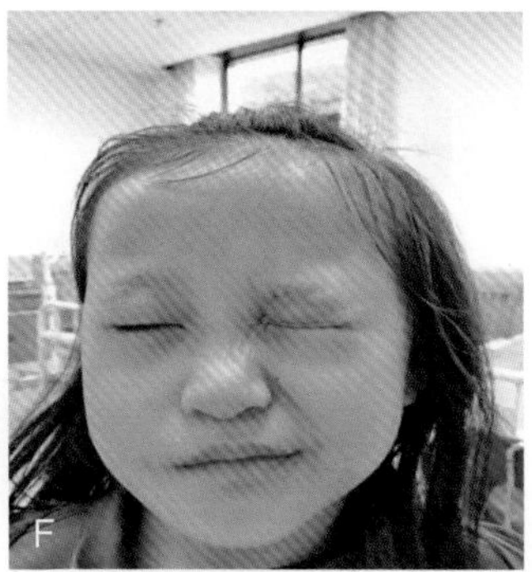

图 5-1　轻度面瘫患儿（House-Brackmann 面神经分级Ⅱ级）

A. 静态，面部大体对称，双侧面部容积相同；B~F. 面部运动，面部不对称，面瘫侧可见轻微运动。

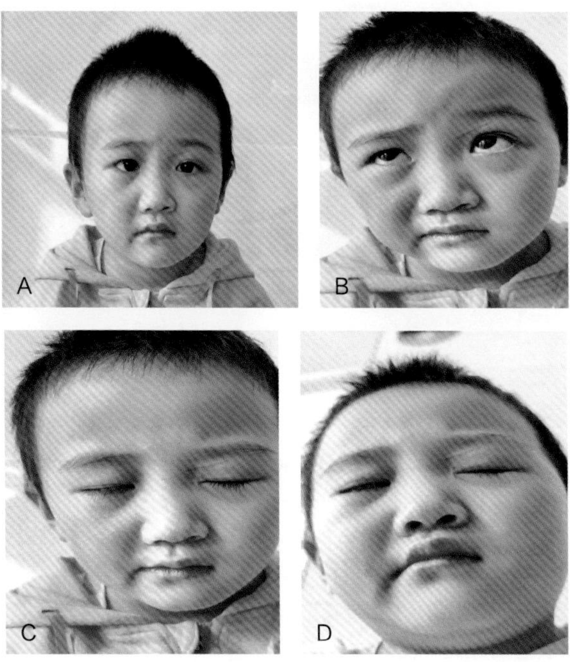

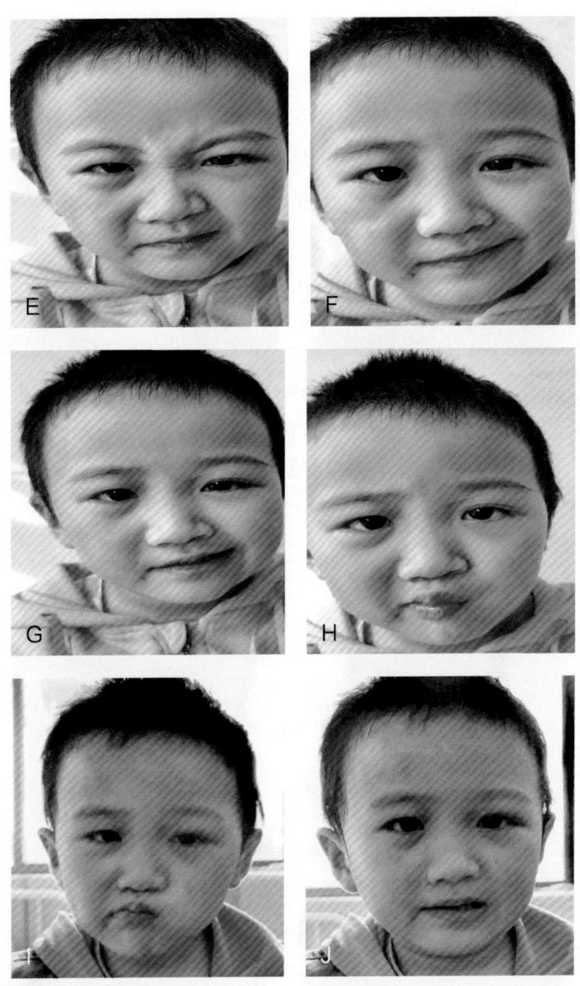

图 5-2 **中度面瘫患儿(House-Brackmann 面神经分级Ⅲ级)**

A. 静态,可见轻度不对称,患侧嘴角下降,眉弓上抬;B. 抬眉,可见面瘫侧轻度运动;C~D. 用力可完全闭目,但两侧明显不对称;E. 皱鼻,双侧鼻唇沟不对称;F~G. 微笑和大笑时可见中度联动,颏部凹陷、睑裂中度缩小;H~I. “鱼嘴”和鼓腮动作时,患侧嘴角下降;J. 露下牙时引起面瘫侧轻度运动。

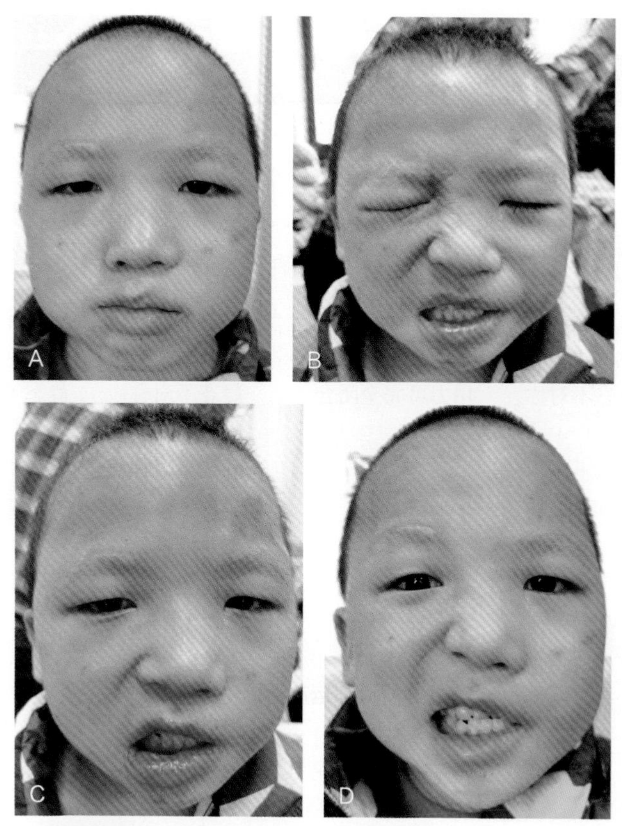

图 5-3　严重面瘫患儿（House-Brackmann Ⅴ级）

A. 静态，右侧完全面瘫导致肌容积下降，鼻唇沟消失，口角下垂，面部不对称；B. 右侧眼睑闭合不全；C. 噘嘴困难；D. 笑时明显不对称，口角无上抬。

2. 面神经分级系统 2.0（facial nerve grading system 2.0，FNGS 2.0） FNGS 2.0 是美国面神经疾病委员会提出的一个 H-B 系统的更新版本，在 1985 年批准了面部神经分级系统（表 5-11）。它包括了对面部运动的区域评估和对二次运动的评估。观察者间一致性及内部一致性更高，用确切的百分比代替描述，减少了观察者间的不同意见，而且对 H-B 面神经分级标准中Ⅲ级与Ⅳ级的区分更加准确。

表 5-11 面神经评分系统 2.0（FNGS 2.0）

得分	眉毛	眼睛	鼻唇沟	嘴
1	正常	正常	正常	正常
2	轻度麻痹 >75% 功能正常	轻度麻痹 >75% 功能正常 轻轻闭目眼睑可闭合	轻度麻痹 >75% 功能正常	轻度障碍 >75% 功能正常
3	明显麻痹 >50% 功能正常 静态不对称	明显麻痹 >50% 功能正常 用力可完全闭合	明显麻痹 >50% 功能正常 静态不对称	明显障碍 >50% 功能正常 静态不对称
4	静态不对称 <50% 正常	静态不对称 <50% 正常 不能完全闭合	静态不对称 <50% 正常	静态不对称 <50% 正常
5	轻微运动	轻微运动	轻微运动	轻微运动
6	无运动	无运动	无运动	无运动
面部运动情况				
0 分	无			
1 分	轻度联动；轻微痉挛			
2 分	明显联动；轻 - 中度痉挛			
3 分	重度影响外观的联动；重度痉挛			
分级	总得分			
Ⅰ	4			
Ⅱ	5~9			
Ⅲ	10~14			
Ⅳ	15~19			
Ⅴ	20~23			

3. Sunnybrook（多伦多）面神经评定系统 Sunnybrook（多伦多）面神经评定系统是近年来兴起的一种评估系统，该系统评估结果的分数随着疗程进展而有所变化，精确度更高，可以更好地进行治疗前后对比。从静态和动态两方面较细致地评定了面神经功能。在动态评定中又按照不同的部位将联动的严重程度进行了分级（表 5-12、表 5-13）。

表 5-12 Sunnybrook（多伦多）面神经评定系统（静态）

	静态时与健侧比较	评分
眼（睑裂）	正常	0
	缩窄	1
	增宽	1
	做过眼睑整形手术	1
颊（鼻唇沟）	正常	0
	消失	2
	不明显	1
	过于明显	1
口腔	正常	0
	口角下垂	1
	口角上提	1
总分（1）:	静态分 = 总分（1）×5	

注：每项评分只能选择 1 种。

表 5-13 Sunnybrook(多伦多)面神经评定系统(动态)

随意运动时与健侧比较						联带运动			
	无运动	轻微运动	有运动但表情错乱	两侧运动基本对称	两侧运动完全对称	无	轻微联动	中度联动	重度联动
抬额头	1	2	3	4	5	1	2	3	4
轻轻闭目	1	2	3	4	5	1	2	3	4
张口微笑	1	2	3	4	5	1	2	3	4
呲牙	1	2	3	4	5	1	2	3	4
噘嘴	1	2	3	4	5	1	2	3	4
随意运动总得分					联带运动总得分				

(四)面神经影像

1. 面神经 CT CT 可以高分辨地显示骨质结构,因此,当面神经损伤是由颞骨折、面神经骨管破坏或面神经血管瘤钙化等原因引起时,CT 是最佳的检查手段。除此之外,在评估鼓室段面神经及其与骨性结构如镫骨底板或外半规管的关系、面神经远端的乳突段骨管和颈静脉孔的关系时,CT 发挥着重要作用。

2. 面神经 MRI 面神经 MRI 影像方案应该包括高分辨率多层面 T_1、T_2 加权图像,钆增强以及 T_1 脂肪抑制序列。MRI 能够直接显示面神经,尤其是脑池、内听道、乳突和颅外段。此外,如果临床检查提示病变来源于面神经脑桥核(甚至为皮质的面神经核上瘫)时,MRI 能够提供更细致的解剖细节和更高的脑组织分辨率。在评估可引起面神经症状(如半面痉挛)的血管性病变时,磁共振血管成像(magnetic resonance angiography,MRA)可以在评估异常 / 扭曲的中心血管结构和邻近的面神经间位置的关系时发挥重要作用。

（五）电生理检查

神经电生理方面常用的检查方法包括面肌电图（electromyogram，EMG）、神经电图（electroneurography，ENoG）、瞬目反射（blink reflex，BR）、神经兴奋性试验（nerve excitability test，NET）等。

1. 瞬目反射　瞬目反射是通过面部叩打、光、音、角膜以及电刺激，借助三叉神经来刺激脑干的面神经核运动神经元所诱发的保护性反射，是一种无创性的客观电生理检测指标。瞬目反射不仅能鉴别周围神经疾病和中枢病变，还能判断面瘫程度及评估预后。

2. 神经传导　面神经传导检查包括面神经传导（nerve conduction，NC）测定和神经电图、面神经逆行性运动诱发电位（facial nerve antidromic evoked potentials，FNAEPs）。

（1）面神经传导（NC）：神经传导测定仅能反映检测时给予刺激点以远端的功能状态，而不包含刺激点及以上部位的神经功能测定。通过分别刺激面神经末梢三大分支，记录由其支配的肌肉产生的动作电位（action potential，AP），以健侧作为对照，接地电极放置在手背，刺激电极放置在耳朵下方和乳突之前，将记录电极置于鼻翼旁、眼轮匝肌或口轮匝肌。

（2）神经电图（ENoG）：有助于确定面神经和肌肉的功能状态，在单侧面瘫中是有用的。ENoG 包括电刺激茎乳孔的面神经，并测量口鼻部的运动反应。将刺激正常侧与瘫痪侧的反应进行比较。瘫痪侧超过 90% 的变性与预后较差相关。ENoG 在急性发作性面瘫的早期阶段是很有用的。对于慢性的面瘫，肌电图（EMG）是一项更有用的检查。

（3）面神经逆行性运动诱发电位（FNAEPs）：将刺激电极置于茎乳孔，记录电极置于外耳道后壁，通过刺激茎乳孔位置节段的面神经，测量面神经位于颅内段的面神经传导动作电位，对患侧与健侧进行对比。

3. 肌电图　面肌电图主要检查整个运动系统尤其是下运动神经元的功能状态，能够反映面神经的连续性。肌电图在病程 2~3 周后的长期随访管理过程中有一定作用,其不仅能够鉴别面神经病变及其他面部肌肉运动障碍性疾病,还能够反映面神经周围分支的功能状态、评估面神经功能的恢复情况。对恢复不良的患者可推荐行面部再激活手术,同时根据肌电图结果来选择手术的类型,有一定指导意义。

(六) 计算机面神经功能评价系统

基于计算机技术支持的评价体系是对面瘫进行评估的快速可靠的评分方法。目前已有利用图像相减、冷光及莫尔条纹图等技术进行面神经功能评价的程序。虽然前景广阔,但是基于计算机技术的评价体系将始终受到专业设备及专有软件的限制,并且需要培训额外的人员使用设备。

(黄燕霞 陈艳妮)

第三节 臂丛神经麻痹评定

一、概述

儿童臂丛神经疾病包括新生儿臂丛神经损伤、神经鞘膜瘤、神经纤维瘤、臂丛神经炎、周围组织肿瘤浸润以及放射性臂丛神经损伤等,其中新生儿臂丛神经损伤是最常见的外周神经损伤。新生儿臂丛神经麻痹是指在胎儿发育和分娩过程中,由于各种因素导致的新生儿一侧或双侧臂丛神经麻痹引起的不同程度的上肢运动功能障碍。肩位难产、巨大胎儿、孕妇合并糖尿病是相关的危险因素。在活产儿中发病率约为 0.5‰~3‰,致残率较高,严重影响患儿日后的生活质量[10]。新生儿臂丛神经损伤分类(分型、分度)对治疗时机和治疗方案的选择非常重要。

(一) 传统分型

依据臂丛神经各分支发出的部位，将其分为锁骨上分支和锁骨下分支。结合解剖对臂丛分支的分类，将臂丛神经麻痹按受损部位不同可分为以下三型。

1. 上臂型　临床多见于颈5、6神经损伤。患侧上肢下垂、内收、不能外展，肘关节前臂内收、伸直，手腕、手指关节屈曲，患侧肱二头肌肌腱反射消失，拥抱反射不能引出。

2. 中臂型　临床多见于颈7神经受损，肱三头肌、拇指伸肌为不完全麻痹，前臂、腕、手的伸展动作丧失或减弱。

3. 下臂型　临床多见于颈8至胸1神经根受损，腕部屈肌及手肌无力，握持反射弱或消失，临床上较少见。

(二) Sunderland 分度

根据神经损伤的组织病理学特点，将周围神经损伤分为5度，即Ⅰ度(神经震荡/传导阻滞，短时间内可完全恢复)，Ⅱ度(轴突断裂，但内、束、外膜完整)，Ⅲ度(神经纤维断裂，即轴突和内膜损伤，但束膜和外膜完整)，Ⅳ度(神经束断裂，即轴突、内膜和束膜损伤，但外模完整)，Ⅴ度(神经干完全断裂)。

(三) Tassin 分型

1984年Tassin根据神经损伤的解剖学位置和患儿的临床表现，分为4型，即Ⅰ型(神经损伤仅累及C_5~C_6神经根)，Ⅱ型(神经损伤累及C_5~C_7神经根)，Ⅲ型(累及C_5~C_8、T_1神经根的全臂丛损伤，但患儿无霍纳征)，Ⅳ型(全臂丛损伤，患儿霍纳征阳性)。

二、康复评定

(一) 病史资料

包括患儿出生体重、胎次、分娩胎位、Apgar评分、上肢运动障碍和感觉障碍；母亲孕期的详细情况、阵痛和分娩过程，特别注意母亲糖尿病或者妊娠期糖尿病、高血压、生产方式、阵痛和分娩难易程度。

(二) 体格检查

1. 一般检查 身长、体重、头围；反应性、哭声；姿势与自发性运动；吸吮、吞咽；头部形状及大小；有无霍纳征；呼吸模式、胸部运动的对称性；下肢、未累及的上肢：主动和被动运动范围、肌力；拥抱反射，对称性或不对称性颈部强直反射。

2. 肢体围度 目的是评定患肢肌肉萎缩的程度。一般测量方法：患儿取仰卧位，肩关节外展 90°，手臂自然伸直于身体两侧，掌心向上。测量上臂时分别测量屈肘、伸肘时上臂的中部最膨隆处；测量前臂时测量前臂近端的最膨隆处与远端的最细处两个位置。上肢肢体围度记录见表 5-14。

表 5-14 上肢肢体围度记录

右 /cm	项目	左 /cm
	屈肘时上臂中部最膨隆处	
	伸肘时上臂中部最膨隆处	
	前臂近端的最膨隆处	
	前臂远端的最细处	

(三) 功能评定

1. 运动功能

(1) 肌力测定：肌肉力量一般通过英国医学研究会量表(MRC 量表)进行评估，显示肌肉的运动。由于 MRC 量表需要患者的自主配合，所以很难应用于新生儿。为了克服新生儿运动功能评估这一难题，Curtis 等提出了主动运动量表(active movement scale，AMS，表 5-15)。AMS 量表在评估婴幼儿上肢瘫痪方面是一个可靠的手段，并且其评估者结果间的差异与评估者的经验无关。

表 5-15 新生儿主动运动量表(AMS)

观察		肌力
消除重力	无收缩	0
	有收缩,无活动	1
	活动≤1/2 正常范围	2
	活动>1/2 正常范围	3
	正常范围活动	4
对抗重力	活动≤1/2 正常范围	5
	活动>1/2 正常范围	6
	全范围活动	7

(2)肩关节分级评分:改良 Mallet 量表(表 5-16)主要针对 3 岁以上患儿的上臂丛神经功能评估。评分中对运动功能的评估是以肩肘关节为对象。被动关节活动度受限、功能失用或检查疏漏均会改变评分结果。Gilbert 肩关节分级评定量表(表 5-17)与 Mallet 量表存在部分一致性,二者可以联合使用。Gilbert 肩关节分级评定过程可参考视频 5-2。

视频 5-2 Gilbert 肩关节分级评分

表 5-16 改良 Mallet 量表的分级

项目		分级				
		Ⅰ	Ⅱ	Ⅲ	Ⅳ	Ⅴ
整体外展	不能检测	没有功能	<30°	30°~90°	>90°	正常

续表

项目		分级				
		Ⅰ	Ⅱ	Ⅲ	Ⅳ	Ⅴ
整体外旋	不能检测	没有功能	<0°	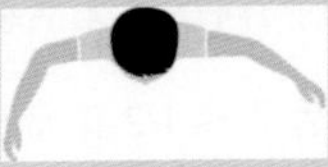 0°~20°	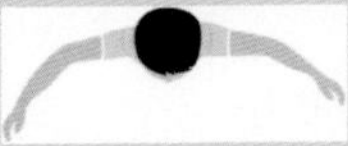 >20°	正常
手到颈	不能检测	没有功能	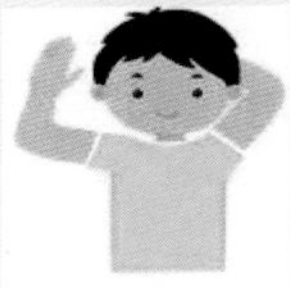 不可能	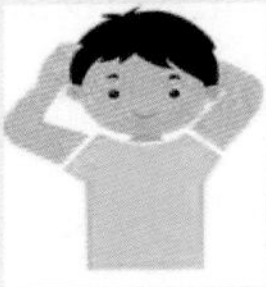 困难	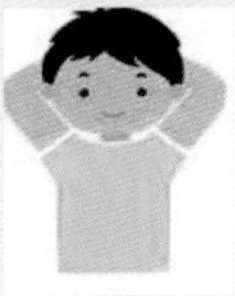 容易	正常
手到脊柱	不能检测	没有功能	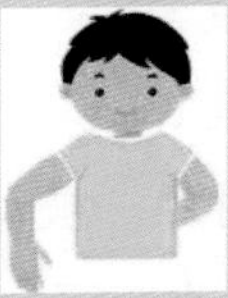 不可能	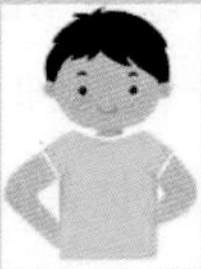 S_1	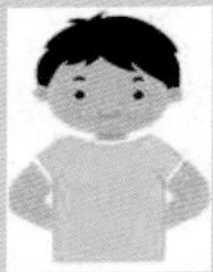 T_{12}	正常
手到口	不能检测	没有功能	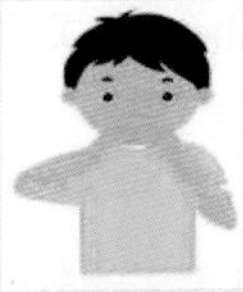 肩手位置明显呈吹喇叭姿势	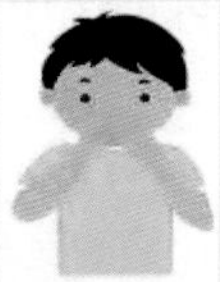 部分喇叭状	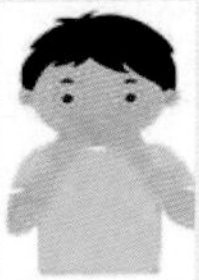 <40° 外展	正常
手到肚脐	不能检测	没有功能	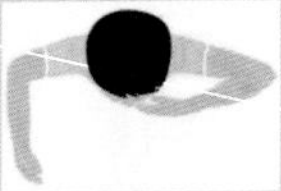 不能触及	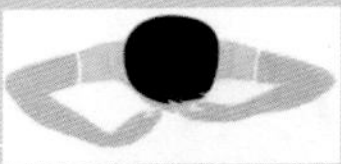 腕屈曲时能触及	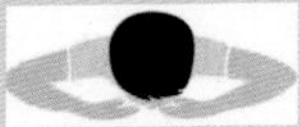 腕不屈曲，手掌触及腹部	正常

表 5-17　Gilbert 肩关节分级评定量表

肩关节功能	分级
连枷肩	0
外展或屈曲 45°：无主动外旋	Ⅰ
外展<90°：外旋至中立	Ⅱ
外展 =90°：外旋力量弱	Ⅲ
外展<120°：不完全外旋	Ⅳ
外展>120°：主动外旋	Ⅴ
正常	Ⅵ

（3）肘关节功能评估：对于肘关节功能评估，推荐使用由 Gilbert 和 Raimondi 提出的肘关节分级量表（表 5-18），Gilbert 肘关节分级评定过程可参考视频 5-3。

视频 5-3
Gilbert 肘关节分级评分

表 5-18　Gilbert 肘关节分级评分

项目	肘关节功能	得分
屈曲	无或者轻度收缩	0
	不完全屈曲	2
	完全屈曲	3
伸展	无伸展	0
	较差伸展	1
	良好伸展	2
伸展受限	0°~30°	0
	30°~50°	–1
	>50°	–2

(4) 手功能评估：Raimondi/Gilbert 手和腕关节功能评估量表（表 5-19），该量表用来评估神经修复重建术后的手部功能。评定过程可参考视频 5-4。

表 5-19 Raimondi/Gilbert 手和腕关节功能评估量表

描述	分级
全瘫痪或手指无功能地轻度屈曲；无功能拇指；无法夹、捏；部分或全部无感觉	0
手指有限地主动屈曲；腕或指无背伸；拇指有夹捏的可能	Ⅰ
腕关节主动背伸伴随着手指被动屈曲Ⅱ期（肌腱固定），拇指被动夹捏（旋前）	Ⅱ
腕和指关节主动屈曲；可活动的拇指具有部分外展和对掌功能；手内在肌协调；无主动旋后功能；存在姑息手术较大可能性	Ⅲ
腕关节和指关节完全主动屈曲；腕关节主动背伸；手指背伸无力或缺失；拇指对掌良好伴尺侧手内肌主动活动；部分旋后倾向	Ⅳ
伴随手指背伸功能的手功能Ⅳ级，以及几乎完全的旋后倾向	Ⅴ

2. 感觉功能评定 儿童感觉功能同样难以进行详细的评估，但是可以根据婴儿对特定刺激的反应进行整体测定（如针刺、掐捏、热或冷）。

（四）神经电生理检查

视频 5-4 Raimondi/Gilbert 手和腕关节功能评定

神经电生理检测被认为是诊断臂丛神经损伤的金标准[11]，其可以从电生理角度提供臂丛神经的几个主要分支神经运动单位电位的传导速度、波幅及远端潜伏期等指标，确认神经通路的连续性，为明确臂丛神经损伤的性质和严重程度的分级提供强有力的支持。包括肌电图（EMG）、神经传导（NC）检查和躯体感觉 / 运动诱发电位（SEP/MEP）。

1. 神经电传导检查

(1)婴幼儿及儿童的神经电传导检查要求：根据儿童的年龄及发育情况选择相应检查设备；最好使用儿童刺激器，因为阴阳极间距离更短；婴儿的手指短小，操作技术上存在难度，感觉神经的数据获得比较困难，所以首先检测正中和尺神经运动功能；如果对于获得的神经传导检测数据存在疑问(如比较患侧与健侧正中神经感觉数值)，应该考虑对正常对侧的肢体进行检测。

(2)神经传导数值：感觉神经传导数值与运动传导速度相似，感觉神经传导速度约为正常成人的50%。运动神经传导数值与成人和大龄儿童不同，婴儿传导速度在上肢与下肢的数值相近(20~30m/s)；新生儿正中神经、尺神经和腓总神经传导速度平均为27m/s，约为成人平均数值的50%。在6月龄时，速度达到36m/s。约在4岁时，速度达到成人数值。正中神经传导速度滞后于尺神经和腓总神经运动传导速度。

2. 肌电图　儿童针刺肌电图检查更适用于婴幼儿的肌肉标本。检测时要使用儿童针式电极。肌电图取样测试分为两部分进行评估：静息期和随意运动期。静息状态时，肌肉异常自发活动的现象，符合失神经支配。纤颤电位和正尖波的出现表明已经发生轴索变性，而这些现象可用来确定解剖学区域和神经损伤严重程度。镇静药在检测期间极少使用。神经损伤一般于3周后显著变性，此时肌电图检查可发现去神经纤维颤动电位。所以肌电图检查应在损伤3周进行，隔3个月复查，观察有无神经功能复原。

(五) 影像学

近年来，超声、X线脊髓造影(XRm)、计算机断层扫描脊髓造影(CTm)和磁共振成像(MRI)在获得更高质量的图像，特别是MRI的成像方式方面取得了显著的进展。诊断影像可以更早地发现预后不良的严重损伤(如全局性麻痹、多级别的根撕脱伤)。影像学成像在识别患者严重程度的关键解剖结构方面有重要价值，为手术时机及手术方式提供更好的指导，利于促进臂丛神经损伤的功能恢复[12]。

1. X线脊髓造影 利用对比成像椎管和鞘囊内的近端神经结构。XRm的缺点包括辐射暴露、鞘内造影剂注射和全身麻醉。XRm也不能评估鞘囊外的神经节后神经，限制了神经肿瘤的检测。

2. B超 B超是一种良好的儿童成像方式，因为其低风险，不需要鞘内造影剂、电离辐射或镇静，还可以动态评估周围的软组织压迫和关节黏连。低成本、便携性和广泛的可用性使其成为臂丛神经损伤成像的检查方法。但由于无法穿透骨性结构，B超检测神经节前损伤的能力有限。

3. CT脊髓造影 Murphy等于1947年首次将脊髓造影应用于成人臂丛神经损伤检查，并定义"假性脊膜膨出"的概念，将其作为对神经根发生撕脱伤的预测。单纯脊髓造影提供的信息有限，不能直接显像脊神经根。CT具有优异的空间分辨率且能提供横断面影像，能较好地弥补单纯脊髓造影的不足，因此临床上通常同时应用这两种检查技术，合称CT脊髓造影。

4. MRI MRI避免了与鞘内造影剂和辐射相关的风险，能很好地显示神经周围软组织结构，具有多平面成像功能及强大的后期图像处理能力。在臂丛神经损伤诊断中，MRI主要用于评估神经根情况、早期椎旁肌功能状态及判断臂丛神经远端病灶。MRI也与临床检查和手术探查密切相关，使其在确定手术方式方面有重要作用。

（黄燕霞 陈艳妮）

参考文献

1. VAN DEN BERG B, WALGAARD C, DRENTHEN J, et al. Guillain-Barré syndrome: pathogenesis, diagnosis, treatment and prognosis. Nat Rev Neurol, 2014, 10 (8): 469-482.
2. 中华医学会神经病学分会. 中国吉兰-巴雷综合征诊治指南2019. 中华神经科杂

志, 2019 (11): 877-882.

3. ASHRAFI MR, MOHAMMADALIPOOR A, NAEINI AR, et al. Clinical characteristics and electrodiagnostic features of Guillain-Barré Syndrome among the pediatric population. J Child Neurol, 2020, 35 (7): 448-455.
4. JACOBS BC, VAN DEN BERG B, VERBOON C, et al. IGOS Consortium. International Guillain-Barré Syndrome Outcome Study: protocol of a prospective observational cohort study on clinical and biological predictors of disease course and outcome in Guillain-Barré syndrome. J Peripher Nerv Syst, 2017, 22 (2): 68-76.
5. KORINTHENBERG R, TROLLMANN R, FELDERHOFF-MÜSER U, et al. Diagnosis and treatment of Guillain-Barré Syndrome in childhood and adolescence: An evidence-and consensus-based guideline. Eur J Paediatr Neurol, 2020, 25: 5-16.
6. NOVAK P, ŠMID S, VIDMAR G. Rehabilitation of Guillain-Barré syndrome patients: an observational study. Int J Rehabil Res, 2017, 40 (2): 158-163.
7. LEONHARD SE, MANDARAKAS MR, GONDIM FAA, et al. Diagnosis and management of Guillain-Barré syndrome in ten steps. Nat Rev Neurol, 2019, 15 (11): 671-683.
8. BANKS CA, HADLOCK TA. Pediatric facial nerve rehabilitation. Facial Plast Surg Clin North Am, 2014, 22 (4): 487-502.
9. CIORBA A, CORAZZI V, CONZ V, et al. Facial nerve paralysis in children. World J Clin Cases, 2015, 3 (12): 973-979.
10. CORONEOS CJ, VOINESKOS SH, CHRISTAKIS MK, et al. Obstetrical brachial plexus injury (OBPI): Canada's national clinical practice guideline. BMJ Open, 2017, 7 (1): e014141.
11. OROZCO V, BALASUBRAMANIAN S, SINGH A. A Systematic Review of the Electrodiagnostic Assessment of Neonatal Brachial Plexus. Neurol Neurobiol (Tallinn), 2020, 3 (2): 10. 31487/j. nnb. 2020. 02. 12.
12. GIRARD AO, SURESH V, LOPEZ CD, et al. Radiographic imaging modalities for perinatal brachial plexus palsy: a systematic review. Child's Nervous System, 2022, 38 (7): 1241-1258.

第六章

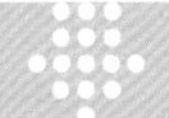

遗传性神经肌肉疾病评定

第一节　脊髓性肌萎缩症评定

一、概述

脊髓性肌萎缩症(spinal muscular atrophy,SMA)是脊髓前角运动神经元变性导致的一种常染色体隐性遗传性退行性神经肌肉疾病,主要临床特征为肌无力和肌萎缩,可致死致残[1]。SMA 在中国新生儿中的发病率为 1/9 788,人群携带率高达 1/50[2,3]。根据 SMA 患儿的发病年龄、自然病程和最大运动能力,可将 SMA 分为 0~4 型,发病年龄越早病情越重[4](表 6-1),也可根据患儿的功能状态,将其分为不能独坐者、能独坐者和能独走者。

表 6-1　SMA 表型分类和临床特点

分型	临床特点
0 型	出生前发病;预期寿命短(一般<1 个月)
1 型	0~6 月龄发病;一直无法独坐、部分有头控、可以靠坐;预期寿命较短(<2 年)
2 型	<18 月龄发病:可以独坐,部分患儿可扶站或扶走,但一直无法独走,可能随疾病进展丧失独坐能力;存活至成年(预后取决于呼吸系统受累情况)

续表

分型	临床特点
3 型	>18 月龄发病；可以独走，可能随时间而逐渐丧失；正常预期寿命
4 型	10~30 岁发病；可以独走，运动能力在生命的后期受到影响；正常预期寿命

二、康复评定

SMA 患儿的功能评估项目应匹配其功能状态及病情程度，建议所有患儿均评估运动功能水平、肌肉力量、关节活动范围、脊柱曲度及髋关节情况；不能独走者还应评估胸廓有无畸形、是否吞咽困难、是否通气不足及坐姿耐受时间；能独走者还需了解移动能力、耐力及疲劳情况。在《国际功能、残疾和健康分类（儿童和青少年版）》（*international classification of functioning, disability and health for children and youth*, ICF-CY）的框架下，对 SMA 患儿的结构和功能、活动能力、社会活动参与度进行系统准确评定可以了解功能状态、指导治疗、判断疗效、预测功能变化[1]。

（一）结构和功能的评定

1. 肌力评定　进行性肌无力是 SMA 最典型特征之一，其中股四头肌、髂腰肌、肱三头肌和三角肌往往受累重，需要重点关注。通常采用徒手肌力检查法（MMT）测定或 MRC 肌力评定量表评定肌力（表 5-1），以便于分析患儿整体肌力变化情况。SMA 常用评估的肌肉和动作详见表 6-2。可使用手持式肌力测量仪（handheld dynamometer，HHD）进行定量肌力测试，具有良好的信度，具体评估方法见视频 6-1。但以上测试需要患者可理解和完成一定指令，且不适合评估特别虚弱的患者。通常用于评估 5 岁以上的 SMA 2 型及 3 型患者的肌力。

视频 6-1
定量肌力测试

表 6-2 SMA 常用评估的肌肉及动作

关节	涉及肌肉	评估动作
肩	三角肌中束、前束	外展、前屈
肘	肱三头肌、肱二头肌	伸展、屈曲
腕	腕伸肌	伸腕、桡偏
髋	髂腰肌、臀大肌、臀中肌	屈曲、伸展、外展
膝	股四头肌	伸展
踝	小腿三头肌、胫前肌	跖屈、背屈
总分	%MRC= 被测肌群总级数 ×100/(被测肌群数 ×5)	

2. 关节活动度评定 SMA 患儿常发生关节活动受限和挛缩，且会随着年龄增长而进行性加重；建议采用量角器测量活动受限的关节，至少每年 2 次[5]。不可独坐和可独坐的患者，下肢膝关节和髋关节常容易发生屈曲挛缩，极少数患者出现内收肌短缩；上肢容易出现肘关节屈曲挛缩、手腕尺偏和垂腕；可独走的患者容易出现踝关节跖屈内翻挛缩，需要重点关注。

3. 脊柱姿势和曲度评定 60%~90% 的 1 型和 2 型 SMA 患者在儿童早期出现脊柱侧凸并持续发展，伴有不同程度的胸椎后凸[6]，可进展为严重的脊柱侧凸（图 6-1），需要重点关注。双侧肌力不对称和不良姿势可能是发生脊柱侧凸的原因，早期可通过卧位、坐位、站立、行走等不同的体位进行静态和动态的观察和评定，坐位静态标准姿势评估可见图 6-2，尤其对比双侧运动的对称性、转头、翻身、上肢上举的高度等。常规对患儿行脊柱体格检查、全脊柱正侧位 X 线检查，并尽量在坐位或站立位等直立姿势下进行。当脊柱侧凸大于 20° 时，应每 6 个月监测一次，并邀请骨科医生参与评定，确定进一步治疗方案。具体评估方法参见第七章第一节脊柱侧凸评定。

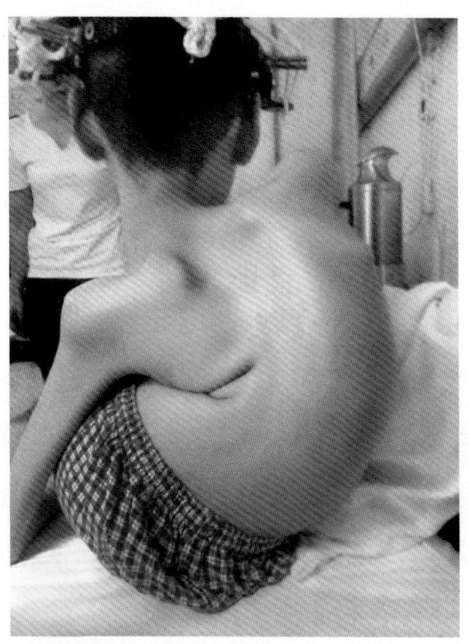

图 6-1　**SMA 患儿严重脊柱侧凸**

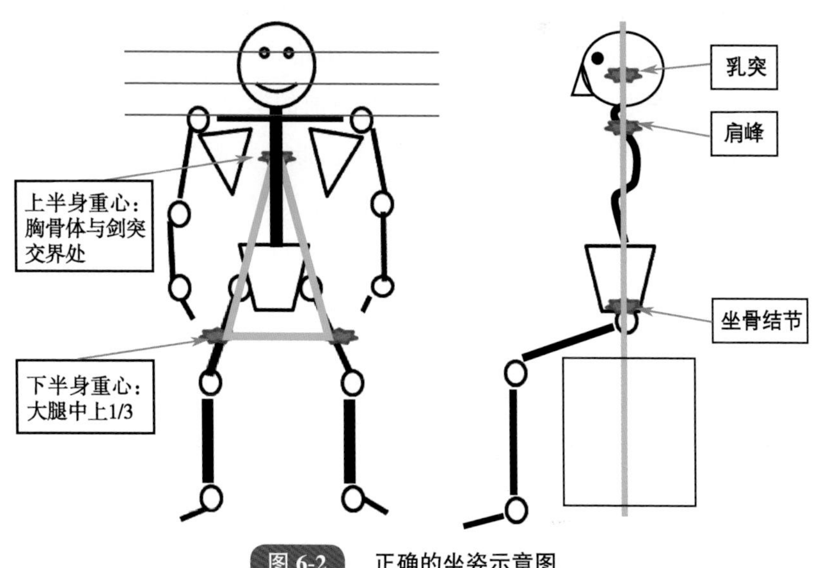

图 6-2　正确的坐姿示意图

4. 髋关节发育情况的评定 67% 以上的 2 型 SMA 患儿可伴发髋关节脱位或半脱位，建议通过评估屈髋外展、外旋活动度有无受限，双下肢是否等长等筛查有无髋脱位，可疑脱位者行髋关节超声（6 月龄以内）检查或髋关节正位、蛙式位 X 线检查（6 月龄以上）以明确[1]。具体评估方法参见第七章第二节髋关节发育不良评定。

5. 呼吸功能的评定 SMA 患儿应评估咳嗽力度、呼吸频率、是否存在矛盾呼吸、胸廓形状和皮肤颜色（发绀或苍白）。不能独坐者应每 3 个月监测脉搏血氧氧饱和度和气体交换功能；不能独走者应每 3~6 个月进行 1 次肺功能和睡眠呼吸监测，有条件者可采用多导睡眠监测；能独走者应每 12 个月评估 1 次肺功能，判断是否合并睡眠呼吸暂停或通气不足的症状，如打鼾、晨起头痛、日间嗜睡等[6]。

6. 吞咽功能评定 1 型 SMA 患儿，功能性吞咽障碍尤为明显，主要表现为出生后第 1 年内经口喂养和管理口腔分泌物的能力迅速恶化。也有报道 2~4 型 SMA 患儿出现吞咽障碍，但较为少见且不严重，主要表现为窒息和固体食物咀嚼困难[7]。患者吞咽困难的最佳预测因子不是 SMA 类型，而是患者当前的运动功能水平，运动功能水平高的患者吞咽障碍的发生风险较低。吞咽造影检查（video fluoroscopic swallow study，VFSS）是评估 SMA 患儿吞咽障碍的金标准，但需要专业的设备和人员支持。目前 SMA 患者吞咽障碍的常用评估工具包括神经肌肉疾病吞咽状态量表（neuromuscular disease swallowing status scale，NdSSS）（表 6-3）[8]、吞咽障碍调查表（dysphagia disorders survey，DDS），以及适用于评估和记录出生至 24 个月内的 1 型 SMA 患儿口腔和吞咽功能的 OrSAT 量表（表 6-4）[9]。OrSAT 量表分为检查表和损伤分级两部分，评估时需独立进行。不同月龄检查表最高分不同，6 个月以内为 7 分、6~9 个月为 10 分、10 个月以上为 12 分。

表 6-3　神经肌肉疾病吞咽状态量表(NdSSS)

等级	表现
1 级	管饲喂养,需要在口腔内进行唾液的抽吸
2 级	管饲喂养,无需进行唾液抽吸。患者无法口服任何东西,但可以排出或吞咽唾液
3 级	管饲喂养,偶尔经口摄入。患者有时口服食物为了体验味觉,而不是为了营养
4 级	无需管饲,完全经口喂养、补充营养物质,如肠内溶液。患者通常通过口服,但非进食常规食物的方式摄取营养
5 级	完全口服易于吞咽的食物,但也需补充营养物质,如肠内溶液
6 级	完全口服易于吞咽的食物。患者吃在搅拌机中加工过的食物并可以喝浓汤
7 级	完全经口喂养,但对于比较难以咀嚼和吞咽的食物有困难
8 级	完全经口喂养,没有任何限制。可以进食各种食物

表 6-4　OrSAT 量表

检查表评分	不同月龄完成任务情况					
	0~5 月龄		6~9 月龄		10~24 月龄	
	1	0	1	0	1	0
1. 能够吞咽稀薄液体(如牛奶)	是	否	是	否	是	否
2. 能够吞咽半流质(如酸奶、纯水果和蔬菜)			是	否	是	否
3. 能够吞咽半固体食物(如米粉、土豆泥、熟鸡蛋)			是	否	是	否
4. 能够吞咽固体(需要咀嚼,然后吞咽,如肉、苹果片)					是	否

续表

评分	1	0
5. 需要干预	无需干预	需要干预：增稠食物；定位
6. 餐时咳嗽 / 停滞体征	其间无咳嗽 / 停滞	其间出现咳嗽 / 停滞
7. 能毫无疲倦地吞咽	能够毫无疲倦吞咽	能够吞咽，但易疲劳，需要用餐期间定期休息
8. 能够完成用餐	能够完成用餐	无法完成用餐
9. 主餐持续时间（半固体制剂<45 分钟，母乳喂养<25 分钟）	是	时间更久
10. 进餐时间需要吸痰	否	是
11. 能够说 1 个或多个音节（如果年龄>6 个月）	是	否
12. 能够正确说 1 个或多个单词（如果年龄>12 个月）	是	否
	总评分：	
损害程度分级（独立进行分级） 无损伤：个体进食能力不受吞咽功能的限制。吞咽对于所有稠度（在年龄适当的情况下）都是安全的，无窒息发作或其他临床体征，如干呕或咳嗽 轻度损害：吞咽是安全的，但通常需要适度的提示线索来使用代偿策略、更仔细的姿势或其他干预（增稠食物） 中度损害：吞咽稀薄液体是安全的，但婴儿易疲劳，无法完成一餐，经口摄入的营养和水分不到 50%。这些儿童可能需要口服补充或替代喂养方法（鼻饲管或胃造瘘管） 重度损害：个体无法经口安全吞咽任何东西。所有营养和水分均通过非经口途径提供（如鼻饲管或胃造瘘管提供）		

7. 营养状态的评定 约 50% 的 SMA 患儿存在营养问题，1 型倾向于体重不足，2 型可能营养过剩，定期营养监测至关重要。建议测

量 SMA 患儿体重、身高、上臂围等体格指标，制订 SMA 特异性生长百分比曲线，目标为至少达到世界卫生组织参考数据第 3 百分位[1]。SMA 患儿营养护理复杂，建议由营养师定期评估，制订个体化饮食需求[6]。

（二）活动能力的评定

SMA 患儿运动功能的变化可准确反映疾病的动态改变。运动功能评估需要根据 SMA 患儿的年龄、功能状况选择适合的评估量表和评估方法。需注意的是，随着疾病修正治疗药物的应用，SMA 患儿的寿命和整体功能得到改善，运动功能评估可能会因患儿体型和功能进行调整[1]。

1. 不能独坐者

（1）费城儿童医院神经肌肉疾病评估量表（Children's Hospital of Philadelphia infant test of neuromuscular disorders，CHOP INTEND）：常用于评估运动功能较弱、年龄尚小的 SMA 患者；常用于自然病程的监测和疗效指标的评价，评分改变 ≥ 4 分具有临床意义[1,6]。自然病程下 SMA 1 型患者的评分通常是 20~40 分[5]。

（2）Hammersmith 婴儿神经检查第二部分（Hammersmith infant neurological examination-2，HINE-2）：主要依据婴幼儿正常发育的成熟度进行评估，即发育里程碑的评估。评分为 0~4 分，0 分表示无活动，4 分表示完全达到运动里程碑。未经治疗的 SMA 1 型患儿仅在头部控制、踢腿和自主抓握项目中存在部分能力，常用于使用药物治疗的患儿的前后对比（图 6-3）。

2. 能独坐者和独走者

（1）汉默史密斯运动功能扩展量表（Hammersmith functional motor scale expanded，HFMSE）：是最早专门用于 SMA 的评估工具，适用于评估 24 月龄以上的 SMA 2 型和 3 型患者，评分改变 ≥ 3 分具有临床

头部控制	无法保持头部直立（<3月龄时正常）	摇晃（4月龄时正常）	一直保持直立（5月龄时正常）		
坐	无法坐	臀部支撑（4月龄时正常）	支撑坐（6月龄时正常）	稳坐（7月龄时正常）	支点（转）（10月龄时正常）
自主抓握	无法抓握	使用整个手	示指和拇指，但抓握不成熟	钳状抓握	
踢腿能力（仰卧）	无法踢腿	水平踢，但腿不抬起	向上踢（垂直）（3月龄时正常）	触摸腿（4~5月龄时正常）	触摸脚趾（5~6月龄时正常）
翻身	无法翻身	侧翻身	俯卧至仰卧	仰卧至俯卧	
爬行	无法抬头	依靠肘部（3月龄时正常）	依靠伸手爬行（4~5月龄时正常）	依靠腹部爬行（8月龄时正常）	依靠手和膝盖爬行（10月龄时正常）
站立	无法支撑体重	支撑体重（4~5月龄时正常）	支撑下站立（8月龄时正常）	独自站立（12月龄时正常）	
行走		弹跳（6月龄时正常）	扶走（手扶其他物品尝试行走）（11月龄时正常）	行走（15月龄时正常）	
评分	0	1	2	3	4
	无活动				完全达到里程碑

图 6-3 **Hammersmith 婴儿神经检查第二部分**

意义[5]。HFMSE 不但可以监测 SMA 的自然病程和进行疗效对比，其每个项目及检测到的变化均具有明确的内容效度和临床意义，与患儿日常生活活动高度相关。但其涉及的上肢活动较少，且对于功能较差的 2 型和能力很强的 3 型患儿灵敏度不足。

(2) 上肢模块测试修订版(revised upper limb module，RULM)：是专门为 SMA 患者制定的上肢功能评定工具，常与 HFMSE 一起使用以补充其对上肢功能评价的不足。RULM 的项目与日常生活高度相关，适用于 30 个月龄以上的 SMA 患儿，评分改变 ≥2 分具有临床意义[1,5,6]。为操作类量表，需要一套标准化的工具。

(3) 运动功能评估量表（motor function measure，MFM）：主要用于监测神经肌肉病患者运动功能障碍的严重程度及疾病进展。其评测功能范围较广，包括 3 个分区：D1 为站立和转移，D2 为躯干及近端运动功能，D3 为远端肢体运动功能，目前越来越多地用于评估 2 岁以上的 SMA 2 型和 3 型患儿的运动功能[1,5]。使用 MFM 需要单独的培训和标准化的工具，并需要取得相应的资质，其官方网站为 https：//mfm-nmd.org/。

(4) 6 分钟步行测试：是儿童神经肌肉疾病门诊患者常用的功能性步行能力评估方法，可评估 4 岁以上可以独走的 SMA 患者的功能性活动能力、耐力、力量和行走能力，对疲劳相关的变化更为敏感。变化 $\geqslant$ 30 米，对日常生活中的行走具有现实意义[1,5,6]。

（三）社会活动参与的评定

随着 SMA 治疗的快速发展，患者在社会参与层面的需求和关注逐渐增加。目前用于评估 SMA 患者社会活动参与的测量工具分为健康生存质量相关量表、日常生活相关量表[1,10]。

1. 健康生存质量相关量表　其是一个多维度概念，通过个体对生理功能、情感功能、社会功能、认知功能等与健康相关的主观感受明确疾病本身或治疗方案是否影响生活质量。

(1) 36 项简明健康状况调查问卷（SF-36）：适用于 14 岁以上人群的健康状况评估、疾病监测、治疗方法和疗效评估。现广泛用于成人及儿童的生活质量、综合评估。该量表包括总体健康、身体疼痛、生理功能、生理职能、活力、情感职能、社会功能、精神健康 8 个维度。前 4 个维度反映个体生理健康，后 4 个维度反映个体心理健康。得分越高表明生活质量越佳，详见第七章骨关节疾病评定（表 7-3）。

(2) 儿童生存质量测定量表 4.0 通用核心量表（PedsQL 4.0）：该量表作为儿童生活质量的系统性测量工具，是国内外最为广泛使用的普适性儿童量表。包括生理功能(8 个条目)、情感功能(5 个条目)、社会功能(5 个条目)和角色功能(5 个条目)。并以 5 分制利克特量表(Likert scale)表示评估结果,但总分分数设置为 0 分(总是出问题)至 100 分(从不出问题),得分越高提示功能越佳(表 6-5)。

表 6-5 儿童生存质量测定量表 4.0 通用核心量表

考虑最近 1 个月内下面事情发生的频率,并在相应的地方打√。
0 为非常不同意,1 为不同意,2 为不确定,3 为同意,4 为非常同意。

项目	0	1	2	3	4
1. 步行 200 米以上有困难					
2. 跑步有困难					
3. 参加体育运动或锻炼有困难					
4. 举大件物品有困难					
5. 自己洗澡或沐浴有困难					
6. 做家务有困难(收拾他 / 她的玩具)					
7. 受伤或疼痛					
8. 体力不佳					
9. 感到害怕和恐惧					
10. 感到悲伤或沮丧					
11. 感到气愤					
12. 睡眠不好					
13. 担心有什么事将会发生在他 / 她身上					
14. 与其他孩子相处有困难					
15. 其他孩子不愿意和他 / 她做朋友					
16. 被其他孩子戏弄					
17. 不能完成同龄儿童胜任的事					
18. 游戏时跟不上其他孩子					
19. 上课时注意力不集中					

续表

项目	0	1	2	3	4
20. 丢三落四					
21. 学校活动中跟不上其他同龄人					
22. 因身体不适而缺课					
23. 因必须去看病或住院而缺课					

(3) 儿童生存质量测定量表 3.0 神经肌肉疾病模块量表(PedsQL 3.0 NMM):该量表以 2~18 岁儿童及其家长为测定人群。包括儿童自我报告和家长报告两部分,由神经肌肉疾病病情、医疗服务提供者沟通及家庭可用资源 3 个维度组成。目前中文版量表的可行性、信度和效度均已得到验证。

2. 日常生活相关量表

(1) Barthel 指数:目前最常用的 ADL 能力评估量表。此量表用于评估患者进食、起床与轮椅转移、个人卫生、如厕、洗澡、步行、上下楼梯、穿衣、大便控制、小便控制 10 项内容的独立完成能力。

(2) 活动限制评估量表(activity limitations scale,ACTIVLIM):是一项用于评估神经肌肉疾病儿童(6~15 岁)和成人(超过 16 岁)日常活动受限情况的问卷。含 22 个条目,其中儿童特定评估条目 4 个,成人特定评估条目 4 个,通用条目 14 个。根据患者能否不依靠工具或他人帮助完成日常活动分为 0~3 分。

(3) 脊髓性肌萎缩症自理生活能力量表(the SMA independence scale,SMAIS):SMAIS 旨在评估和记录 SMA 患者的日常生活功能变化,主要适用于 2 岁以上不能独走的患者。量表包括卫生、穿衣、饮食和饮水、移动物体、身体移动、家务和其他任务等 7 个方面,共 29 个项目,分为照料者版和患者版,通过衡量执行每项活动所需援助的程度来评分,是目前评估 SMA 专病的主要量表,对于 SMA 队列研究具有良好的应用前景,可通过访问 https://eprovide.mapi-trust.org/ 获得量表手册和使用授权。目前其信度和效度尚在研究中，临床应用性也有待考证。

（秦 伦 李 惠 黄琴蓉）

第二节 肌营养不良评定

一、概述

肌营养不良（muscular dystrophy，MD）是指一组以进行性加重的肌无力和肌肉变性为特征的遗传性疾病群。其分类方式和体系一直随对疾病认识的逐渐深入而发生变化。最初主要根据其肌力低下的分布情况、发病年龄和遗传方式进行表型分类，目前基于缺陷蛋白的诊断分类也越来越普遍[11]。儿童期发病的常见肌营养不良包括杜氏肌营养不良（Duchemne muscular dystrophy，DMD）、贝克肌营养不良症（Becker muscular dystrophy，BMD）、先天性肌营养不良（congenital muscular dystrophy，CMD）、面肩肱型肌营养不良（facioscapu-lohumeral muscular dystrophy，FSHD）、埃默里-德赖弗斯肌营养不良（Emery-Dreifuss muscular dystrophy，EDMD）（表6-6）。

表6-6 肌营养不良的分型和临床特点

类型	典型发病年龄	遗传方式	病程
杜氏肌营养不良	1~5岁	X连锁	快速进展；一般9~10岁丧失行走能力；20岁左右死亡
贝克肌营养不良症	5~10岁	X连锁	缓慢进展；维持行走能力超过16岁；存活年龄超过30岁

续表

类型	典型发病年龄	遗传方式	病程
先天性肌营养不良	出生时	常染色体隐性	不同基因型病程进展差异很大；影响寿命
面肩肱型肌营养不良	10 岁	常染色体显 / 隐性	进展速度较慢，晚年丧失步行能力；不同个体预期寿命不同
埃默里 - 德赖弗斯肌营养不良	儿童和少年期	X 连锁	进展缓慢，伴有心脏功能的异常，寿命正常

以上肌营养不良中 DMD 最为常见，且关于 DMD 康复评定的研究较多，故在本节进行重点介绍。

二、康复评定

DMD 是儿童最常见的遗传性肌肉病。活产男婴中发病率为 1/5 000[12]。DMD 起病前主要表现为运动发育迟缓，独走年龄较同龄儿晚，多在 3~5 岁起病、7 岁后加速进展，从地板上站起时呈典型的 Gowers 征（视频 6-2）、9~12 岁丧失独走能力，通气支持下平均预期寿命可达 30 岁。根据患儿肢体无力程度、伴随的其他器官系统损伤情况和病情进展可分为 5 个阶段，分别是症状前期、早期独走期、晚期独走期、早期不能独走期以及晚期不能独走期。少数早期诊断为 DMD 的患儿，可在 13~16 岁丧失独走能力，属于中间型（IMD），临床表现较经典 DMD 轻[13]。在《国际功能、残疾和健康分类（儿童和青少年版）》（ICF-CY）的框架下，对 DMD 患儿从结构和功能、活动能力、社会活动参与度进行系统准确评定可以了解其功能状态、指导治疗、判断疗效、预测功能变化。评定的内容尽量保持一致，如果疾病进展迅速或有特定临床需要，可根据需要增加评定次数、调

视频 6-2
Gowers 征

整评定项目。

(一) 结构和功能评定

1. 肌力评定 进行性无力是DMD最典型特征之一，通常采用MMT或MRC肌力评定量表评定肌力(表5-1)，以便于分析患者整体肌力变化情况。也可使用手持式肌力测量仪(HHD)进行定量肌力测试，具有良好的信度，建议5岁以上的患儿应用。通常测试范围包括肩关节内收和外展、肘关节屈和伸、腕关节屈和伸、髋关节内收和外展、髋关节屈和伸、膝关节屈和伸、踝关节屈和伸，部分评估可见视频6-1。对于可步行的DMD患儿，其中下肢伸膝和伸髋力量与运动功能最为相关，需要重点关注。即使在可以步行阶段DMD上肢肌力仍可能下降，需要早期关注，丧失步行能力后需要重点关注[13]。

2. 关节活动度评定 DMD患儿关节挛缩出现的先后顺序有一定的规律，在独走期以下肢的踝、膝、髋关节为主，其中踝关节跖屈挛缩最为常见(图6-4)；也可见前臂旋后和伸腕、伸指不足。在不能行走期下肢挛缩快速进展，需要重点关注。上肢的肩、肘、腕和指间关节也逐渐受累。关节活动度的测量主要是通过量角器测定各关节的主动和被动活动范围，每6个月评定1次[14]。

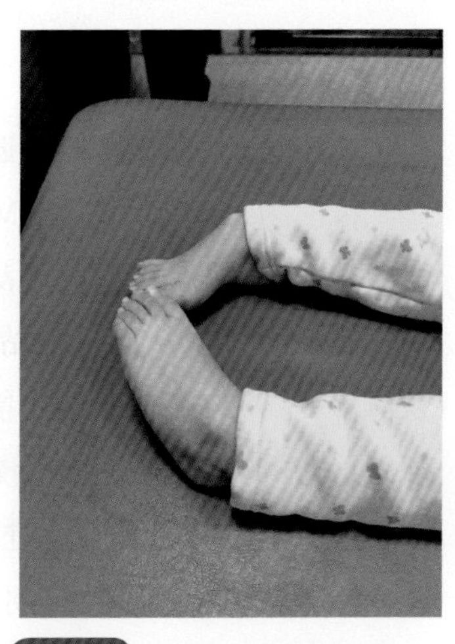

图6-4 DMD患儿踝关节跖屈内翻畸形

3. 脊柱姿势和曲度的评定 DMD患儿呈现一定特征的姿势体态：腓肠肌肥大、翼状肩，行走时会呈现腰腹部前凸、鸭步、足尖走路等异常姿势，可早期进行姿势观察和评定，关注双侧对称性(图6-5)。常规对患儿行脊柱体格检查、全脊柱正侧位X线检查，并尽量在坐位或站立位等直立姿势下进行[14]。当脊柱侧凸大于20°时，应每6个月监测一次，并邀请骨科医生参与评定和确定进一步治疗方案。

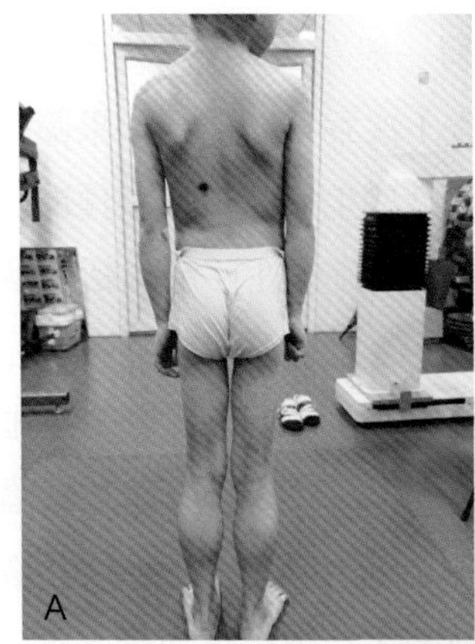

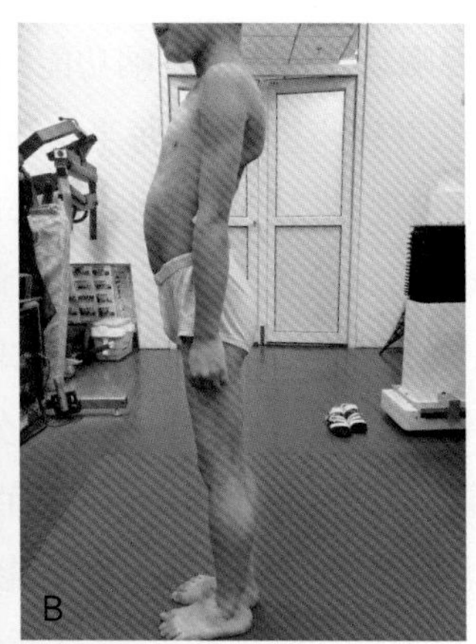

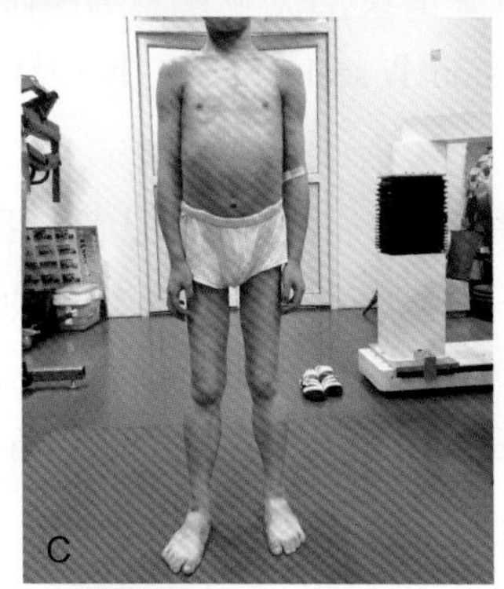

图 6-5　**DMD 站姿**

A. 背面观；B. 侧面观；C. 正面观。

4. 肺功能评定　患儿应在 5~6 岁时行肺功能评定。独走期建议每年评定 1 次用力肺活量(forced vital capacity, FVC)；不能独走期至少半年评定 1 次 FVC、最大吸气压力(maximum inspiratory pressure, MIP)、最大呼气压力(maximum expiratory pressure, MEP)和脉搏血氧饱和度(saturation of pulse oxygen, SpO_2)。而对于丧失行动能力、FVC<80% 预计值且接受辅助气道清理或通气支持的患儿，每 3~6 个

月评定1次[13,14]。有睡眠呼吸紊乱症状的患儿应该每年进行呼吸睡眠监测。

5. 吞咽功能评定 吞咽功能障碍一般在DMD患儿的早期不能独走期出现，并逐步进展，需每半年筛查1次吞咽功能。如果筛查阳性或出现以下表现，进餐时间延长、担心或已发生实际窒息事件以及进食或饮水困难等，则应进一步行诊断性评定。筛查性评定包括吞咽障碍调查、洼田饮水试验和简易吞咽激发试验[14]。

6. 认知、言语、心理评定 部分DMD患儿可以共患认知和语言功能障碍、情绪或行为失调、孤独症谱系障碍样表现、注意缺陷多动障碍和焦虑、抑郁等，根据共患的功能异常选用韦氏智力量表、格塞尔发育量表、孤独症诊断观察量表、注意缺陷多动障碍评定量表Ⅳ(Swanson Nolan and Pelham，version Ⅳ scale，SNAP-Ⅳ)及汉密尔顿焦虑、抑郁量表等评定[14]。

7. 疼痛和疲劳评定 疼痛是DMD患者需要关注的问题，其与不良姿势、生活质量低下、运动过量和情绪低落等均可相关。小于3岁或不能进行自我评价的患儿可用儿童疼痛行为量表(face，legs，activity，cry and consolability，FLACC)；≥3岁的儿童可用Wong-Baker面部表情疼痛分级量表，对于7岁以上能自我表述的患儿可用视觉模拟量表(visual analogue scale，VAS)或简明疼痛评估量表(brief pain inventory，BPI)(表6-7)进行评定[5]，疲劳方面可应用儿童多维疲劳量表(表6-8)来进行评估。

表6-7 简明疼痛评估量表-中文版

1. 大多数人一生中都有过疼痛经历(如轻微头痛、扭伤后痛、牙痛)，除这些常见的疼痛外，现在您是否还感到有别的类型的疼痛 (1)是 (2)否

续表

2. 请您在下图中标出您的疼痛部位，并在疼痛最剧烈的部位以“×”标出
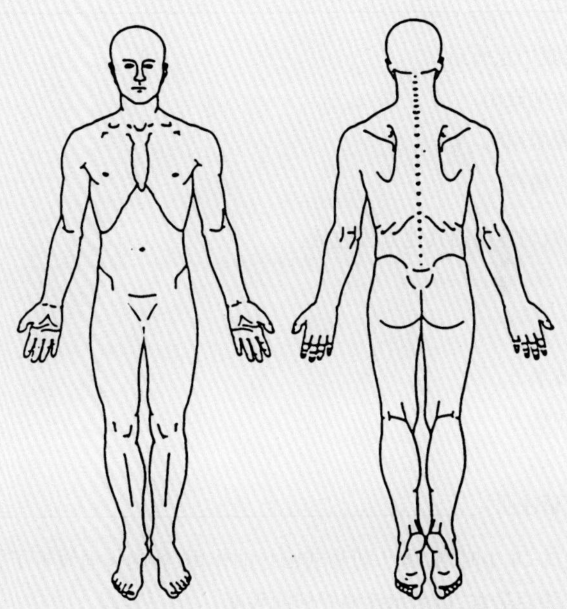
3. 请选择下面的1个数字，以表示过去24小时内您疼痛最剧烈的程度 (不痛)0 1 2 3 4 5 6 7 8 9 10(最剧烈)
4. 请选择下面的一个数字，以表示过去24小时内您疼痛最轻微的程度 (不痛)0 1 2 3 4 5 6 7 8 9 10(最剧烈)
5. 请选择下面的一个数字，以表示过去24小时内您疼痛的平均程度 (不痛)0 1 2 3 4 5 6 7 8 9 10(最剧烈)
6. 请选择下面的一个数字，以表示您目前的疼痛程度 (不痛)0 1 2 3 4 5 6 7 8 9 10(最剧烈)
7. 哪种情况让您感到疼痛缓解(例如，热疗、药物或安静) ____________________
8. 哪种情况让您感到疼痛加重(例如，走路、站立或上下楼梯) ____________________

续表

9. 您希望接受何种药物或治疗控制您的疼痛 ______________________________
10. 我一般服用止痛药 (　　)有规律地服用 (　　)当需要服用时 (　　)不吃止痛药
11. 我用来减轻疼痛的其他方法包括： (　　)热敷 (　　)冷敷 (　　)松弛技术 (　　)分散注意力 (　　)催眠 (　　)其他(请注明)：______________________________
12. 在过去的24小时内,由于药物或治疗的作用,您的疼痛缓解了多少？请选择下面的1个百分数,以表示疼痛缓解的程度 (无缓解)0　10%　20%　30%　40%　50%　60%　70%　80%　90%　100%(完全缓解)
13. 请选择下面的1个数字,以表示过去24小时内疼痛对您的影响 (1)对日常生活的影响 (无影响)0　1　2　3　4　5　6　7　8　9　10(完全影响) (2)对情绪的影响 (无影响)0　1　2　3　4　5　6　7　8　9　10(完全影响) (3)对行走能力的影响 (无影响)0　1　2　3　4　5　6　7　8　9　10(完全影响) (4)对日常工作的影响(包括外出工作和家务劳动) (无影响)0　1　2　3　4　5　6　7　8　9　10(完全影响) (5)对与他人关系的影响 (无影响)0　1　2　3　4　5　6　7　8　9　10(完全影响)

续表

(6) 对睡眠的影响
(无影响) 0　1　2　3　4　5　6　7　8　9　10 (完全影响)
(7) 对生活兴趣的影响
(无影响) 0　1　2　3　4　5　6　7　8　9　10 (完全影响)

表 6-8　儿童多维疲劳量表

请描述您孩子在近 1 个月内的疲劳情况				
1. 你感觉孩子累吗				
□ 从来没有	□ 几乎没有	□ 有时候有	□ 经常有	□ 总是有
2. 你感觉孩子身体虚弱 (不强壮) 吗				
□ 从来没有	□ 几乎没有	□ 有时候有	□ 经常有	□ 总是有
3. 你感觉孩子很累以至于不能做他 / 她喜欢的事情吗				
□ 从来没有	□ 几乎没有	□ 有时候有	□ 经常有	□ 总是有
4. 你感觉孩子很累以至于不能和他 / 她的朋友在一起吗				
□ 从来没有	□ 几乎没有	□ 有时候有	□ 经常有	□ 总是有
5. 你感觉孩子完成一些事情有困难吗				
□ 从来没有	□ 几乎没有	□ 有时候有	□ 经常有	□ 总是有
6. 你感觉孩子开始做一些事情有困难吗				
□ 从来没有	□ 几乎没有	□ 有时候有	□ 经常有	□ 总是有
7. 你感觉孩子睡觉很多吗				
□ 从来没有	□ 几乎没有	□ 有时候有	□ 经常有	□ 总是有

续表

8. 你感觉孩子很难一觉到天亮吗				
□ 从来没有	□ 几乎没有	□ 有时候有	□ 经常有	□ 总是有
9. 你感觉孩子早上醒来的时候身体很累吗				
□ 从来没有	□ 几乎没有	□ 有时候有	□ 经常有	□ 总是有
10. 你感觉孩子休息多吗				
□ 从来没有	□ 几乎没有	□ 有时候有	□ 经常有	□ 总是有
11. 你感觉孩子小睡多吗				
□ 从来没有	□ 几乎没有	□ 有时候有	□ 经常有	□ 总是有
12. 你感觉孩子躺在床上的时间很长吗				
□ 从来没有	□ 几乎没有	□ 有时候有	□ 经常有	□ 总是有
13. 你感觉孩子很难保持注意力在一些事情上吗				
□ 从来没有	□ 几乎没有	□ 有时候有	□ 经常有	□ 总是有
14. 你感觉孩子很难记住别人对他 / 她讲了什么吗				
□ 从来没有	□ 几乎没有	□ 有时候有	□ 经常有	□ 总是有
15. 你感觉孩子很难记住他 / 他刚刚听到了什么吗				
□ 从来没有	□ 几乎没有	□ 有时候有	□ 经常有	□ 总是有
16. 你感觉孩子很难快速地思考吗				
□ 从来没有	□ 几乎没有	□ 有时候有	□ 经常有	□ 总是有
17. 你感觉孩子很难记起刚才在想什么吗				
□ 从来没有	□ 几乎没有	□ 有时候有	□ 经常有	□ 总是有
18. 你感觉孩子很难在同一时间记住一件以上的事情吗				
□ 从来没有	□ 几乎没有	□ 有时候有	□ 经常有	□ 总是有

（二）活动能力的评定

1. 功能计时测试

（1）6 分钟步行测试：是国际公认的 DMD 患者行走耐力和能力的重要评价指标，用来评估尚可步行的 DMD 患者。自然病程下，7 岁往往是 DMD 患者 6 分钟步行距离下降的拐点，有些学者提出通过观察期结果可粗略推断患儿丧失步行能力的时间。变化≥30 米，对日常生活中的行走具有现实意义[13,14]。

(2)10m 步行 / 跑步测试(表 6-9)、上 / 下 4 级台阶测试(5 岁以上，表 6-10)、卧位坐起和卧位站起测试(表 6-11)：通过完成指定任务，记录完成的时间和评估动作质量来进行评分，对学龄前 DMD 患儿的病情进展监测更有帮助(视频 6-3)。

视频 6-3
计时测试

表 6-9　10m 步行 / 跑步测试

动作质量分级	运动表现
1	不能独立行走。无需计时
2	不能独立行走，但可在膝踝足矫形器(KAFOs)或在他人支撑下行走。无需计时
3	不能提高行走速度，高度调适、宽底式脊柱前凸步态。计时
4	可以提高速度但跑不起来，中度调适步态。计时
5	接近于跑，但跑步时有双脚站立期，即不能达到双脚离地。计时
6	双脚离地跑起来(无双脚站立期)实现腾空。计时

注：评估员应当站在 12 米标志处，以保证他们跑过 10 米终点线。

表 6-10　上 / 下 4 级台阶测试

动作质量分级	运动表现
1	上 / 下不了 4 级标准台阶(每级 15cm，带扶手)
2	“原地踏步”上 / 下 4 级标准台阶(一次用一只脚，双脚站在台阶上，然后再移到下一级台阶)，用双臂扶着一条或两条扶手，或使用一条扶手，另一只手臂在腿上或身上推

续表

动作质量分级	运动表现
3	“原地踏步”上 / 下 4 级标准台阶（一次用一只脚，双脚站在台阶上，然后再移到下一级台阶），用一只手臂扶着一条扶手，或一只手臂在腿上或身上推
4	“原地踏步”上 / 下 4 级标准台阶（一次用一只脚，双脚站在台阶上，然后再移到下一级台阶），不需要扶手或用手来推腿
5	双脚交替上 / 下 4 级台阶，需要扶手支撑或用手臂推腿
6	双脚交替上 / 下 4 级台阶，不需要扶手支撑或用手臂推腿

注：以最快速度上 / 下，观察运动表现，计时并打分。如果受试者不能在 30 秒内完成测试，记录无法完成。

表 6-11 仰卧位站起测试

动作质量分级	运动表现
1	即使用了椅子，也不能从仰卧位站起。无需计时
2	需要家具协助从仰卧位起身至完全直立姿势。无需计时
3	不翻身，用双手“攀爬”双腿站起，才能达到完全直立姿势。计时
4	翻身，用一只手支在腿上站起来。计时
5	翻转到一侧，用一只手或双手支撑地面开始站起，但没接触腿部。计时
6	不翻身或不用手支在腿部或地板上而站起来（可用一只手轻触地面维持平衡，无 Gowers 征）。计时

注：结束时双手放在体侧保持立正，孩子尝试从地上站起超过 30 秒后，建议提供一把椅子以防止过度疲劳。

其可用于预测疾病进展情况：①从仰卧位站起时间<5 秒的患者，功能能够保持稳定；② 5 秒 ≤ 从仰卧位站起时间<10 秒，有行走功能下降的风险；③从仰卧位站起时间 ≥ 10 秒，2 年内有丧失行走能力的风险；④从仰卧位站起 ≥ 30 秒，但可以上 4 个台阶，1~2 年内有丧失行

走能力的风险；⑤不能上 4 个台阶但能完成 10m 步行 / 跑步测试，有即将失去行走能力的风险。

2. 功能性量表评估

(1) 运动功能评估量表（motor function measure，MFM）：详见本章第一节脊髓性肌萎缩症评定。

(2) 北极星移动评价量表（north star ambulatory assessment，NSAA）：专门用于评估 3 岁以上可步行的 DMD 患儿的运动功能。其包含从站立、行走、平衡到跑跳能力。同时包括 10m 跑、从地板上站起两项计时测试。操作简便且无需特殊设备，评估时间约 10 分钟。NSAA 除了能够给出原始分，还可根据原始分转换（除第 12 项得分）成 0~100 的线性测量值。3~4 岁可根据年龄选择不同的测试项目，其中 3 岁测试项目包括站立、行走、从椅子上站起、左右腿上台阶、从地板上站起、跑、跳 8 项能力；3.5 岁测试项目增加左右单腿站、左右腿下台阶和足跟站，共 13 项；4 岁以上可使用量表的全部项目，共 17 项（表 6-12、视频 6-4）。

视频 6-4
北极星移动
评价量表

表 6-12 北极星移动评价量表评分单

运动项目	2 分	1 分	0 分	评分
1. 站起	站直，保持重心均匀分配，没有代偿（足跟落下、腿处于中立位），最少保持 3 秒	站直保持住，可以有一些程度的代偿（如踮脚、腿的内收、撅屁股），最少保持 3 秒	不能独站，或站不住 3 秒（即使有一点辅助也不可以）	
2. 行走	跟趾步态行走或是足放平步态	大部分时间是足尖步态，不能保持跟趾步态	失去步行能力：有可能用膝踝足矫形器（KAFOs）或是只能通过辅助走一段距离	

续表

运动项目	2分	1分	0分	评分
3. 从椅子上站起	保持双上肢交叉，屈膝屈髋 90°，脚平放在地上。独立站起	用东西帮助，如推椅子或是弯腰低头扶腿起	不能	
4. 单腿站(右腿)	能以轻松的姿势站立(不需要固定方式)保持 3 秒	能站但时间 <3 秒或有身体侧屈或需要固定方式，如大腿内收或其他技巧	不能	
5. 单腿站(左腿)	能以轻松的姿势站立(不需要固定方式)保持 3 秒	能站但时间 <3 秒或有身体侧屈或需要固定方式，如大腿内收或其他技巧	不能	
6. 上台阶(右腿)	面向台阶，不需要支持	侧方上 / 躯干旋转 / 旋髋或需要支撑	不能	
7. 下台阶(右腿)	面向前面，负重腿可以控制体重，不用支持	侧方下，或是跳下来，或需要支持	不能	
8. 上台阶(左腿)	面向台阶，不需要支持	侧方上 / 躯干旋转 / 旋髋或需要支撑	不能	
9. 下台阶(左腿)	面向前面，负重腿可以控制体重，不用支持	侧方下，或是跳下来，或需要支持	不能	
10. 抬头看脚尖	仰卧位，头必须抬起时呈中立位，下颌朝胸部移动	能抬头但颈部是侧曲或是没有颈部屈曲(仅伸头)	不能	
11. 仰卧位到坐位	可以用一只手辅助	用两只手拉腿起或是翻身去俯卧位再起	不能	
12. 从地板上站起	没有 Gowers 征	Gowers 征：特别是翻身面对地面，用手支撑腿站起	需要扶东西(如椅子)或是不能	计时(秒)

续表

运动项目	2分	1分	0分	评分
13. 足跟站	双脚同时使用足跟站立(允许向前走几步保持平衡)保持3秒	屈髋,只有前脚趾抬起或仅能背屈单脚	不能	
14. 跳	双足同时离地	一脚前一脚后离地,垫步(离地不明显)	不能	
15. 单脚跳(右腿)	足跟和足前趾都离地	能屈膝和抬起足跟,但不能完全离地	不能	
16. 单脚跳(左腿)	足跟和足前趾都离地	能屈膝和抬起足跟,但不能完全离地	不能	
17. 10m跑	双足有同时离地的时候(没有双支撑期)	典型的蹒跚步态(走得较快,“杜氏慢跑”)	慢走	计时(秒)

(3)上肢功能量表(performance of the upper limb,PUL):是专门为DMD患者设计的评估上肢运动功能评估量表,从肩部、肘部、腕部活动3个维度进行评估,为操作类量表,需要一套标准化的评测工具。对于尚可独立步行的患儿可能出现天花板效应,但可以灵敏地反映不可行走阶段DMD患者的运动功能变化,一般用于10岁以上DMD患儿常规评估。

(4)DMD的早期运动功能评定:新生儿筛查能够实现DMD的早期诊断,在症状出现之前进行早期干预可以改善DMD患者的预后。Bayley-Ⅲ婴儿发育量表、格里菲斯发育评估量表中文版(Griffiths development scales-Chinese,GDS-C)、粗大运动功能评定可以识别出DMD患儿的早期发育迟缓。

(5)其他评估量表:根据不同的病程和功能状态有侧重地选用评

定工具。可以使用 Vignos 下肢功能量表评定下肢功能(表 6-13);用 Brooke 上肢功能量表评定上肢功能(表 6-14);九孔柱测试(nine-hole peg test, NHPT)评定手操作功能。

表 6-13 Vignos 下肢功能量表

等级	表现
1 级	独走和无辅助上下楼梯
2 级	独走和扶扶手上下楼梯
3 级	独走和扶扶手缓慢上下楼梯(4 级标准阶梯超过 12 秒)
4 级	独走和从椅子站起,但不能上下楼梯
5 级	独走,但不能从椅子站起和上下楼梯
6 级	辅助下或穿戴长腿支架行走
7 级	穿戴长腿支架行走,且需要辅助来保持平衡
8 级	不能行走站立时需穿戴长腿支架
9 级	坐轮椅
10 级	局限于床上

表 6-14 Brooke 上肢功能量表

等级	表现
1 级	手臂放在身体两侧,双臂外展,以一个整圆运动在头顶上方相触
2 级	手臂可以抬至头顶上方,但肘关节屈曲(例如,圆周运动的周长缩短或使用附属的肌肉)
3 级	双手不能抬过头,但可以拿起装有 180 ml 水的玻璃杯至口(必要时可以用两只手)
4 级	双手可以抬至口,但不能拿起装有 180 ml 水的玻璃杯至口
5 级	双手不能抬至口,但可以从桌子上拿笔或捡起硬币
6 级	双手不能抬至口,且双手无任何有用的功能

（三）社会活动参与的评定

1. 日常生活活动能力评定 建议使用适合我国经济文化背景的婴儿-初中学生社会生活能力量表评定6月龄~15岁患儿的社会生活能力；还可以选用改良Barthel指数评分法进行基础性日常生活活动能力和工具性日常生活活动能力的评定。有条件的也可选用儿童功能独立性评定量表（WeeFIM）、儿童健康问卷、儿科残疾评定指数（pediatric evaluation of disability index，PEDI）等用于日常生活活动能力的评定[14]。

2. 生活质量评定 建议采用儿童生活质量问卷神经肌肉模组或神经肌肉疾病问卷每年对患儿进行1次生活质量评定。

（秦 伦 李 惠 黄琴蓉）

第三节 腓骨肌萎缩症评定

一、概述

腓骨肌萎缩症（Chart-Marie-Tooth disease，CMT）又称遗传性运动感觉神经病（hereditary motor and sensory neuropathy，HMSN），是一组常见的具有临床和遗传异质性的周围神经系统疾病，主要累及下肢远端，进行性四肢远端无力逐渐累及近端，并伴有日益明显的感觉和自主神经症状，导致患者出现活动和平衡障碍、关节挛缩和足部畸形等[14]。该病最早由Charcot、Marie、Tooth三位医生报道，故名Charcot-Marie-Tooth病，国外报道的发病率约为1/（1 214~3 344）[15]。

CMT的经典临床表现为早期步行笨拙、易跌倒，逐渐出现足下垂和跨越步态，小腿肌肉和大腿下1/3萎缩明显，呈“鹤腿样”（图6-6），因足内肌萎缩及踝足部应力不良而逐渐出现高足弓或马蹄足，手和前臂肌萎缩较下肢较轻(图 6-7),后期可能出现爪形手;感觉障碍以本体感觉减退多见;自主神经以血管舒缩功能障碍多见,如足部皮温低、苍白等[16]。

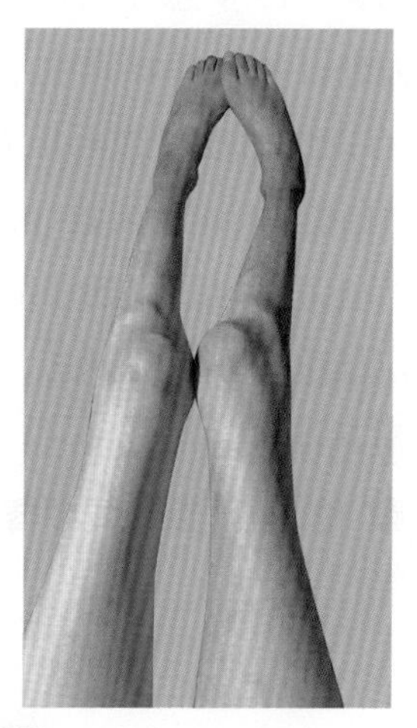

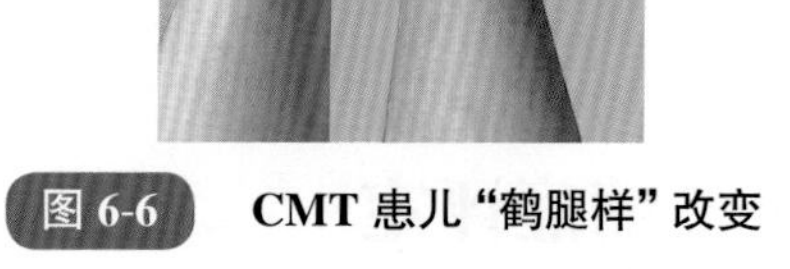

图 6-6 **CMT 患儿“鹤腿样”改变**

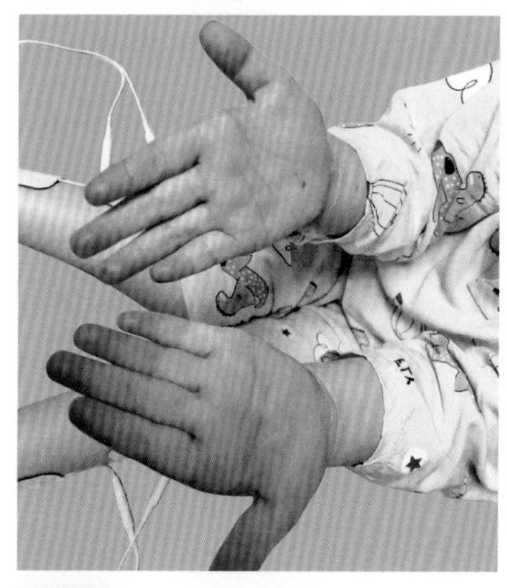

图 6-7 **CMT 患儿鱼际肌轻度萎缩**

根据临床电生理的特征,大致将 CMT 分为脱髓鞘型、轴索型以及中间型,分型不同临床表现也有一定差异(表 6-15)。

表 6-15 CMT 分型和临床特点[1]

电生理	分型	临床特点
脱髓鞘型	CMT1	儿童起病居多,经典临床表现,极少数特殊亚型伴颅神经受损、震颤或共济失调
	CMT3	严重早发,婴儿期即可肌张力低下,运动发育迟缓,感觉明显减退,脊柱侧凸和关节挛缩出现较早且逐渐进展。严重者可伴呼吸和喂养困难
	CMT4	发病通常在 3 岁以前,表现轻重差异较大,可伴有视力问题
轴索型	CMT2	青少年起病居多,经典临床表现,可能保持一定的腱反射
中间型	CMT-X	一般累及男性患者,除经典表现外,还可能伴随视神经和听神经的损害或智力障碍

二、康复评定

CMT 作为一种终身的退行性疾病，目前尚无特殊治疗方法，主要为多学科管理下的对症治疗。康复评定在 ICF-CY 的框架下，对 CMT 患者的结构和功能、活动能力、社会活动参与度进行系统准确评定，可以了解功能状态、指导治疗、判断疗效、预测功能变化[16]。

(一) 结构和功能的评定

1. 肌力评定　进行性远端肢体无力是 CMT 的典型特征之一，其中踝背屈和跖屈肌力、握力、伸指肌力往往受累严重，需要重点关注。随病程进展逐渐累及肢体近端，尤其是下肢近端。通常采用 MMT 或 MRC 评定量表评定肌力，以便于分析患者整体肌力变化情况。也可使用 HHD 进行测试定量肌力测试，部分肌力测试可见视频 6-1。

2. 关节活动度评定　CMT 患儿常出现足部形态的异常，内翻首先出现，后演变为高弓足和跖屈畸形，且会随着年龄增长而进行性加重；建议采用量角器测量活动受限的关节，踝背屈、跖屈、内外翻活动度需要重点关注。

3. 感觉功能评定　CMT 患者由于周围神经受损，往往出现感觉障碍，尤其以深感觉受累为主。进行感觉评定时，先检查浅感觉（触、痛、温度和压觉），再检查深感觉（运动觉、位置觉和振动觉），由四肢远端向近端逐渐移行，判断损伤范围，为足和手部的管理提供依据[2]。

4. 足部畸形的评估　足的畸形在 CMT 中最为常见（图 6-8），这些畸形往往与其神经损伤有关，但也可能独立出现；其对患儿的平衡和移动功能影响显著，需要单独关注。其畸形往往在 5 岁以后逐渐明显，可根据畸形程度分为 5 个阶段：①柔软的高弓足，可还原；②轻微马蹄足和第一跖骨内翻（跖骨体形成前足的内侧缘），第一足趾容易呈爪形，但可还原。③整个前足呈马蹄足，足跟内翻，第一足趾呈爪形且不可还原，无骨结构的异常。④骨质的结构性变化，脚趾均呈不可还原的爪形，可能存在跗骨的过度活动。⑤明显的、固定的骨骼畸形的改变，脚趾均呈不可还原的爪形伴跖趾关节位的半脱位或脱位。简单的测试方法主要有：Coleman 斜面试验或负重弓步试验。Coleman 斜面试验主要用于评估患儿后足内翻及前足的内旋程度，如能纠正说明这些患儿后足尚有一定的柔韧性，后足内翻畸形可通过矫形器或足部软组织手术纠正，如不能纠正则只能通过骨性手术纠正。负重弓步试验主要用于评估患儿足背屈程度。具体评估方法见视频 6-5。

视频 6-5 Coleman 斜面试验

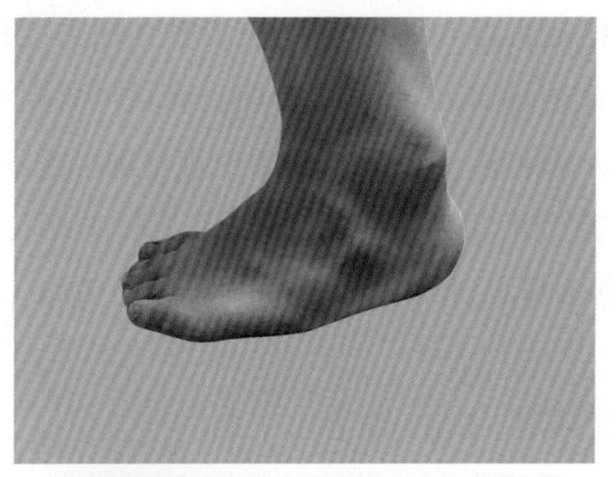

图 6-8 CMT 患儿足内翻畸形

5. 疼痛的评估 CMT 疼痛与心理压力、生活质量下降和其他合并症均有关系。其疼痛的原因主要源于两个方面，一是来自肌肉骨骼的继发损伤，如踝部的反复扭伤或关节畸形；二是小神经纤维受到影响产生神经疼痛，多见于 CMT 2 型，表现为放射痛或灼伤样痛。常用视觉模拟量表（VAS）或简明疼痛评估量表（BPI）进行评定（表 6-7）。

（二）活动能力的评定

虽然 CMT 主要累及患儿肢体远端，对行走、平衡和手的精细活动等造成影响，但不同亚型存在明显的个体差异，应根据患儿目前的功能状态,选择最优的评估方法。

1. 运动功能评估量表(motor function measure,MFM) 详见本章第一节脊髓性肌萎缩症评定,其中 D1 和 D3 这两个维度与 CMT 患儿运动功能的相关性最高,可作为单独子量表进行评估。

2. 功能障碍评分(function disability score,FDS) 从行走能力方面评估患者的功能障碍情况,包含行走、跑跳、辅助工具的使用情况。分为 0~8 分,0 分:无任何行走异常的症状;1 分:行走易摔倒或易疲劳;2 分:不能奔跑;3 分:行走困难;4 分:需借助单拐行走;5 分:需借助双拐行走;6 分:需借助助行器行走;7 分:轮椅依赖;8 分:瘫痪卧床。其中,0~1 分为轻度;2 分为中度,3 分及以上为重度[17]。

3. CMT 神经病评分第 2 版(CMT neuropathy score-version 2,CMTNS2) 常用于监测 10 岁以上的 CMT 患者的自然病史和指导治疗。相较于第 1 版,增加了标准的指导语,并对个别项目的内容和权重进行了调整。CMTNS2 包含神经系统症状、体征及肌电图相关的神经电生理学检查结果。具体评估包括徒手肌力测试、感觉检查。根据患儿的得分情况分为轻度(≤10 分),中度(11~20 分),重度(≥21 分)(表 6-16)[16,17]。

表 6-16　CMT 神经病评分第 2 版

项目	评分				
	0	1	2	3	4
感觉症状	无	症状在踝关节或踝关节下方	症状扩展至小腿远端	症状扩展至小腿近端,包括膝关节	症状扩展至膝关节以上(髌骨上方)
运动症状(腿)	无	走路容易摔跤、足趾抓地,采用矫形鞋垫	穿戴踝足矫形器支撑或稳定踝关节,进行了足部手术	使用助行设备(拐杖、助行器)	轮椅依赖

续表

项目	评分				
	0	1	2	3	4
运动症状(手臂)	无	解、扣纽扣稍有困难	解、扣纽扣困难很大或无法完成	无法切割大部分食物	上肢近端无力(累及肘关节及以上)
针刺敏感性	正常	踝关节以下减退	扩展至小腿的远端出现减退	扩展至小腿的近端,包括膝关节出现减退	扩展至膝关节以上(髌骨上方)出现减退
振动觉	正常	第一足趾减退	扩展至踝关节减退	扩展至膝关节(胫骨粗隆)减退	膝关节和踝关节缺失
肌力(腿)	正常	足背屈、或跖屈时 4^+、4 或 4^{-*}	足背屈或跖屈 ≤ 3^*	足背屈或跖屈 ≤ 3^*	近端肌肉力量减退
肌力(手臂)	正常	手固有肌 4^+、4 或 4^{-*}	手固有肌 ≤ 3^*	腕伸肌 ≤ 5^*	肘部以上肌力减退
尺神经 CMAP	≥ 6.0mV	4.0~5.9mV	2.0~3.9mV	0.1~1.9mV	消失
正中神经 CMAP	(≥ 4.0mV)	2.8~3.9mV	1.2~2.7mV	0.1~1.1mV	消失
桡神经 SNAP 振幅,逆向测试	≥ 15.0μV	10.0~14.9μV	5.0~9.9μV	1.0~4.9μV	<1.0μV

注:CMAP. 复合肌肉动作电位;SNAP. 感觉动作电位;*MMT 肌力分级。

4. 腓骨肌萎缩症儿童评估量表(CMT pediatric scale) 专门为 3 岁以上 CMT 患儿设计的以患儿为中心的多项目的全面评估量表,包含七个测量领域(体力、灵活性、感觉、步态、平衡、力量、耐力),共 11 项测试，总分 44 分。其中包含的部分项目也经常单独用于评测 CMT 患儿某一方面的能力。

（1）九孔插板试验：患儿端坐于小桌前，插板放在测试者前方桌上，板的近端距离桌子边缘 10cm，测试手边放一浅皿，将 9 根插棒放入其中，患儿用测试手一次一根将棒放于洞中，插完 9 根后再每次一根地拔出放回浅皿内，计算患儿完成的时间，可评定手指的协调和手的灵巧性。

（2）布鲁动作能力测试第 2 版（Bruininks-Oseretsky test of motor proficiency，second edition，BOT-2）平衡测试项目：BOT-2 通过让受试者完成以目标为导向的活动来评估其运动功能，其中有关平衡的部分适用于 CMT 患儿。站立和行走相关的测试包括：双脚分开站在一条直线上（睁眼 / 闭眼）；在一条直线上向前走；单腿站在一条直线上（睁眼 / 闭眼）；单腿站在平衡木上（睁眼 / 闭眼）；足跟贴足尖站在平衡木上；其与同龄孩子的常模进行比较，是评估其运动的可靠的评估方法。

（3）简单步态评估：CMT 步态重点观察是否有明显的足下垂，以及评估其足背屈和跖屈的整体力量。分别要求患儿正常走、勾脚走和踮脚走 10 步，根据完成的困难程度打分。1 分：没有困难；2 分：有些困难；3 分：无法完成。典型足下垂步态见视频 6-6。

视频 6-6
CMT 足下垂步态

（4）立定跳远：评估患儿的下肢力量和协调性。

（5）6 分钟步行测试：评估患儿的耐力和步行的稳定性，需要注意在进行测试之前应评估足部的皮肤情况，对于破损的伤口、胼胝应予以包扎，避免二次损伤。对于能力较差的患儿应注意保护，预防跌倒的发生。若发生跌倒，首先确定有无受伤，然后帮助他们获得立位姿势后继续。

（6）足部姿势指数（foot posture index，FPI）：是一种快速、可靠的诊断工具，不需要昂贵的设备和空间，熟练评估下来仅需要 2 分钟。其从 6 个方面标准化评估由高弓足（旋前）至扁平足（旋后）的特征。FPI 观察的初始体位：患儿双足分开与肩同宽，放松站立，双臂放于身体两边，目视前方。每项评分为 –2~2 分，每 1 分为 1 个等级，共 5 个等级（表 6-17），0 分为中立足姿，足旋前姿势赋予正值，足旋后姿势赋予负值。FPI 总分是 –12~12 分的整数，8 分 ≤ FPI ≤ 12 分表示足处于重度旋前姿势，4 分 ≤ FPI<8 分表示足处于轻度旋前姿势，–12 分 ≤ FPI ≤ –8 分表示足处于重度旋后姿势，–8 分<FPI ≤ –4 分表示足处于轻度旋后姿势，–4 分<FPI<4 分表示足处于中立姿势[18]。

表 6-17 足部姿势指数

评估内容	–2分	–1分	0分	1分	2分
距骨头触诊	距骨头外侧可触及，内侧不能触及	距骨头外侧可触及，内侧可轻微触及	距骨头内侧与外侧表现相一致	距骨头内侧可触及，外侧可轻微触及	距骨头内侧可触及，外侧不可触及
外踝上下曲率（从后面看）	外踝下曲线呈直线或凸状	外踝下曲线呈现凹状，比外踝上曲线平浅	外踝上下曲率趋于一致	外踝下曲线比上曲线更凹	外踝下曲线曲率程度明显大于上曲线
跟骨冠状面的位置（从后面看）	超过 5° 内翻	垂直与 5° 内翻之间	垂直	垂直和 5° 外翻之间	超过 5° 外翻
前足评估距骨关节区（TNJ）隆起（从内侧对评估处观察）	TNJ 区域明显凹陷	TNJ 区域面积稍小	TNJ 区域呈平面状	TNJ 区域轻微凸出	TNJ 区域明显凸出
内侧纵弓（MLA）高度和弧度（从内侧看）	足弓过高而尖锐，并向后部偏移	足弓中等高度，轻微的尖锐及后移	足弓高度正常，呈圆弧状，无偏移	足弓低，中间部位略扁平	足弓极低，中间部位严重扁平，足弓与地面接触
足趾可见度（从后面看）	无外侧脚趾可见，内侧脚趾明显可见	内侧脚趾可见度比外侧更明显	内侧和外侧脚趾可见度一致	外侧脚趾可见度比内侧更明显	无内侧脚趾可见，外侧脚趾明显可见

5. 腓骨肌萎缩症婴幼儿量表（Charcot-Marie-Tooth disease infant scale，CMTInfS） 专用于CMT婴幼儿疾病严重程度的功能性评估方法，适用于3岁及以下患儿[19,20]。该量表包括翻身、坐、爬、下蹲、单脚站立、跑、抛球、抓握、堆积木、指示、书写、撕扯、松盖子、串珠和系扣子，共15个项目，分别根据完成程度评为0~3分，婴幼儿可在20分钟内完成。根据每项原始评分转换为z分数，将疾病严重程度分为轻度（<1分）、中度（1~2分）和重度（>2分）。初步研究表明，CMTInfS对于CMT婴幼儿不同临床亚型疾病严重程度和临床功能障碍的评估较为敏感，适用于研究自然病程以了解疾病早期的进展速度，可为早期干预的治疗试验提供客观依据。

（三）社会活动参与的评定

随着CMT疾病的进展和患儿年龄的增加，其在社会参与层面的需求和关注逐渐增加。可以采用专门为CMT设计的患者结局报告量表、其他普适的生存质量量表或日常生活活动量表进行评估。

1. CMT健康指数（The Charcot-Marie-Tooth health index，CMT-HI） 是一种特异性的通过患者自我报告进行评估的方法，旨在可靠和敏感地反映出临床试验的受益，也可以反映出患者的整体的健康情况[18]。其可以全面覆盖对于CMT患者最重要的18个领域，即移动受限、足/踝无力、平衡障碍、活动受限、手无力、肩/手臂无力、麻木、疼痛、疲劳、睡眠障碍、情绪障碍、社交减少、思考困难、烧心感、便秘、听力下降、呼吸困难、吞咽困难18个子量表（共127个问题），分别对CMT患者最重要的105种日常症状主题进行评估，完成大约需要15分钟，每个领域均有独立得分，最后加权获得总分。

2. 36项简明健康状况调查表（SF-36） 适用于14岁以上人群的健康状况评估、疾病监测、治疗方法和疗效评估。现广泛用于成人及儿童的生活质量综合评估。该量表包括总体健康、身体疼痛、生理功能、生理职能、活力、情感职能、社会功能、精神健康8个维度。前4个维度反映个体生理健康。后 4 个维度反映个体心理健康,得分越高表明生活质量越佳。

3. Barthel 指数 是目前最常用的 ADL 能力评估量表。此量表用于评估患者进食、起床与轮椅转移、个人卫生、如厕、洗澡、步行、上下楼梯、穿衣、大便控制、小便控制 10 项内容的独立完成能力。

(秦 伦 李 惠 黄琴蓉)

参考文献

1. 中华医学会儿科学分会康复学组, 中国康复医学会物理治疗专委会. 脊髓性肌萎缩症康复管理专家共识. 中华儿科杂志, 2022, 60 (9): 883-887.
2. LIN Y, LIN CH, YIN X, et al. Newborn screening for spinal muscular atrophy in China using DNA mass spectrometry. Front Genet, 2019, 10: 1255.
3. LI C, GENG Y, ZHU X, et al. The prevalence of spinal muscular atrophy carrier in China: evidences from epidemiological surveys. Medicine (Baltimore), 2020, 99 (5): e18975.
4. 中华医学会医学遗传学分会遗传病临床实践指南撰写组. 脊髓性肌萎缩症的临床实践指南. 中华医学遗传学杂志, 2020, 37 (3): 263-268.
5. 周春明, 陈土容, 陈艺, 等. 脊髓性肌萎缩症的运动功能评估及临床研究进展. 中国儿童保健杂志, 2022, 30 (7): 741-745.
6. 北京医学会罕见病分会, 北京医学会医学遗传学分会, 北京医学会神经病学分会神经肌肉病学组, 等. 脊髓性肌萎缩症多学科管理专家共识. 中华医学杂志, 2019, 99 (19): 1460-1467.
7. MCGRATTAN KE, GRAHAM RJ, DIDONATO CJ, et al. Dysphagia phenotypes in spinal muscular atrophy: The past, present, and promise for the future. Am J Speech Lang Pathol, 2021, 30 (3): 1008-1022.
8. WADA A, KAWAKAMI M, LIU M, et al. Development of a new scale for dysphagia in patients with progressive neuromuscular diseases: the Neuromuscular Disease Swallowing Status Scale (NdSSS). J Neurol, 2015, 262 (10): 2225-2231.
9. BERTI B, FANELLI L, DE SANCTIS R, et al. Oral and Swallowing Abilities Tool (OrSAT) for type 1 SMA patients: Development of a new module. J Neuromuscul Dis, 2021, 8 (4): 589-601.
10. 马樱, 姚姝, 毛姗姗. 脊髓性肌萎缩症相关生存质量评估工具的研究进展. 中华物理医学与康复杂志, 2022, 44 (2): 176-180.

11. PALISANO RJ, ORLIN MN, SCHREIBER J. Campbell's physical therapy for children. 5th ed. Philadelphia: Saunders, 242-243
12. 潘存钧, 申家建, 高鹏, 等. Duchenne 型肌营养不良的康复评估及治疗研究进展. 中华物理医学与康复杂志, 2021, 43 (8): 759-764.
13. 北京医学会罕见病分会, 北京医学会神经内科分会神经肌肉病学组, 中国肌营养不良协作组. Duchenne 型肌营养不良多学科管理专家共识. 中华医学杂志, 2018, 98 (35): 2803-2814.
14. 中华医学会儿科学分会康复学组. 儿童抗肌萎缩蛋白病康复评定和治疗专家共识. 中华儿科杂志, 2020, 58 (11): 875-880.
15. RAMCHANDREN S. Charcot-Marie-Tooth Disease and other genetic polyneuropathies. Continuum (Minneap Minn), 2017, 23 (5, Peripheral Nerve and Motor Neuron Disorders): 1360-1377.
16. 徐开寿, 肖农. 儿童疾患物理治疗技术. 北京: 人民卫生出版社, 2019: 187-192.
17. BAPTISTA CR, NASCIMENTO-ELIAS AH, GARCIA B, et al. Physical function and performance measures of children and adolescents with Charcot-Marie-Tooth disease. Physiother Theory Pract, 2021, 37 (1): 73-80.
18. 张新语, 霍洪峰. 足姿指数 (FPI): 足部姿势及足踝功能的定量表达. 中国矫形外科杂志, 2019, 27 (13): 1194-1199.
19. MANDARAKAS MR, ROSE KJ, SANMANEECHAI O, et al. Functional outcome measures for infantile Charcot-Marie-Tooth disease: a systematic review. J Peripher Nerv Syst, 2018, 23 (2): 99-107.
20. 张捷君, 张如旭. 腓骨肌萎缩症相关测评量表的临床应用. 中华神经科杂志, 2019, 52 (6): 510-515.

第七章

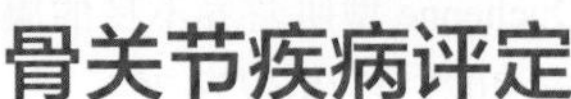

第一节　脊柱侧凸评定

一、概述

脊柱侧凸是指脊柱三维结构畸形，包括冠状位、矢状位和轴位的脊柱椎体排列异常。可引起脊柱侧凸的因素包括遗传、脊柱生长不平衡及结缔组织（骨骼肌和神经）异常。根据其病因可分为神经肌肉源性脊柱侧凸、特发性脊柱侧凸、先天性脊柱侧凸和其他原因所致脊柱侧凸。脊柱侧凸早期无明显症状，因此易被忽视。治疗不及时可严重影响患者的体型，并导致缺乏自信、抑郁及自杀倾向等心理问题。严重的脊柱侧凸会对患者的心理造成沉重打击，大大降低患者的生活质量并增加家庭、社会的经济负担。脊柱侧凸好发于青少年，最常见的青少年特发性脊柱侧凸（adolescent idiopathic scoliosis，AIS）在全球、亚洲地区及国内部分地区的患病率统计数据均显示为 2% 左右。由于脊柱侧凸早期易被忽视，因此筛查工作尤为重要，早期疾病筛查及早期干预是疾病控制的首要环节。

二、筛查与评定

（一）病史

详细询问与脊柱畸形相关的信息，如患儿的健康状况、年龄及性成熟等,了解畸形的开始情况、进展速度及连续治疗的效果和畸形对患儿的影响。了解既往史、手术史、外伤史和家族史。还需了解患儿家族中任何成员有无脊柱畸形及有无神经肌肉病病史;对已进行保守治疗的患儿,需了解治疗方法、频率及持续时间等。

(二) 筛查

婴幼儿和青少年更适合作为脊柱侧凸的筛查对象。有证据表明,尤其是脊柱侧凸程度较轻的患者,在确诊脊柱侧凸后给予适当的干预,对阻止侧凸进展是有效的。目前常用的筛查方法分为非工具筛查和测试工具测量。

1. 非工具筛查

(1) 目测法:筛查对象脱去上衣,暴露双肩至髋部区域(男性筛查对象裸露上身,女性筛查对象穿着胸衣),双脚并拢保持自然直立状态;检查者观察并记录筛查对象双肩是否等高、双侧肩胛骨是否对称、腰部是否对称、是否存在骨盆倾斜,任何一项为“是”均为目测法阳性。

(2) Adams 前屈试验:筛查对象脱去上衣暴露双肩至髋部区域,腰部向前弯曲,直至背部与地面平行,双脚并拢,手臂自然下垂,膝关节伸直,掌心相对。检查者从受试者后方沿椎骨观察、记录脊柱是否对称,双肩是否与地面平行,双侧肩胛骨是否对称,髋部是否与地面平行,头部与骨盆的中线是否重合,肋骨是否隆起,任何一项为“是”均为 Adams 前屈试验阳性。

2. 测试工具测量

(1) 脊柱侧凸测量尺:将筛查对象屈躯的角度调整到背部高低差别最大时,将测量尺轻置于背部,测量尺的“0”刻度始终在脊柱上方,待滚珠稳定后读取显示的度数。取最大角度作为筛查结果(图 7-1)。

(2) 便携式电子脊柱侧凸筛查工具:医生手持脊柱侧凸筛查工具,保持设备与筛查对象背部垂直接触,从颈部沿脊柱向下扫描,经过上

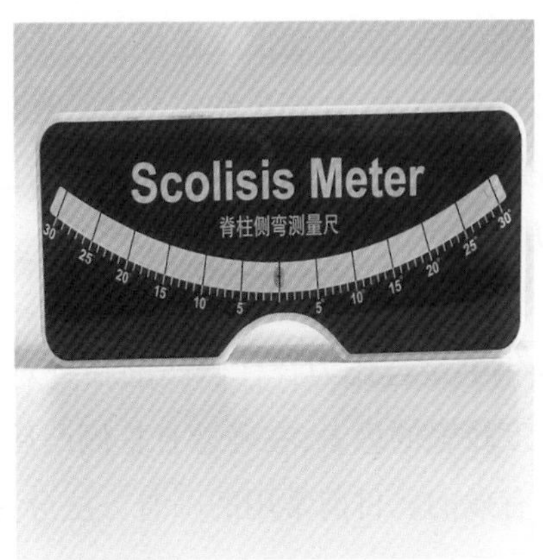

图 7-1 脊柱侧弯测量尺

胸椎(T_3~T_4)、中胸椎(T_5~T_{12})和胸腰椎(T_{12}~L_1 或 L_2~L_3)3 个区域时读数，或按下设备上的按钮以记录这三个位置的角度。取最大角度作为筛查结果(图 7-2)。

建议联合使用 3 种或以上的筛查手段作为脊柱侧凸的筛查方法[1]，如目测法、Adams 前屈试验、躯干旋转角测量(包括脊柱侧凸测量尺或便携式电子脊柱侧凸筛查工具)。

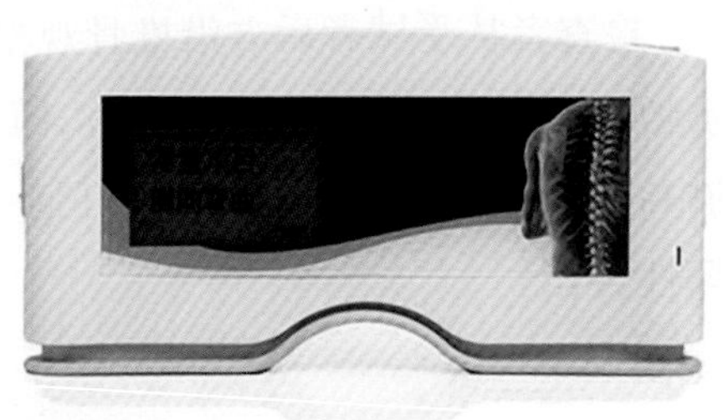

图 7-2 便携式电子脊柱侧凸筛查工具

(三) 评定

筛查后提示有高风险的患儿可对其做进一步评估，包括影像学评定、平衡功能评定、呼吸评定及生活质量评定。

1. X 射线评定　X 线摄片包括站立位全脊柱正、侧位像。临床上常使用 X 线摄片测定 Cobb 角以评定患儿的侧凸程度、监测侧凸的进展和治疗效果，并对侧凸进行分类，必要时可拍摄脊柱弯曲像以预测脊柱柔韧度。

(1) 摄片要求：拍摄站立位全脊柱正侧位片时，需包括第一胸椎至第一骶椎。较小的儿童在能站立前可采用卧位全脊柱像检查。站立位全脊柱正侧位片可以确定侧凸的类型、部位、严重程度、柔韧性、矢状面生理性弯曲的变化，可排除先天性椎体畸形。

(2) X 线片的测量

1) Cobb 角：利用 X 线片测量 Cobb 角是诊断脊柱侧凸的金标准。国际脊柱侧凸研究会（Scoliosis Research Society，SRS）建议采用的 Cobb 角测量法包括 3 个步骤：①确定上端椎；②确定下端椎；③在上端椎椎体上缘和下端椎椎体下缘各画一横线，以此两横线为标准各做一垂直线，两条垂线的夹角即为 Cobb 角。其中端椎是指脊柱侧凸的弯曲中最头端和最尾端的椎体。若端椎上、下缘不清，可取椎弓根上、下缘的连线，其垂线的交角即为 Cobb 角（图 7-3）。

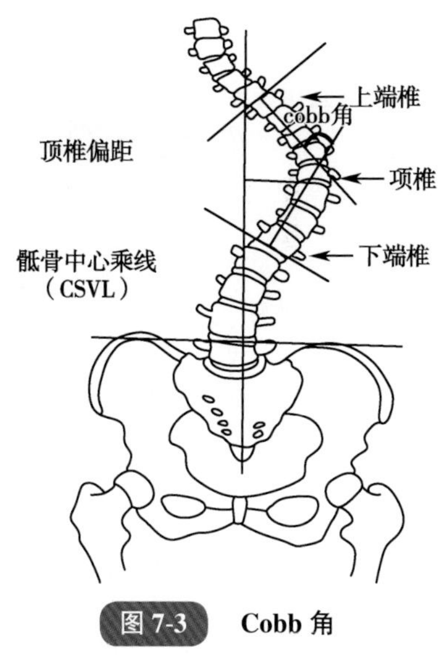

图 7-3　Cobb 角

此外，顶椎是指脊柱侧凸的弯曲中畸形最严重、偏离垂线最远的椎体。

2) Risser 征：将髂棘分为 4 等份，骨化由髂前上棘向髂后上棘移动，骨髓移动 25% 为Ⅰ度，50% 为Ⅱ度，75% 为Ⅲ度，移动到髂后上棘为Ⅳ度，骨骺与髂骨融合为Ⅴ度（图 7-4）。

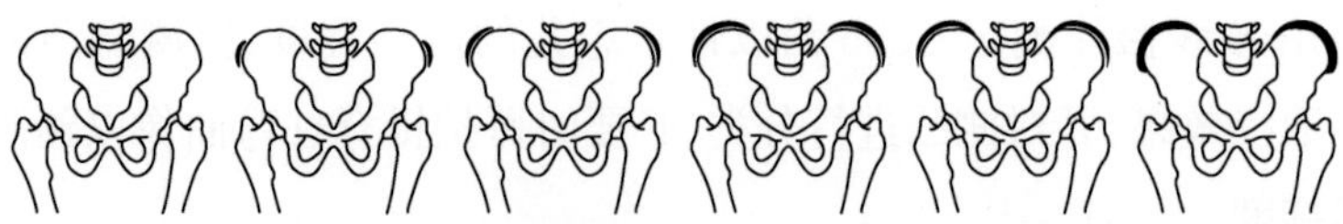

图 7-4　Risser 征

3）Nash-Moe 法：用于侧凸旋转度的测量。脊柱侧凸常有不同程度的椎体旋转畸形。可采用 Nash-Moe 法测定脊柱旋转角度，根据正位片椎弓根的位置，将其分为 5 度（图 7-5）。在正位片上，将椎体纵分为 6 等份，自凸侧至凹侧为 1~6 段（表 7-1）。

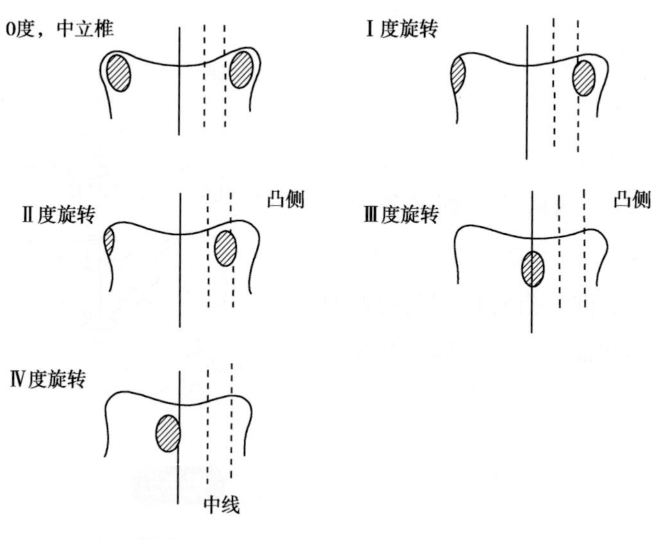

图 7-5　椎体旋转度测量（Nash-Moe 法）

表 7-1 Nash-Moe 法脊柱旋转角度测定

分度	脊柱状态
0 度(无旋转)	椎弓根呈卵圆形,两侧对称,并位于外侧段
1 度	凸侧椎弓根两侧缘稍变平,轻度内移,但仍在外侧段。凹侧椎弓根向外移位,外缘影像逐渐消失
2 度	凸侧椎弓根影像移至第 2 段,凹侧椎弓根基本消失
3 度	凸侧椎弓根影像移至椎体中线或在第 3 段
4 度	凸侧椎弓根越过中线至第 4 段,位于椎体的凹侧

(3)肋椎角差(rib vertebral angle difference,RVAD):在正位 X 线片上选定侧凸的顶椎进行测量(图 7-6)。RVAD 是指顶椎凹侧肋椎角与凸侧肋椎角的角度差。测量时先经顶椎椎体的下缘画一条水平横线,在此线的中点(即顶椎的中点)做一垂直于水平线的竖线;然后再画双侧肋骨头的中部至肋骨颈中部连线并将其延长。经肋骨头、颈的延长线与上述垂直相交的角度即肋椎角,可帮助判断年龄小的特发性脊柱侧凸患儿的预后。

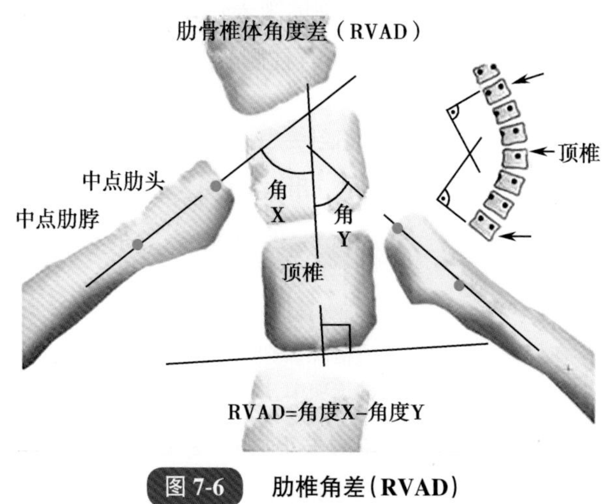

图 7-6 肋椎角差(RVAD)

2. 肺功能评估 脊柱侧凸患儿常表现为限制性通气功能障碍，建议行肺功能测试，主要有两种：一种是肺活量评定，肺活量以实测值占预测正常值的百分比来表示。80%~100% 为肺活量正常，60%~80% 为轻度限制，40%~60% 为中度限制，低于 40% 为严重限制。另一种为第 1 秒用力呼气量（forced expiratory volume in one second，FEV_1）与用力肺活量的比值，正常值为 80%，低于 80% 为受限。脊柱侧凸患儿的肺总量和肺活量减少，而残气量多正常。肺活量的减少与侧凸的严重程度有关。

3. 生活质量评定

（1）脊柱侧凸研究学会患儿问卷：脊柱侧凸研究学会患儿问卷表（scoliosis research society outcomes instrument，SRS-22）是脊柱侧凸研究学会在全球重点推荐使用的量表，是一种简单、实用的脊柱侧凸患儿专用的健康相关生存质量量表（表 7-2）。SRS-22 问卷共 22 个项目，内容涉及 5 个维度，包括功能活动（第 5、9、12、15、18 项），疼痛（第 1、2、8、11、17 项），自我形象（第 4、6、10、14、19 项），心理健康（第 3、7、13、16、20 项），以及对治疗的满意程度（第 21、22 项）。各个项目均为 1~5 分，5 分代表极好，1 分代表极差。治疗满意程度的总分为 2~10 分，其他 4 个维度的总分都为 5~25 分。每个维度的结果通常用均值来表达，即每个维度的总分除以项目数。SRS-22 问卷被广泛用于评估脊柱侧凸的影响和治疗效果。

表 7-2 脊柱侧凸研究学会患儿问卷表（SRS-22）

姓名：__________	出生日期：______年____月____日
年龄：__________	填表日期：______年____月____日
病历号：	
提示：我们正在仔细研究你背部的情况，因此问卷上的每一条问题必须由你亲自回答。请在每一条问题所提供的选项中，圈出你认为最合理的一个答案	
1. 以下哪一项能够最准确描述你在过去 6 个月所感受到的疼痛？	
①无疼痛 ②轻微 ③中等 ④中等至严重 ⑤严重	

续表

2. 以下哪一项能够最准确描述你在过去 1 个月所感受到的疼痛？
①无疼痛　②轻微　③中等　④中等至严重　⑤严重
3. 总体来说，在过去 6 个月期间你感到十分焦虑吗？
①完全没有　②小部分时间　③有时　④大部分时间　⑤全部时间
4. 如果你必须在背部维持现状不变的情况下继续生活，你会有什么感受？
①十分愉快　②某种程度上愉快　③没有愉快或不愉快 ④某种程度不愉快　⑤十分不愉快
5. 你现在的活动能力如何？
①只限于床上　②基本上不活动　③轻度的运动及劳动，如家务活 ④中度的运动及劳动，如骑车　⑤活动不受限制
6. 你在穿上衣服后的外观如何？
①很好　②好　③可以接受　④差劲　⑤十分差劲
7. 在过去 6 个月期间你曾感到十分沮丧以至于任何事物也不能让你开心吗？
①总是　②经常　③有时　④很少数时间　⑤完全没有
8. 你在休息时背部有疼痛吗？
①总是有　②经常有　③有时有　④很少数时间有　⑤完全没有
9. 你现阶段在工作单位 / 学校的活动能力为多少？
①正常的 100%　②正常的 75%　③正常的 50%　④正常的 25%　⑤正常的 0%
10. 以下哪一项最能够描述你躯干的外观？（躯干的定义为人的身体除去头部及四肢）
①很好　②好　③可以接受　④差劲　⑤十分差劲
11. 下列哪一项最能准确地描述你因背部疼痛而所需要服用的药物？
①无　②一般止痛药（每星期服用 1 次或更少）③一般止痛药（天天服用） ④特效止痛药（每星期服用 1 次或更少）　⑤特效止痛药（天天服用） ⑥其他__________（药物名称），使用程度（每星期或更少或天天）

续表

12. 你的背部疼痛是否影响你做家务的能力?
①没有影响 ②少许影响 ③有时有影响 ④经常有影响 ⑤总是有影响
13. 总体来说,你在过去6个月期间感到安宁和平静吗?
①一直 ②大多数时间 ③有时 ④很少数时间 ⑤完全没有
14. 你是否感到你背部的状况对你的人际关系构成影响?
①没有影响 ②少许影响 ③某种程度上有影响 ④ 很大程度上有影响 ⑤非常有影响
15. 你和/或你的家人是否因为你背部的问题而在经济方面遇到困难?
①极有 ②很大程度上有 ③某种程度上有 ④少许 ⑤没有
16. 总体来说,在过去6个月期间你是否感到失落和灰心?
①完全没有 ②很少数时间 ③有时 ④经常 ⑤绝大多数时间
17. 在过去3个月期间你是否因背痛而向学校/公司请假? 如有,共有多少天?
①0天 ②1天 ③2天 ④3天 ⑤4天或以上
18. 你背部的状况是否阻碍你和家人/朋友外出?
①从来没有 ②很少数时间 ③有时 ④经常 ⑤总是
19. 你现在背部的状况是否让你觉得自己仍有吸引力?
①是,很有吸引力 ②是,某种程度上有吸引力 ③可能有,也可能没有 ④否,没有什么吸引力 ⑤否,完全没有吸引力
20. 总体来说,你在过去的6个月里感到愉快吗?
①完全没有 ②很少数时间 ③有时 ④大多数时间 ⑤所有时间
21. 你对你背部治疗的成效感到满意吗?
①十分满意 ②满意 ③满意,也可能不满意 ④不满意 ⑤非常不满意
22. 如果你的背部再次遇到同类情况你是否接受同样的治疗?
①一定会 ②可能会 ③不清楚 ④可能不会 ⑤一定不会
23. 谢谢你的合作,如有任何意见或见解请您填写在下面的空白位置

(2)健康调查简表:36项简明健康状况调查表(the MOS 36-item short-form health survey,SF-36)是美国医学研究局设计的普适性HRQL评定量表,包括8个维度:生理功能(PF)、生理职能(RP)、身体疼痛(BP)、总体健康(GH)、活力(VT)、社会职能(SF)、情感职能(RE)、精神健康(MH)。该量表不仅可以评定脊柱侧凸患儿的生存质量,还被作为标准对照来评价其他脊柱侧凸生存质量量表的信效度,在临床应用极为广泛,但该表缺乏对外观、治疗满意度的评估,对脊柱侧凸患儿评价缺乏特异性。该表评估结果的详细判读见表7-3。

表7-3 36项简明健康状况调查表(SF-36)及其使用说明

以下问题是询问您对自己健康状况的看法,您自己觉得做日常活动的能力怎么样。如果您不知如何回答是好,就请您尽量给出最好的答案,并在本问卷最后的空白处写上你的注释与评论。		
	请在对应答案后打√	
1. 总体来讲,您的健康状况是	非常好	○
	很好	○
	好	○
	一般	○
	差	○
2. 跟1年前相比,您觉得您现在的健康状况是	比1年前好多了	○
	比1年前好一些	○
	跟1年前差不多	○
	比1年前差一些	○
	比1年前差多了	○
健康和日常活动		
3. 以下这些问题都与日常活动有关。请您想一想,您的健康状况是否限制了这些活动;如果有限制,程度如何		

续表

	请在每一行√一个答案		
	有很大限制	有限制有些限制	毫无限制
(1)重体力活动，如跑步、举重物、参加剧烈运动等	○	○	○
(2)适度的活动，如移动一张桌子、扫地、打太极拳、做简单体操等	○	○	○
(3)手提日用品，如买菜、购物等	○	○	○
(4)上几层楼梯	○	○	○
(5)上一层楼梯	○	○	○
(6)弯腰、屈膝、下蹲	○	○	○
(7)步行 1 600m 以上的路程	○	○	○
(8)步行 800m 的路程	○	○	○
(9)步行 100m 的路程	○	○	○
(10)自己洗澡、穿衣	○	○	○
4. 在过去 4 个星期里，您的工作和日常活动有无因为身体健康而出现以下这些问题?			
	对每条问题请回答“是”或“不是”		
	是	不是	
(1)减少了工作或活动的时间	○	○	
(2)本来想要做的事情只能完成一部分	○	○	
(3)想要干的工作和活动的种类受到限制	○	○	
(4)完成工作或其他活动困难增多(如需要额外的努力)	○	○	
5. 在过去 4 个星期里，您的工作和日常活动有无因为情绪(如压抑或者忧虑)而出现以下问题?			

续表

	对每条问题请回答“是”或“不是”	
	是	不是
(1)减少了工作或活动的时间	○	○
(2)本来想要做的事情只能完成一部分	○	○
(3)做事不如平时仔细	○	○
6. 在过去的4个星期里,您的健康或情绪不好在多大程度上影响了您与家人、朋友、邻居或集体的正常社会交往?		
请√一个答案		
安全没影响○　有一点影响○　中等影响○　影响很大○　影响非常大○		
7. 过去4个星期里,您有身体疼痛吗?		
完全没有疼痛○　稍微有一点疼痛○　有一点疼痛○　中等疼痛○　严重疼痛○　很严重疼痛○		
8. 过去4个星期里,身体上的疼痛影响你的工作和家务事吗?		
完全没有影响○　有一点影响○　中等影响○　影响很大○　影响非常大○		
您的感觉		
9. 以下这些问题有关过去1个月里您自己的感觉,对每一条问题所说的事情,您的情况是什么样的?请给出最接近您的情况的那个答案		

续表

	请在每一条问题后√出一个答案					
持续的时间	所有的时间	大部分时间	比较多时间	一部分时间	一小部分时间	没有这种感觉
(1)您觉得生活充实	○	○	○	○	○	○
(2)您是一个敏感的人	○	○	○	○	○	○
(3)您情绪非常不好，什么事都不能使您高兴	○	○	○	○	○	○
(4)您心里很平静	○	○	○	○	○	○
(5)您做事精力充沛	○	○	○	○	○	○
(6)你的情绪低落	○	○	○	○	○	○
(7)你觉得精疲力尽	○	○	○	○	○	○
(8)您是个快乐的人	○	○	○	○	○	○
(9)您感觉厌烦	○	○	○	○	○	○
(10)不健康影响了您的社会活动(如走亲访友等)	○	○	○	○	○	○
总体健康情况						
10. 请看下列每一条问题，哪一种答案最符合您的情况？						

	请在每一条问题后√一个答案				
	绝对正确	大部分正确	不能肯定	大部分错误	绝对错误
(1)我好像比别人容易生病	○	○	○	○	○

续表

(2) 我跟周围人一样健康	○	○	○	○	○
(3) 我认为我的健康状况在变坏	○	○	○	○	○
(4) 我的健康状况非常好	○	○	○	○	○
如果您有注释或评论，请写在下面					
非常感谢您的合作！ 请按要求将这份表填好后交还给我们					

注：该量表为 SF-36 生存质量量表中文版。分量表及各条目积分越高，表示健康状况越佳。评分的标准化：①条目积分的正向化处理，有些条目的原始积分越高，反而健康状况越差，需做正向化，如条目 1（SF1）：原始积分 1 分表示总体健康状况非常好，5 分表示总体健康状况非常差，则在评分时，转化后原始积分 =6– 转化前原始积分。②原始积分需转化成标准积分（百分制），转化公式为标准积分 =（原始积分 – 该条目最低分值）× 100/（该条目最高分值 – 该条目最低分值）。

4. 平衡功能测定　脊柱侧凸患儿平衡功能多通过静态姿势图进行评定。静态姿势图可定量评定脊柱侧凸患儿静态站立的平衡功能。静态姿势图由受力平台、显示器、计算机及相关软件组成。患儿脱鞋后静止站立于受力平台上，双手自然垂于身体两侧，两眼平行注视前方 2~3m 墙上的标志物，分别测试特定站立姿势的平衡情况。受力平台能感受人体站立时的负重情况和重心的移动情况，并通过摆动频率、摆动幅度、摆动速度、跌倒指数等参数反映人体平衡功能的参数。

（翟　淳　李　惠）

第二节 髋关节发育不良评定

一、概述

发育性髋关节发育不良(developmental dysplasia of the hip,DDH),曾称先天性髋关节脱位,是婴幼儿最常见的骨骼发育不良之一。由于DDH中最温和的表型与生理性不成熟难以鉴别,因此很难确定其准确发病率,国外报道的发病率为1.5‰~20‰[2],63%的患者只影响一侧,左侧髋关节受影响的概率是右侧的4倍,女性风险是男性的2~7倍。DDH的涵盖范围广泛,大体可分为未成熟的髋关节、轻度髋臼发育不良的髋关节、不稳定(可脱位或半脱位)的髋关节、半脱位的髋关节和完全脱位的髋关节。DDH与遗传、机械和环境风险等多种因素有关,其中最重要的危险因素是DDH家族史和臀位产。DDH可作为骨骼发育不良的唯一表现,或作为包括马蹄内翻足和髋臼唇畸形在内的其他畸形的伴随症状,还与许多神经系统、结缔组织、肌病和其他综合征疾病相关[3]。强调DDH筛查的重要性,原因在于早期诊断和治疗可以防止DDH的发展,并可能使受影响儿童的髋关节结构和功能完全恢复正常;未被及时发现和治疗的DDH不可避免地会导致早期关节退行性变和疼痛性关节炎、股骨头缺血性坏死、关节僵硬、影响坐或站、行走能力的功能障碍以及生活质量受损等。据估计,DDH是年轻人全髋关节置换的主要原因(约21%~29%),在<60岁的患者中,高达1/3的全髋关节置换术是由DDH引起的,因此,DDH筛查的普及就显得非常重要。

二、筛查与评定

DDH 筛查是早期诊断、治疗和改善预后的重要手段。筛查的流程和方法包括询问是否存在 DDH 高危因素、病史收集和体格检查、选择性影像学检查。

(一) DDH 的高危因素

DDH 的高危因素包括 DDH 家族史、女性性别、宫内臀位、头胎、羊水过少、多胎、肌性斜颈等。其中阳性家族史、女性性别和宫内臀位是最重要的危险因素。

(二) 病史收集和体格检查

临床在对所有患儿进行完整的病史收集和常规体格检查时，应着重注意观察 DDH 的可疑体征，对怀疑为 DDH 的患儿进一步行针对性体格检查。但由于不同阶段患儿的临床病理改变不同，因此，其体格检查在不同年龄阶段也具有不同的侧重性和差异性。

1. 观察

(1) 从仰卧休息位开始，注意骨盆，如"风吹畸形"(一侧髋关节内收和内旋，对侧髋关节外展、外旋)、倾斜、内收和抬高，脊柱的排列，异常的运动和姿势，或明显的挛缩。

(2) 行走者是否存在跛行、脊柱前凸。

2. 体检　包括肌张力异常，肌力下降，脊柱畸形，不对称的腿纹或臀纹，下肢不等长(患肢缩短)，髋关节活动范围(被动关节活动度测试)，活动能力和步态、疼痛、生活质量等评估。

(1) 肌张力测试：使用改良 Ashworth 分级测量方法。改良 Ashworth 分级是评定肌张力的一种分级标准，是一种可靠的评估肌张力的方法，具有临床应用价值。

(2) 被动关节活动度测试：用以评估可用的活动范围和疼痛感。

1）小于 3 月龄者

Ⅰ. 测试要求：平静环境；有一个光滑、温暖、舒适的表面；儿童应完全放松。

视频 7-1
复位试验

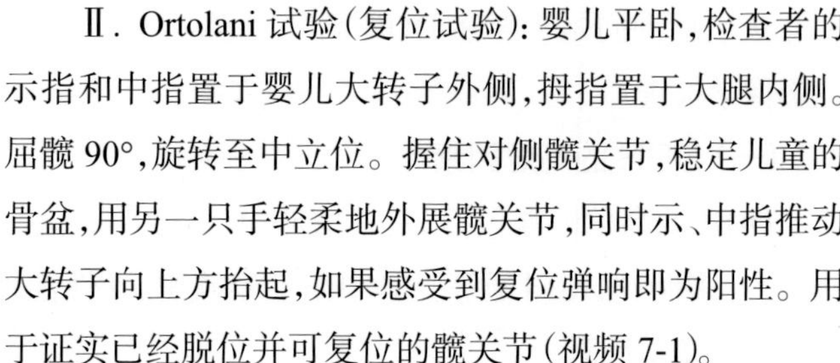

Ⅱ. Ortolani 试验（复位试验）：婴儿平卧，检查者的示指和中指置于婴儿大转子外侧，拇指置于大腿内侧。屈髋 90°，旋转至中立位。握住对侧髋关节，稳定儿童的骨盆，用另一只手轻柔地外展髋关节，同时示、中指推动大转子向上方抬起，如果感受到复位弹响即为阳性。用于证实已经脱位并可复位的髋关节（视频 7-1）。

视频 7-2
应力 - 脱位试验

Ⅲ. Barlow 试验（应力 - 脱位试验）：婴儿平卧，检查者双手置于婴儿双膝。屈髋 90°，逐渐内收大腿，与此同时拇指在大腿内侧施加向后和向外的应力。如果感受到股骨头从髋臼后缘弹出的弹响并在放松应力下迅速复位，即为阳性，说明髋关节不稳定。用于证实可以脱位的病例。但是在 3~6 月龄时，会发生软组织挛缩，从而限制了髋关节的运动，即使是脱臼的，超过 10 周龄的婴儿也很少能再引出该动作（视频 7-2）。

Ortolani 试验和 Barlow 试验虽不能发现双侧脱位无法复位的病例和髋关节尚稳定的髋臼发育不良病例，但对 DDH 的早期诊断仍具有较高的灵敏度和特异度。如果存在危险因素，尽管体检正常，但仍建议进行超声扫描，而在体检正常且不存在危险因素的情况下，超声是不必要的[4]。

2）大于 3 月龄者：随脱位程度增加和继发病理改变，阳性体征包括髋关节外展受限、双下肢不等长及臀纹不对称（图 7-7）。

Allis 征又称 Galeazzi 征：患儿仰卧，屈髋屈膝，两足平行置于床面，比较两膝高度。不等高为阳性，提示较低一侧股骨或胫骨短缩，或髋关节后脱位（视频 7-3、图 7-8）。

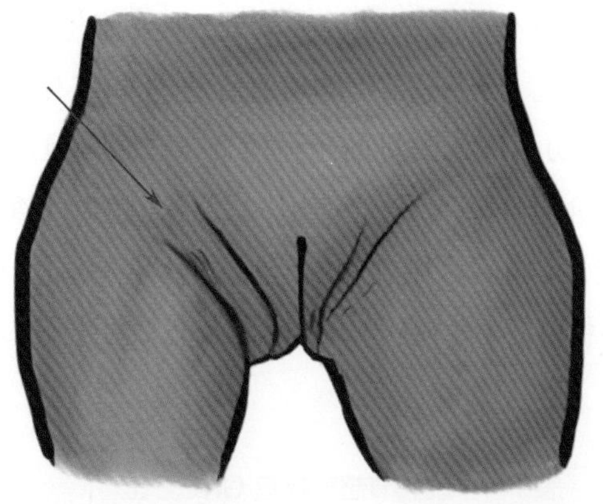

图 7-7 21 月龄患儿右髋关节脱位（大腿上部皮肤皱褶不对称）

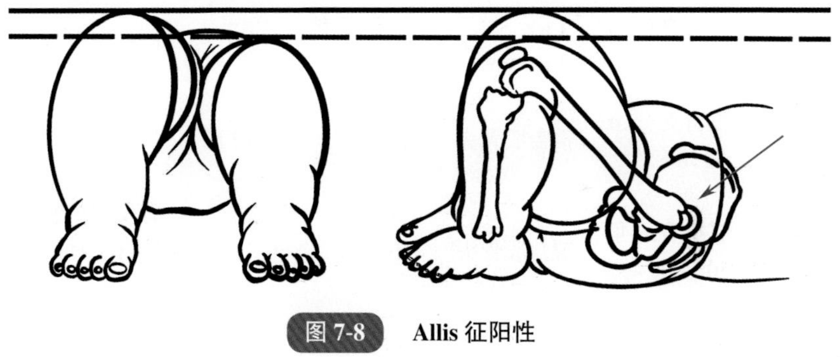

图 7-8 Allis 征阳性

3）可步行者：出现跛行（单侧脱位）或摇摆步态（双侧脱位），可有腰前凸增加（双侧脱位）等。

Trendelenburg 征（单腿直立试验）：健侧单腿站立，患腿屈髋屈膝抬起，患侧臀部因健侧臀中、小肌拉紧而抬起，以保持身体平衡。患侧单腿站立时，因臀中、小肌松弛，健侧臀部不但不能抬起、反而下沉则为阳性。

（三）选择性影像学检查

DDH 的影像学检查通常用于确认疑似诊断、评估严重程度和监测治疗反应。考虑到不同年龄阶段患儿的生理病理特点和检查敏感性，对不同年龄阶段的患儿可选择性进行超声、X 线、CT 和 MRI 等检查。

1. 超声检查 对小于6个月的婴幼儿，髋关节超声检查是DDH的重要辅助检查方法。其中最常用的检查方法为Graf检查法（表7-4），即采用髋关节冠状切面进行测量的超声检查方法。一旦股骨头出现骨化核，超声检查的价值就降低了，应使用X线片。超声筛查的实施存在许多障碍，包括费用、缺乏可用性、缺乏训练有素的人员来确保高质量的成像和解释、不便、主观性、高假阳性率以及有效性争议。图7-9为α角和β角的测量。

表7-4 髋关节超声检查Graf分型

分型	骨性臼顶（α角）	软骨臼顶（β角）	骨性边缘	年龄	临床描述
Ⅰ	发育良好，α角≥60°	Ⅰa≤55°，Ⅰb>55°	锐利或稍圆钝	任意	成熟髋关节
Ⅱa$^+$	发育充分，α角50°~59°	覆盖股骨头	圆钝	0~12周	生理性不成熟
Ⅱa$^-$	有缺陷，α角50°~59°	覆盖股骨头	圆钝	6~12周	有发展为髋臼发育不良的风险（10%）
Ⅱb	有缺陷，α角50°~59°	覆盖股骨头	圆钝	>12周	骨化延迟
Ⅱc	严重缺陷，α角43°~49°	仍可覆盖股骨头，β角<77°	圆钝或平	任意	盂唇未外翻
Ⅱd	严重缺陷，α角43°~49°	移位，β角>77°	圆钝或平	任意	开始出现半脱位
Ⅲa	发育差，α角<43°	软骨臼顶推向上	平	任意	臼缘软骨外翻，软骨未发生退变

续表

分型	骨性臼顶（α 角）	软骨臼顶（β 角）	骨性边缘	年龄	临床描述
Ⅲb	发育差，α 角 <43°	软骨臼顶推向上，伴回声增强	平	任意	臼缘软骨外翻，软骨发生退变
Ⅳ	发育差，α 角 <43°	软骨臼顶挤向下	平	任意	完全脱位

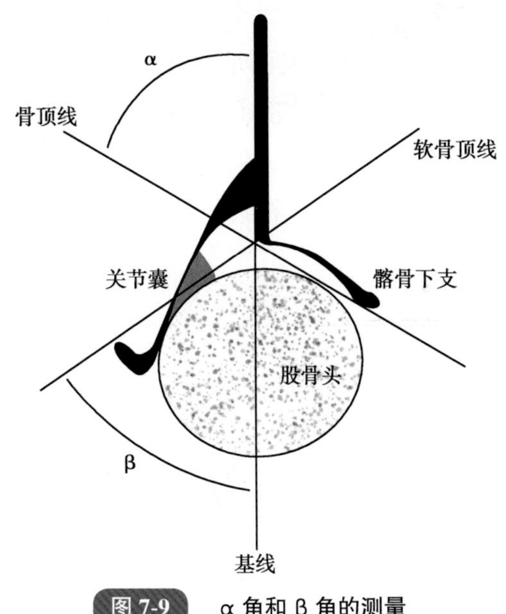

图 7-9　α 角和 β 角的测量

基线与骨顶线相交成 α 角，代表骨性髋臼发育程度；
基线与软骨顶线相交成 β 角，代表软骨性髋臼形态。

2. X 线检查　由于婴幼儿股骨头骨化核通常在 4~6 个月时才形成，因此推荐 6 个月以上者进行 X 线检查。其中股骨头和髋臼的充分骨化和发育以及缺血性坏死（avascular necrosis，AVN）可通过 X 线进行评估。拍摄髋关节正位片要求患儿安静，仰卧位，双下肢近平行、与肩同宽，髌骨朝上，脊柱支撑以减少因髋屈曲挛缩引起的腰椎前凸，骨盆的旋转应尽量小，脚尖向内旋转 20° 左右。

DDH 患儿的 X 线表现：迁移率（migration percentage，MP）和髋臼指数增大、Shenton 线中断、正常股骨头骨化中心不位于由 Hilgenreiner 线和 Perkin 线所构成方格的内下 1/4 象限内。

MP 是髋关节位移的一种线性测量方法，是最常用的测量髋关节半脱位的量化方法。使用 Perkin 线（P 线）作为髋臼承重部分侧缘的标记，测量股骨骨骺的宽度。用 Perkin 线外侧的骨骺部分除以整个宽度得到 MP。MP 已被证明是一种可重复测量髋臼外侧股骨头相对量的方法。每次访视时都应准确记录 MP。实践证明，MP 测量是可靠和有效的[5]。

Tönnis 根据股骨头骨化中心的位置，以及 P 线和髋臼上外侧缘（SMA）线（通过 SMA 的水平线）将其分为 4 级（Ⅰ～Ⅳ级）。图 7-10 为Ⅲ级髋关节脱位。

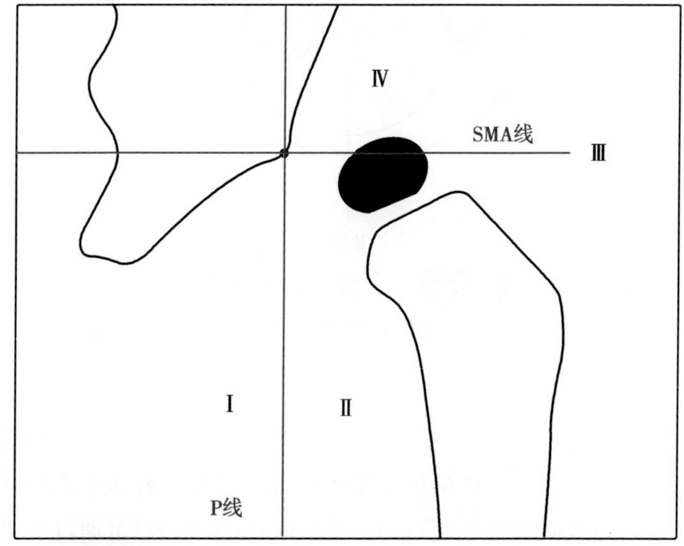

图 7-10 根据 P 线和 SMA 线分级为Ⅲ级髋关节脱位

髋臼指数通过测量 Hilgenreiner 线和连接髋臼骨外侧缘及三叉软骨的线，评估髋臼的解剖结构，以诊断髋臼发育不良。髋臼指数随年龄的增大而变小，2 岁时应该在 24° 以内。对于小于 8 岁的儿童，髋臼指数是测量髋臼发育的可靠指标。当患儿大于 5 岁，测量 CE 角（Wiberg central-edge angle）的价值大，CE 角是股骨头中心点的垂线与髋臼外侧边缘的夹角，在成人患者中则是最有用的指标之一。当 Y 形软骨闭合后，髋臼角（Sharp 角）也是测量髋臼发育不良的有用指标。

根据股骨近端干骺端中点（H 点）与 P 线、Hilgenreiner 线（H 线）、对角线的位置，国际髋关节发育不良协会（International Hip Dysplasia Institute）将其分为Ⅰ~Ⅳ级。图 7-11 为Ⅲ级髋关节脱位。

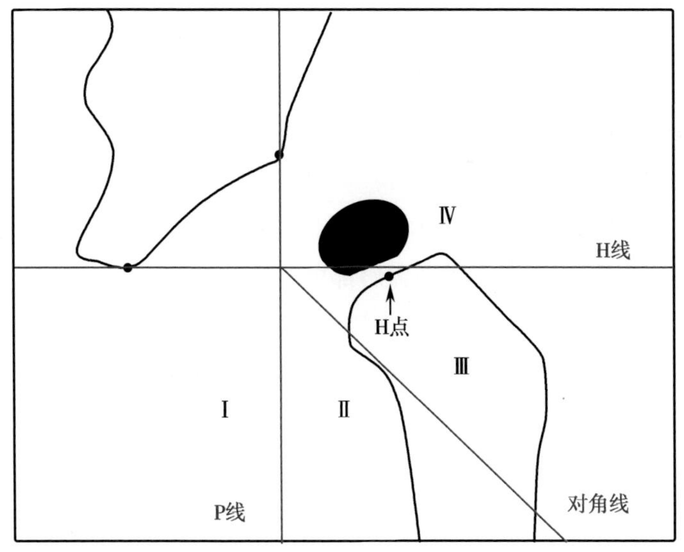

图 7-11　根据 H 点与 P 线、H 线的位置分级为Ⅲ级髋关节脱位

侧干骺端的高度分类分为 3 个等级（Ⅰ~Ⅱ级）。Ⅱ、Ⅲ级根据干骺端侧缘相对于 Hilgenreiner 线（H 线）的位置确定。图 7-12 为髋关节Ⅲ级脱位。

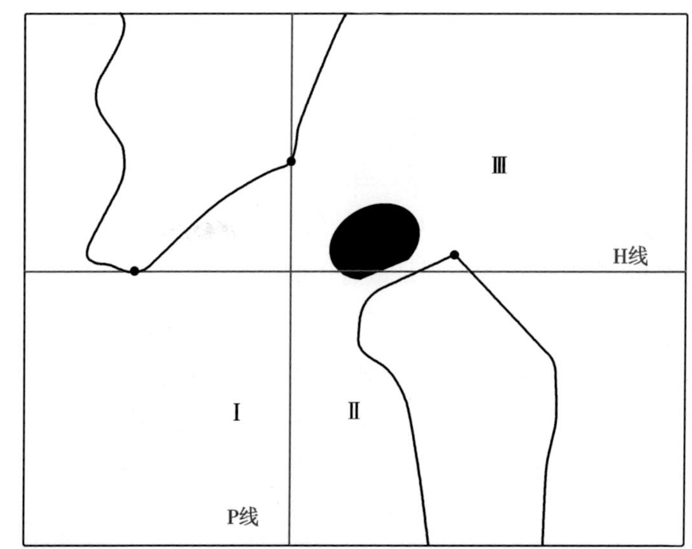

图 7-12 根据干骺端侧缘相对于 H 线的位置显示Ⅲ级髋关节脱位

3. CT 检查 对于大龄儿童，CT 三维重建比较有价值，CT 横断扫描有利于观察髋关节是否复位。

4. MRI 检查 用于显示闭合复位或切开复位后股骨头与髋臼之间的对应关系，对软骨和关节盂唇都可以显示，小年龄者需镇静。在髋关节手术复位后，MRI 优于 CT，因为 MRI 不仅可以确认髋关节同心复位，还可以识别复位过程中存在的软组织障碍和其他的术后并发症。但由于费用和临床操作等问题，MRI 的常规使用仍然存在争议[6]。

髋关节监测是以人群为基础的（对所有处于危险中的人群），进行系统、有针对性的评估，定期体检和髋关节 X 线等影像学检查和评估，确保早期发现进行性髋关节移位，以便及时转诊进行骨科评估和治疗。临床评估是标准化的，由每位患者的物理治疗师、作业治疗师、骨科医生完成。使用这些监测系统可以防止补救手术，并改善这些患者髋关节发育不良的治疗结果。

（李 惠 秦 伦 黄琴蓉）

第三节　先天性肌性斜颈评定

一、概述

先天性肌性斜颈（congenital muscular torticollis，CMT）是因一侧胸锁乳突肌短缩引起头向患侧歪斜，面部向对侧旋转的疾病[7]。多与产伤、异常分娩、胎位异常或感染等因素有关。CMT 在新生儿中的发病率为 3.9%~16%，男性发病多于女性。CMT 常与髋关节发育不良、发育迟缓、臂丛神经损伤等相关，且可引起偏头畸形、脊柱侧凸等，早期开展物理治疗干预比后期开始的更有效，并且可以消除对后期手术的需求。因此，早期识别和治疗对于改善 CMT 预后至关重要[8]。

临床表现包括症状和体征两方面。症状可表现为患儿面部倾斜，下颌偏向健侧及颈部旋转受限等；多于生后 1~2 周内，在胸锁乳突肌的中下段，可触及椭圆形或梭形肿块，质地硬，肿块表面皮肤正常，表面不红，皮温不高，无压痛，肿块随胸锁乳突肌移动，肿块 1~2 个月内会逐渐增长至最大尺寸，后多数肿块可逐渐消失，出现肌肉增粗、增厚，最后形成纤维性挛缩的条索。

CMT 患儿因下颌发育不良可导致下颌不对称，还可能出现双侧耳、眼不对称，患侧耳、眼小，如不予以治疗，双侧颜面部不对称会进一步加重。有些 CMT 患儿还会出现运动发育迟缓。因患儿双眼不在同一水平位，可能还会引起继发性斜视。CMT 常与髋关节发育不良、发育迟缓、臂丛神经损伤等疾病相关，当发现存在其他疾病时也应及时处理，转诊相关科室治疗。

二、检查与评定

(一) 检查

1. 体格检查 主要包括:①颜面是否对称、颅骨是否畸形、脊柱是否侧弯等;②胸锁乳突肌肿块是否可触及,若可触及需记录胸锁乳突肌肿块的大小、形状和弹性;③双侧颈椎主动和被动关节角度是否相同;④静止和运动时是否存在疼痛或不适。

2. 影像学检查 通常推荐B超和X线检查,对于徒手无法触及肿块者,影像学检查显得尤为重要。

超声检查可见患侧胸锁乳突肌有一边界清晰的异常回声,可用来量化胸锁乳突肌肌纤维束或肿块的大小、形状、组织和位置,肿块的纤维性变性及损伤,协助确定适当的护理和治疗计划。X线检查有助于鉴别肌性斜颈与骨性斜颈。CMT晚期可见颈椎形态和结构上的变化。

(二) 具化评估

1. 身体结构和功能的评估

(1) 患儿在仰卧、俯卧、坐姿和站立姿势的耐受性,是否身体对称,有或没有支撑,是否与年龄相当。测量头部偏斜角度:患儿仰卧或竖直位,测量头部中线与躯干中线之间的夹角。

(2) 双侧颈部被动侧屈、旋转关节活动度(ROM)评估:为了精准地制订干预计划及预判疗效,治疗师在治疗前后,都应该进行双侧颈部主动和被动侧屈及旋转角度的测量。对于<2岁、配合能力差的患儿,颈部被动侧屈及旋转ROM在仰卧位下测量;>2岁能够配合的患儿,可以在坐位下进行测量,注意测量角度时头要从中立位(图7-13)开始活动(图7-14)。

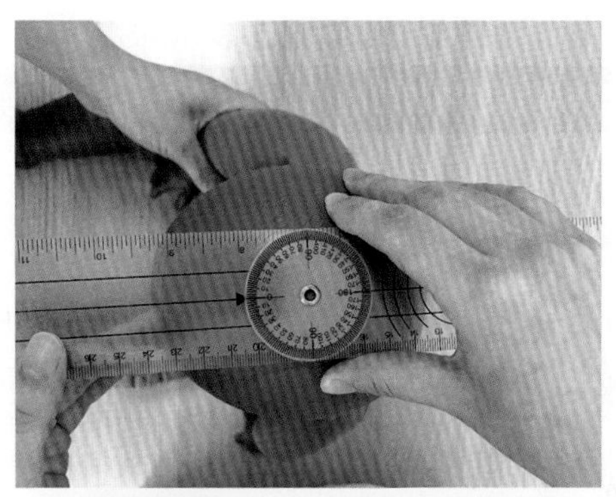

图 7-13　坐位下颈部中立位

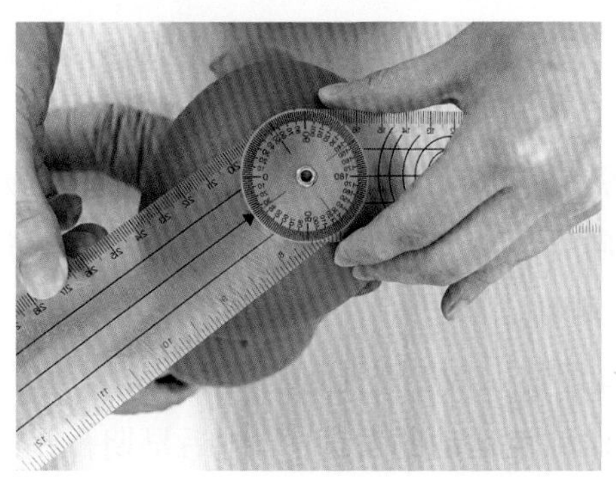

图 7-14　坐位下颈部主动旋转

(3) 双侧颈部主动侧屈、旋转 ROM 评估：颈部主动侧屈测试主要通过头部对躯干的翻正反应来评估。对于 2 个月以上婴儿可以使用肌肉功能量表(the muscle function scale,MFS)进行测试[9]。治疗师将孩子垂直抱坐在一面镜子前，分别向左、右两侧水平倾斜孩子身体，当躯干呈水平位时观察头与躯干的关系进行评分(表 7-5)，用 0~5 分来描述婴儿在颈部外侧屈肌中的肌肉功能(视频 7-4)。

视频 7-4
双侧颈部侧屈评估

表 7-5 肌肉功能量表(MFS)

分数	相对于水平线的头部位置	角度
0	水平线以下	<0°(在水平线以下)
1	在水平线上	0°(在水平线上)
2	略高于水平线	>0° 且<15°(头部在水平线上方)
3	高于水平线但小于 45°	>15° 且<45°(头部在水平线上方)
4	高于水平线,超过 45°	>45° 且<75°(头部在水平线上方)
5	头部几乎处于垂直位	>75°(头部在水平线上方)

(4)颈部主动旋转角度的测量:对于 3 个月以下的患儿头部旋转测试建议在仰卧位进行,对于 3 个月以上的患儿,可采用“旋转座椅”的方式进行测量。治疗师坐于转椅上,将患儿抱坐在治疗师的膝盖上,躯干固定,家长吸引患儿保持孩子持续注视,此时治疗师开始朝另一方向旋转椅子,孩子自发地做出颈部旋转动作,同时另一治疗师在婴儿头顶进行旋转角度的测量。

(5)运动发育评估:CMT 患儿可能出现的颈部活动受限、姿势不对称等,都会影响对称性运动的发育[10],生后早期合并大运动发育落后的概率较正常婴儿高,大部分生后 10 个月 ~2 岁会追赶到正常运动发育水平。物理治疗师需要根据患儿年龄选择合适的量表评估 CMT 患儿的运动发育。0~4 个月推荐应用婴儿运动能力测试,4~18 个月推荐应用 Alberta 婴儿运动量表进行评估。

2. 活动与参与能力及环境因素评估

(1)评估哺乳时患儿姿势的对称性:因 CMT 患儿存在颈部 ROM 受限,约 44% 的患儿更愿意接受健侧哺乳,而持续的健侧喂养可能进一步加重颈部向患侧侧屈、健侧旋转的程度,可能加重 CMT 病情,故建议增加患侧哺乳时间。

(2)评估睡眠姿势及玩耍时的姿势:建议 CMT 患儿减少仰卧位、增加俯卧位及患侧卧位的时间,改善斜颈的症状及大运动能力的发育。

(3)评估患儿在婴儿车、汽车安全座椅等固定设备上的时间:有研究显示,患儿在固定设备上的时间越长,颅骨偏斜、两侧颈部 ROM 差异以及非对称运动模式出现的概率就越高。所以物理治疗师要通过询问家长及观察就诊时孩子的状态进行相关评估,且要给予相关家庭指导。

(三) 严重程度分级

2018 年美国儿童物理治疗协会将 CMT 按照严重程度从原来的 7 级更新为 8 级(表 7-6)。

表 7-6 先天性肌性斜颈严重程度分级

分级	就诊年龄	临床表现
1 级 早期轻度	0~6 个月	仅有体位偏好;双侧颈椎被动旋转角度差<15°
2 级 早期中度:	0~6 个月	双侧颈部被动旋转角度差为 15°~30°
3 级 早期重度	0~6 个月	患侧胸锁乳突肌紧张、双侧颈部旋转角度差>30°;或单侧胸锁乳突肌存在包块
4 级 中期轻度	7~9 个月	仅有体位偏好;双侧颈部被动旋转角度差<15°
5 级 中期中度	10~12 个月	仅有体位偏好;双侧颈部旋转角度差<15°
6 级 中期重度	7~9 个月	患侧胸锁乳突肌紧张、双侧颈部旋转角度差>15°
7 级 中期极重度	7~12 个月	单侧胸锁乳突肌存在包块
	10~12 个月	双侧颈部被动旋转角度差>30°
8 级 晚期	>12 个月	颈部有任何不对称,包括体位偏好;出现任何颈椎双侧被动旋转;出现任何差异或单侧胸锁乳突肌存在包块

(丁 逸 李 惠)

第四节 儿童骨折术后评定

一、概述

骨折就是骨的完整性或者连续性被破坏。所有年龄段都可能发生骨折，儿童骨折发生率在中国约占15.8%[11]。常见的儿童骨折包括前臂骨折、肱骨髁上骨折、胫骨骨折、股骨骨折等，其中前臂骨折约占所有儿童骨折的40%，桡骨远端是前臂骨折最常见的部位[12]。儿童骨折发生的原因多为意外创伤，多在日常生活中损伤，如奔跑跌倒、高处坠落、运动损伤、被物体撞击等。<2岁的儿童发生骨折应注意观察儿童是否被虐待。

二、术后并发症

虽然儿童的骨骼愈合能力和重塑能力较强，但手术治疗后仍可能会伴有不同程度和类型的并发症，包括疼痛、感染、关节僵硬、骨髓炎、骨筋膜室综合征、畸形愈合、延迟愈合、骨不连、肢体长度差异、增生性瘢痕、再骨折、皮肤破损、神经血管损伤等[13-14]。这些并发症会影响儿童的日常生活，若不能得到有效的改善，可能会严重影响儿童的生理、心理发展。有研究表明，骨折的正确治疗及术后实施快速康复程序，是取得良好临床疗效的关键[15]。

三、术后评估

对儿童骨折术后进行管理，有助于进行更好的针对性指导治疗，促进骨折愈合和功能恢复。

1. 影像学评估 X 线：关于术后所需 X 线片数量的信息很少，且缺乏指南。根据术后 X 线的需求，X 线征象包括创伤史、旋转畸形或对位不良的临床表现、检测早期骨髓炎的感染体征以及延迟愈合和不愈合体征[16]。

2. 康复评估 骨折术后及时、有效、正确的康复，可以预防或减少并发症及肢体功能障碍的发生，使其朝向有利于骨折愈合的方向发展。根据儿童的年龄、骨折类型、内固定类型和骨折愈合所处的不同阶段，康复评估及康复方法会有所差别。参考骨折愈合过程的 3 个阶段，骨折后康复干预基本分三期：①早期康复（急性期、亚急性期）：消除肿胀、缓解疼痛、预防并发症的发生、促进骨折愈合；②中期康复：消除残存肿胀、软化和牵伸挛缩的纤维组织，增加关节活动范围和肌力，恢复肌肉的协调性和灵巧性；③后期康复：恢复正常的肌力与关节活动度。

参照骨折愈合的 3 个阶段及术后可能发生的并发症，骨折术后需要评定的内容有：①疼痛；②关节活动度（range of motion，ROM）；③肌力；④肢体长度及周径。

(1) 疼痛评估：在儿童疼痛的评估里，自我报告被称为评估儿童疼痛的金标准。但鉴于婴幼儿年龄小，受认知和表达能力的影响，还不能很好地报告疼痛。因此，疼痛评估选用了观察性工具和自我报告性工具。

1) 儿童疼痛行为量表（Face，Legs，Activity，Cry and Consolability，FLACC）：由美国儿科护理专家 Merkel 等研制，是一种经过验证的观察性工具，刘明等于 2012 年将 FLACC 汉化为中文版，2015 年王娟等使用中文版 FLACC 量表评估术后学龄前儿童的疼痛程度。

观察者从清单中选择与疼痛相关的行为，总分为 0~10 分。该量表包括面部表情、肢体动作、活动状态、哭闹程度以及可安慰度 5 个方面，每 1 项评分 0~2 分，总分越高，代表疼痛程度越剧烈。

中文版 FLACC 量表 Cronbach's α 为 0.853，信度良好。该量表使

用方便，易于理解，临床应用广泛，可用于儿童术后等急性疼痛评估以及有智力障碍的儿童的术后疼痛评估[17]。

2）视觉模拟量表（Visual Analogue Scale，VAS）：VAS是一种自我报告量表，用来衡量和量化痛苦和疼痛等主观体验的工具。因其简单、快速、用时少、方便操作、提供连续的疼痛评估等特点，在国内外广泛应用。

工具是一条长10cm的直尺，在直尺的两头分别标注上0和10，0表示无疼痛，10表示剧烈疼痛，由患儿根据疼痛强度自行在直尺上选择。研究表明，测试者需要具备一定的抽象能力和理解能力，因此更适合6岁以上的儿童。

（2）关节活动度（ROM）测定：ROM是衡量关节活动范围的标尺，包括目测测量法、量角器测量法和电子测量法，其中量角器法因其简便、准确度仅次于电子测量法、操作便利、成本低的优点而在临床广泛应用。测量时，在标准测量体位下，将量角器的轴心与所测关节的运动轴心对齐，固定臂与构成关节的近端骨长轴平行，移动臂与关节远端骨的长轴平行并随之移动来测量。由于儿童配合度较差，特别是婴幼儿，会出现不配合主动关节活动度测量的情况，为了准确了解儿童ROM的情况，可选用被动关节活动度测量。各关节活动范围测量方法见表7-7。

表7-7 关节活动度（ROM）测定

关节	运动	体位	轴心	固定臂	移动臂	运动方式	ROM
肩关节	屈曲	坐位，前臂中立位，掌心朝体侧	肩峰	腋中线	肱骨长轴	沿冠状轴在矢状面上肢向前上方运动（图7-15、图7-16）	0~180°

续表

关节	运动	体位	轴心	固定臂	移动臂	运动方式	ROM
肩关节	伸展	坐位，前臂中立位，掌心朝体侧	肩峰	腋中线	肱骨长轴	在矢状面上肢向后上方运动，检查时固定肩胛骨（图 7-17、图 7-18）	0~60°
	外展	坐位，前臂旋后，掌心朝前	肩肱关节后方	通过肩峰与地面垂直	肱骨长轴	沿矢状轴运动，检查时固定肩胛骨（图 7-19、图 7-20）	0~180°
	内收	坐位，掌心朝前	肱骨关节后方	通过肩峰与地面垂直	肱骨长轴	肩关节处于 20°~45° 屈曲位时，上肢可从前方做内收运动（图 7-21、图 7-22）	0~45°
	水平外展	坐位，肩关节屈曲 90°，内旋	肩峰顶部	与肱骨长轴平行并与躯干垂直	肱骨长轴	肱骨沿垂直轴在水平面上向后移动（图 7-23、图 7-24）	0~90°
	水平内收	坐位，肩关节外展 90°，内旋	肩峰顶部	与肱骨长轴平行并与躯干垂直	肱骨长轴	上肢沿垂直轴在水平面上做跨中线运动（图 7-25、图 7-26）	0~135°
	内旋	坐位，肩关节外展 90°，肘关节屈曲 90°，前臂旋前	尺骨鹰嘴	通过肘关节，与冠状面垂直的线	尺骨	前臂在矢状面上向下肢的方向运动（图 7-27、图 7-28）	0~70°
	外旋	坐位，肩关节外展 90°，肘关节屈曲 90°，前臂旋前并与平行	尺骨鹰嘴	通过肘关节，与冠状面垂直的线	尺骨	前臂在矢状面上沿冠状轴向头部方向移动（图 7-29、图 7-30）	0~90°

续表

关节	运动	体位	轴心	固定臂	移动臂	运动方式	ROM
肘关节	屈曲	坐位，上肢紧靠躯干，肘关节伸展，前臂解剖中立位	肱骨外上髁	与肱骨纵轴平行，指向肩峰	与桡骨纵轴平行，指向桡骨茎突	在矢状面上前臂沿冠状轴从前方做近肱骨方向的运动（图 7-31、图 7-32）	0~150°
	伸展	坐位，上肢紧靠躯干，肘关节伸展，前臂解剖中立位	肱骨外上髁	与肱骨纵轴平行，指向肩峰	与桡骨纵轴平行，指向桡骨茎突	—	0
前臂	旋前	坐位，上肢紧靠躯干，肩关节无屈曲、伸展、外展、内收、旋转，肘关节屈曲 90°，前臂呈中立位	尺骨茎突外侧	与地面垂直（与肱骨长轴平行）	桡骨茎突与尺骨茎突的连线（掌侧面）	在水平面上，以垂直轴为轴进行拇指向内侧、手掌向下的运动（图 7-33）	0~80°
	旋后	坐位，上肢紧靠躯干，肩关节无屈曲、伸展、外展、内收、旋转，肘关节屈曲 90°，前臂呈中立位	尺骨茎突外侧	与地面垂直（与肱骨长轴平行）	桡骨茎突与尺骨茎突的连线（掌侧面）	拇指向外侧，手掌向上的运动（图 7-34）	0~80°

续表

关节	运动	体位	轴心	固定臂	移动臂	运动方式	ROM
腕关节	掌曲	坐位，肩关节外展90°，肘关节屈曲90°，前臂置于桌面上，手掌与地面平行，手指轻度伸展	尺骨茎突稍向远端，或桡骨茎突	与尺骨长轴平行	与第5掌骨长轴平行	手掌在矢状面上沿冠状轴向前臂屈侧靠近（图7-35）	0~80°
	背伸	坐位，肩关节外展90°，肘关节屈曲90°，前臂置于桌面上，手掌与地面平行，手指轻度伸展	尺骨茎突稍向远端，或桡骨茎突	与尺骨长轴平行	与第5掌骨长轴平行	手掌在矢状面上沿冠状轴向前臂伸侧靠近（图7-36、图7-37）	0~70°
	桡偏	坐位，肩关节外展90°，肘关节屈曲90°，前臂置于桌面上，手掌与地面平行，手指轻度伸展	腕关节背侧中点（第3掌骨基底部）	前臂背侧中线	第3掌骨背侧纵轴线	冠状面运动（图7-38）	0~25°

续表

关节	运动	体位	轴心	固定臂	移动臂	运动方式	ROM
腕关节	尺偏	坐位，肩关节外展90°,肘关节屈曲90°,前臂置于桌面上,手掌与地面平行,手指轻度伸展	腕关节背侧中点(第3掌骨基底部)	前臂背侧中线	第3掌骨背侧纵轴线	冠状面运动(图7-39)	0~30°
髋关节	屈曲	仰卧位,躯干无侧弯,髋关节无内收、外展、内旋、外旋,膝关节屈曲位	大转子	通过大转子,与躯干腋中线平行	股骨纵轴	沿冠状轴的矢状面运动,检查时固定骨盆(图7-40、图7-41)	0~125°
	伸展	俯卧位,躯干无侧弯,髋关节无内收、外展、内旋、外旋,膝关节伸展位	大转子	通过大转子,与躯干腋中线平行	股骨纵轴	矢状面运动,检查时固定骨盆(图7-42、图7-43)	0~30°
	外展	仰卧位,髋关节无屈曲、伸展、旋转,膝关节伸展位	髂前上棘	两侧髂前上棘连线	股骨纵轴	沿矢状轴做冠状面运动(图7-44、图7-45)	0~45°

续表

关节	运动	体位	轴心	固定臂	移动臂	运动方式	ROM
髋关节	内收	仰卧位，髋关节无屈曲、伸展、旋转，膝关节伸展位，对侧下肢呈外展位	髂前上棘	两侧髂前上棘连线	股骨纵轴	冠状面运动（图7-46、图7-47）	0~30°
	内旋	端坐位，髋关节屈曲90°，无外展及内收；膝关节屈曲90°置于诊查床边缘	髌骨中心	通过髌骨中心的垂线，与地面垂直	胫骨纵轴	水平面运动（图7-48、图7-49）	0~45°
	外旋	端坐位，髋关节屈曲90°，无外展及内收；膝关节屈曲90°置于诊查床边缘。毛巾卷置于股骨远端。双手固定于诊查床边缘	髌骨中心	通过髌骨中心的垂线，与地面垂直	胫骨纵轴	水平面运动（图7-50、图7-51）	0~45°

续表

关节	运动	体位	轴心	固定臂	移动臂	运动方式	ROM
膝关节	伸展	俯卧位，膝关节无内收、外展、屈曲、伸展及旋转	股骨外侧髁	股骨纵轴	腓骨小头与外踝连线	矢状面运动，足跟远离臀部	0
	屈曲	俯卧位，膝关节无内收、外展、屈曲、伸展及旋转	股骨外侧髁	股骨纵轴	腓骨小头与外踝连线	矢状面运动，足跟靠近臀部（图7-52、图7-53）	0~135°
踝关节	背屈	坐位，膝关节屈曲90°，踝关节无内翻及外翻	第五跖骨与小腿纵轴延长线在足底的交点（外踝下方约1.5cm处）	腓骨小头与外踝的连线（腓骨外侧中线）	第五跖骨长轴	沿冠状轴在矢状面上完成足尖从中立位向靠近小腿的方向的运动	0~20°
	跖屈	坐位，膝关节屈曲90°，踝关节无内翻及外翻	第五跖骨与小腿纵轴延长线在足底的交点（外踝下方大约1.5cm处）	腓骨小头与外踝的连线（腓骨外侧中线）	第五跖骨长轴	在矢状面上完成向足底方向的运动（图7-54）	0~50°

续表

关节	运动	体位	轴心	固定臂	移动臂	运动方式	ROM
踝关节	内翻	坐位，膝关节 90° 屈曲，髋关节无内收、外展及旋转	两臂交点	与小腿纵轴一致	足底面横轴	冠状面运动（图 7-55）	0~35°
	外翻	坐位，膝关节 90° 屈曲，髋关节无内收、外展及旋转	两臂交点	与小腿纵轴一致	足底面横轴	组成踝关节的诸关节共同完成的内旋、外展、背屈的组合运动（图 7-56）	0~15°

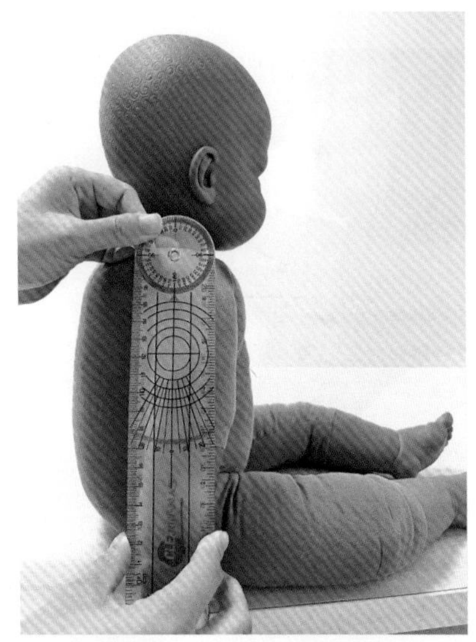
图 7-15 肩关节屈曲起始位

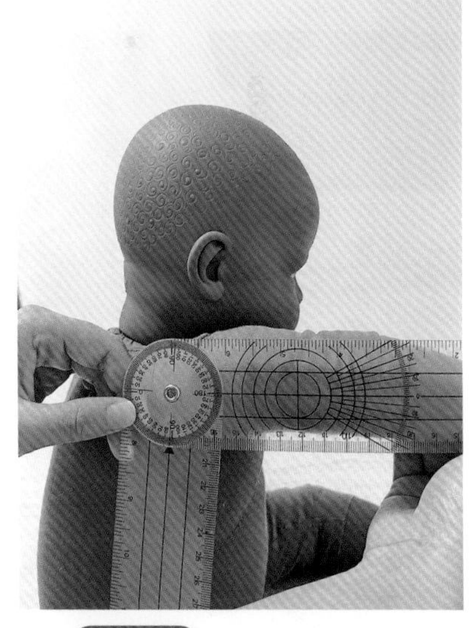
图 7-16 肩关节屈曲位

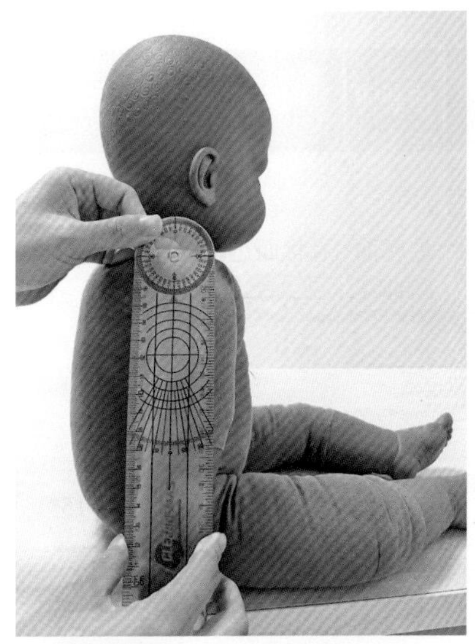

图 7-17 肩关节伸展起始位

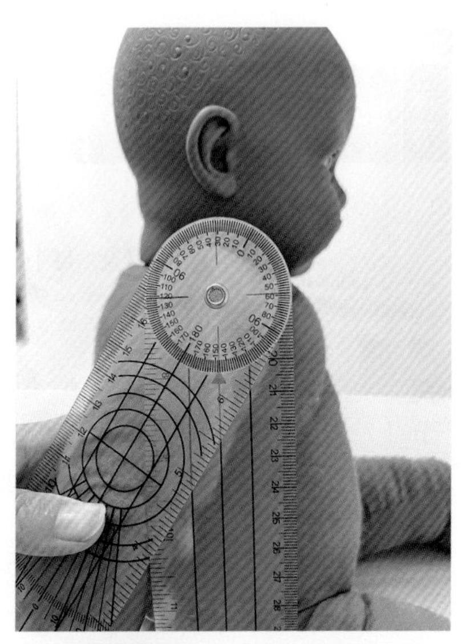

图 7-18 肩关节伸展位

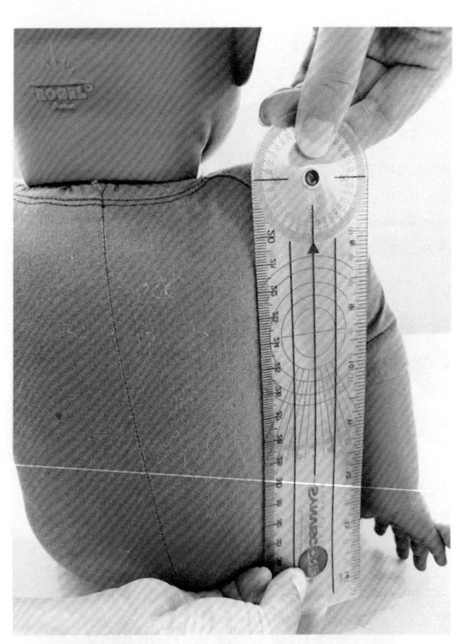

图 7-19 肩关节外展起始位

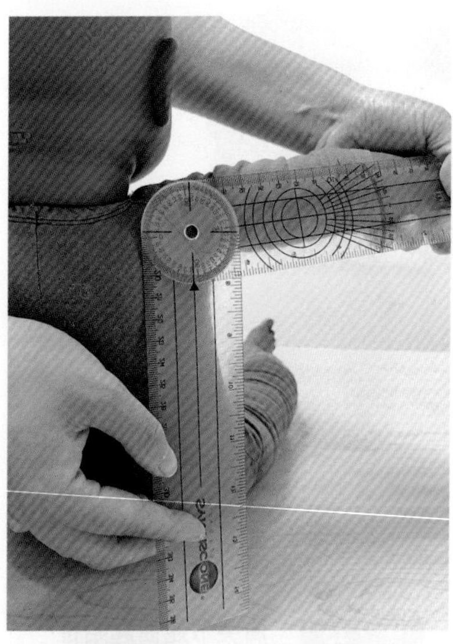

图 7-20 肩关节外展位

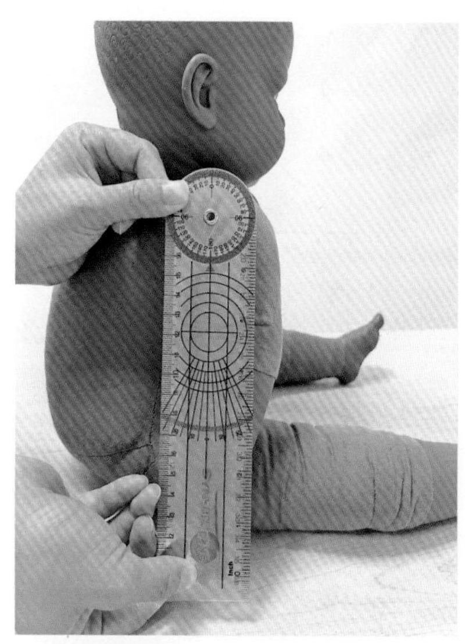

图 7-21　肩关节内收起始位

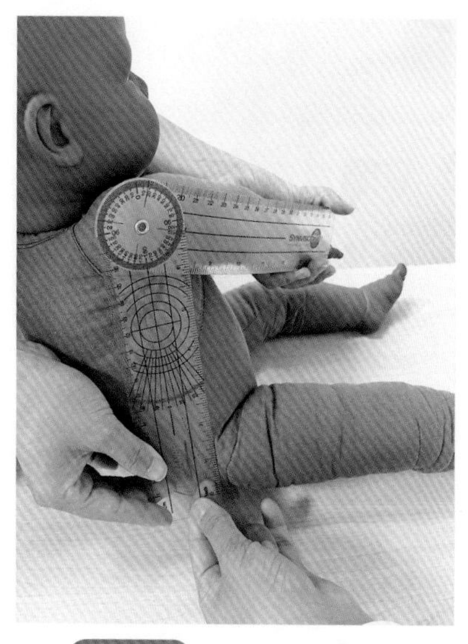

图 7-22　肩关节内收位

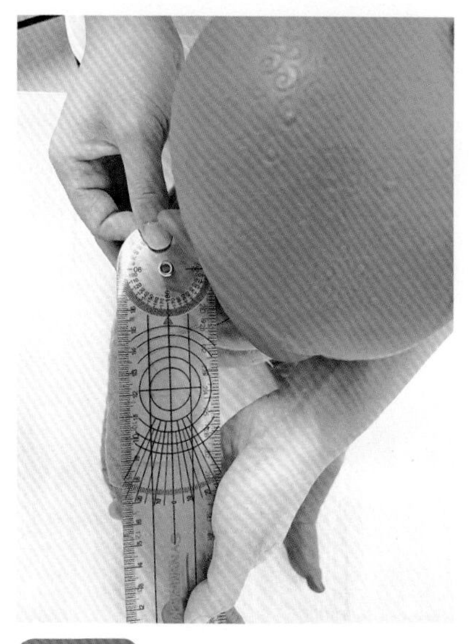

图 7-23　肩关节水平外展起始位

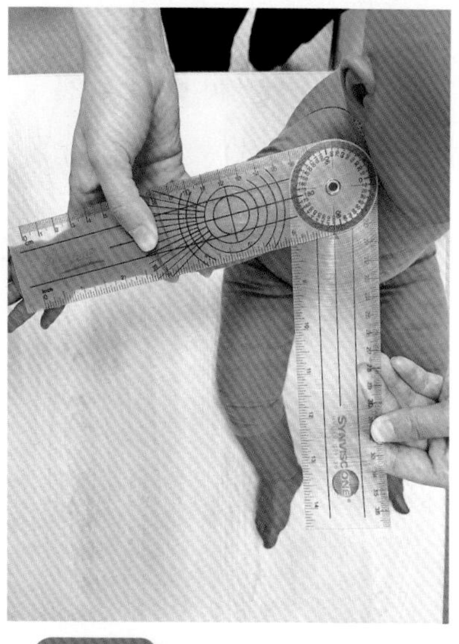

图 7-24　肩关节水平外展位

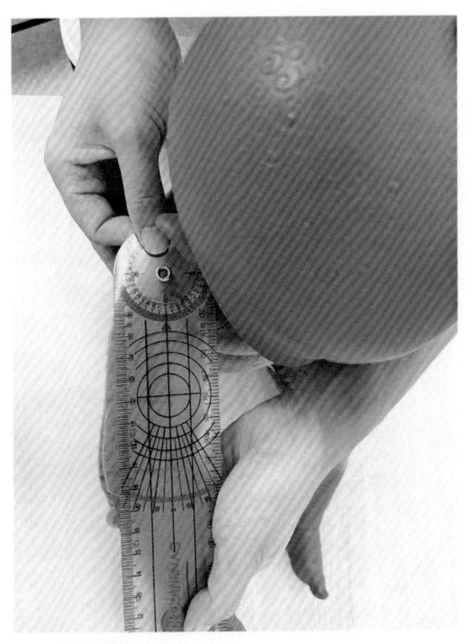

图 7-25　肩关节水平内收起始位

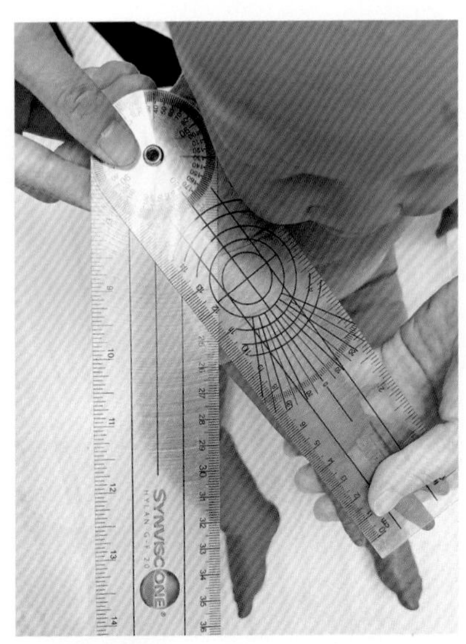

图 7-26　肩关节水平内收位

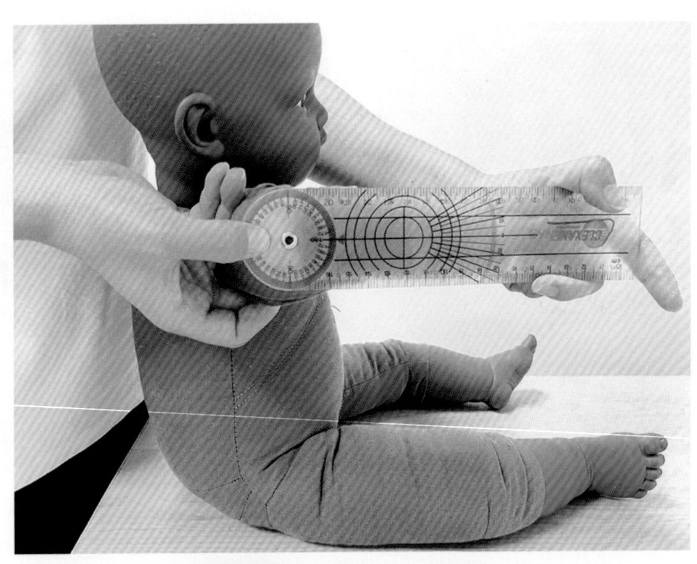

图 7-27　肩关节内旋起始位

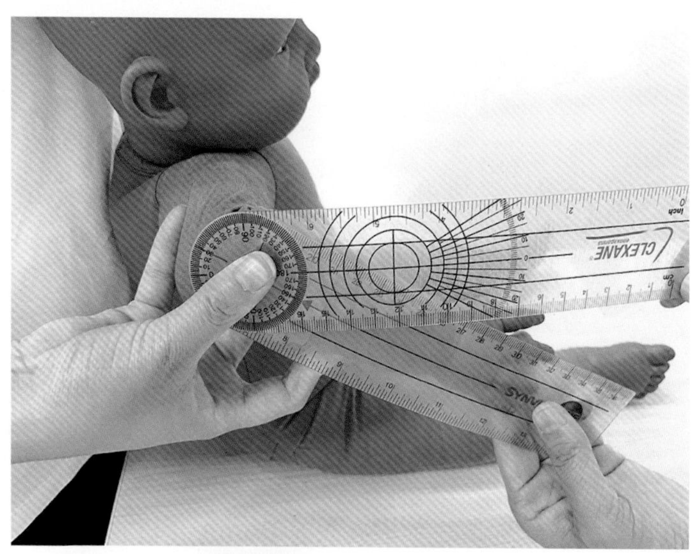

图 7-28　肩关节内旋位

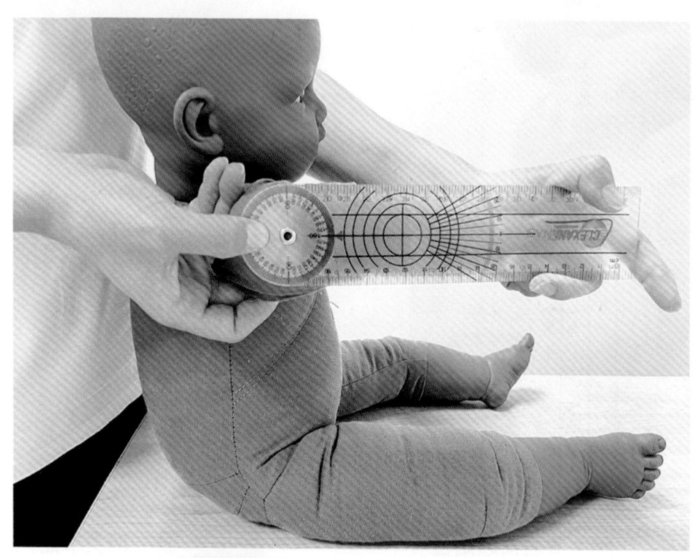

图 7-29　肩关节外旋起始位

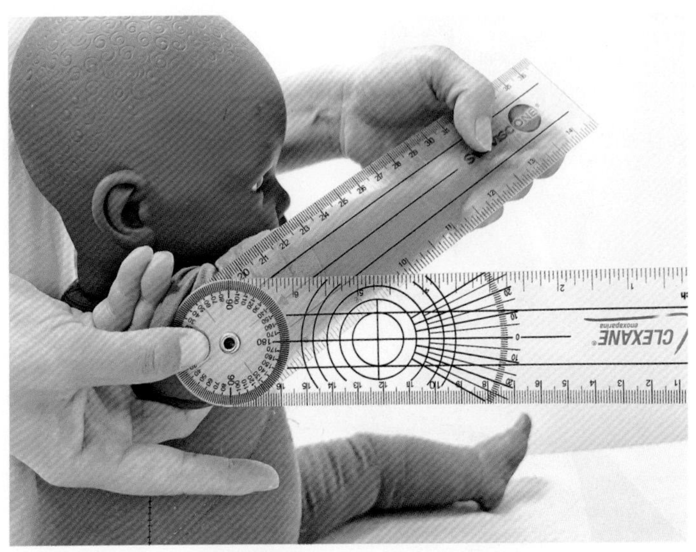

图 7-30 肩关节外旋位

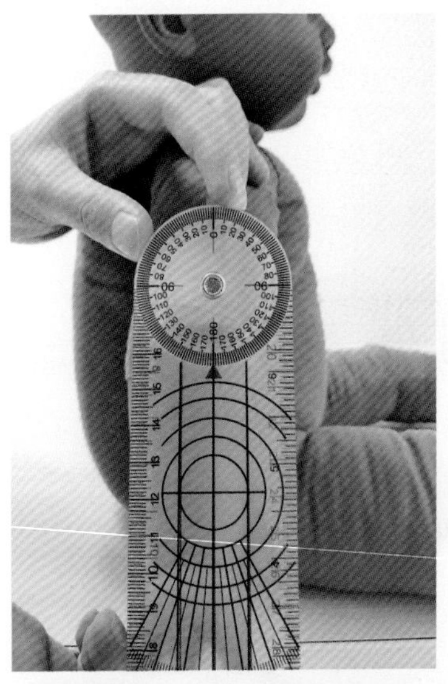

图 7-31 肘关节屈曲起始位

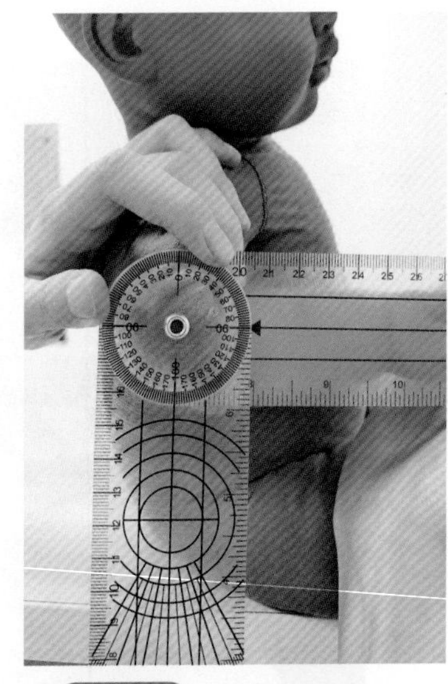

图 7-32 肘关节屈曲位

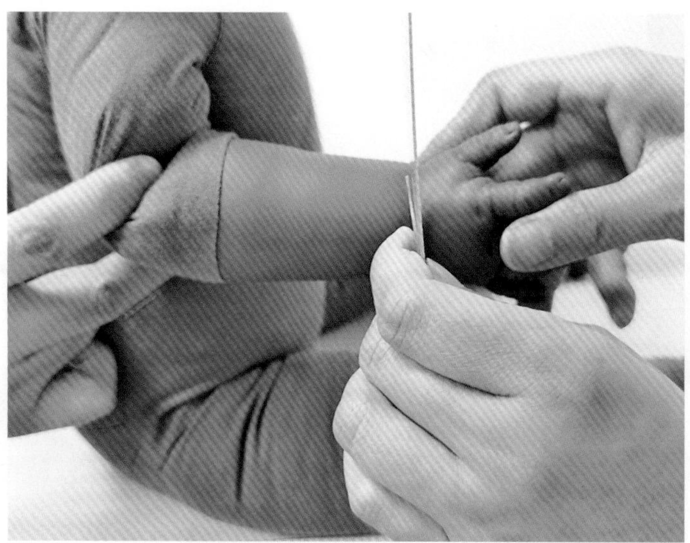

图 7-33　前臂旋前起始位

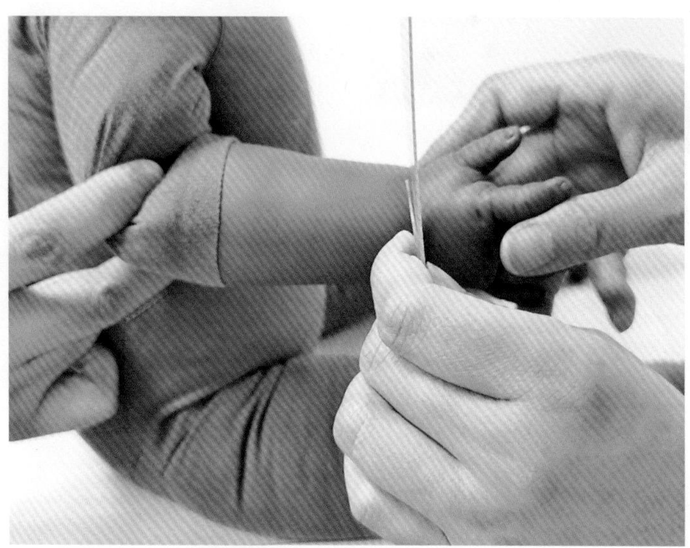

图 7-34　前臂旋后起始位

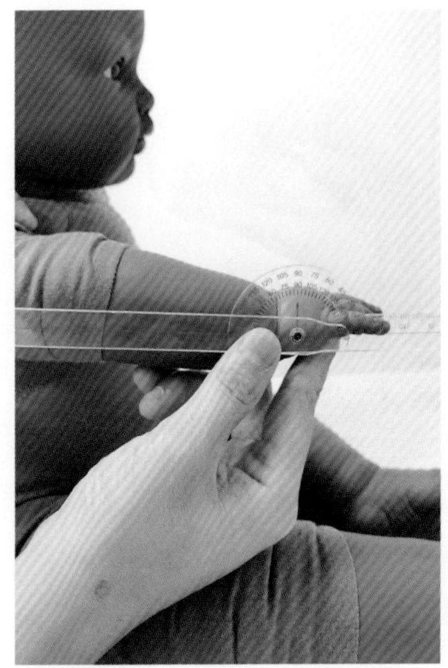

图 7-35 腕关节掌曲起始位

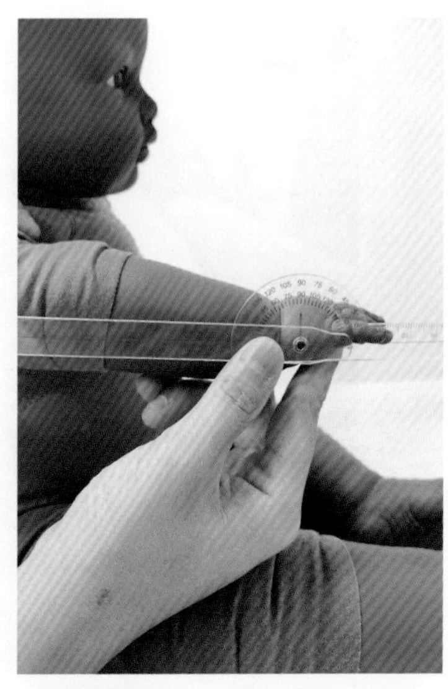

图 7-36 腕关节背伸起始位

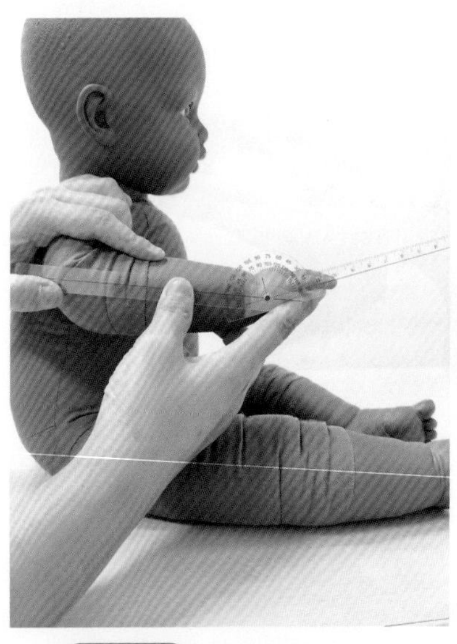

图 7-37 腕关节背伸位

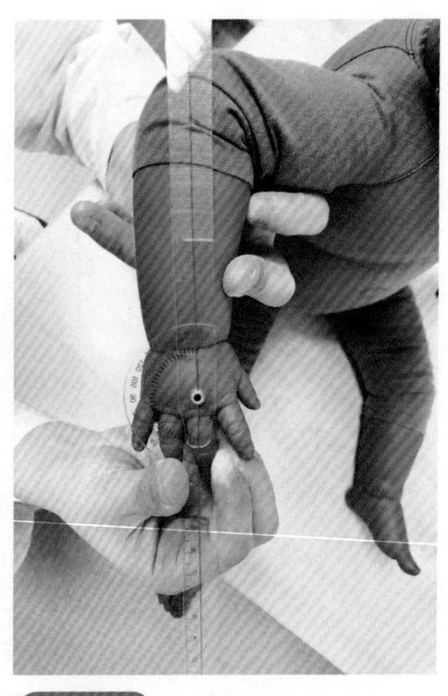

图 7-38 腕关节桡偏起始位

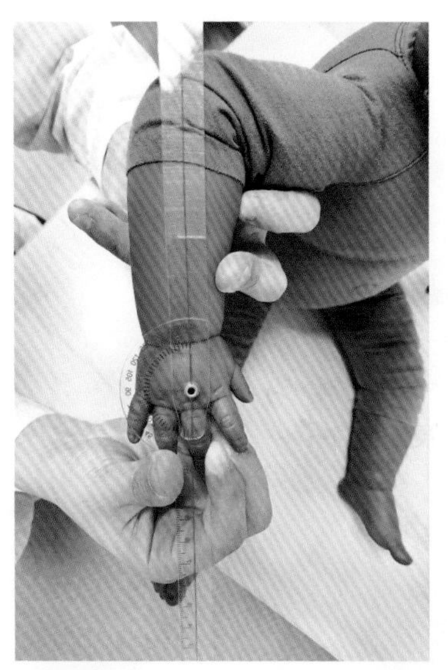

图 7-39 腕关节尺偏起始位

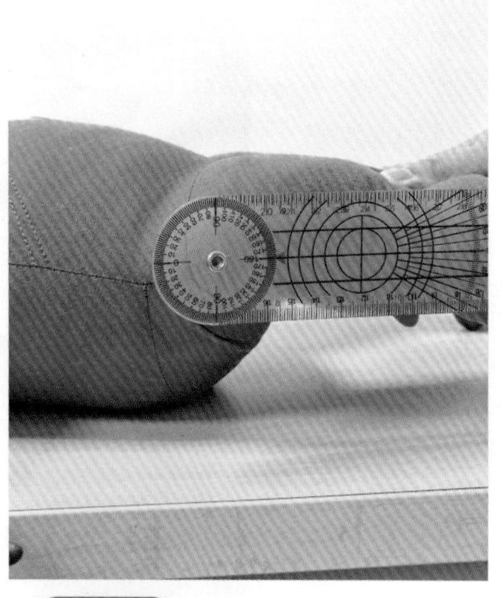

图 7-40 髋关节屈曲起始位

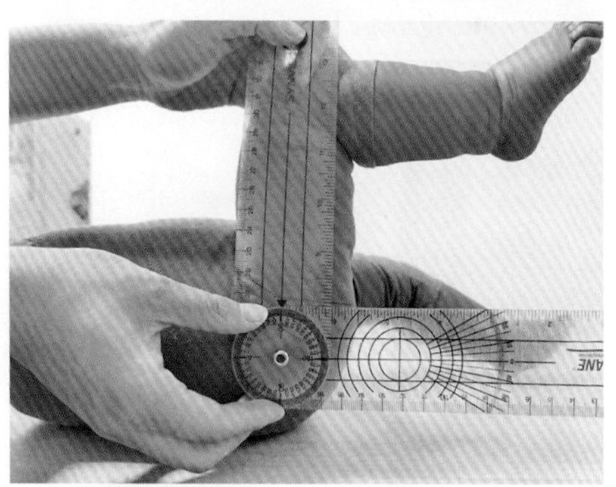

图 7-41 髋关节屈曲位

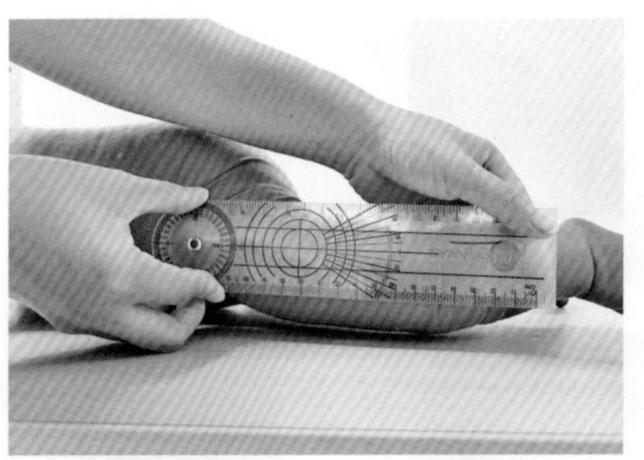

图 7-42 髋关节伸展起始位

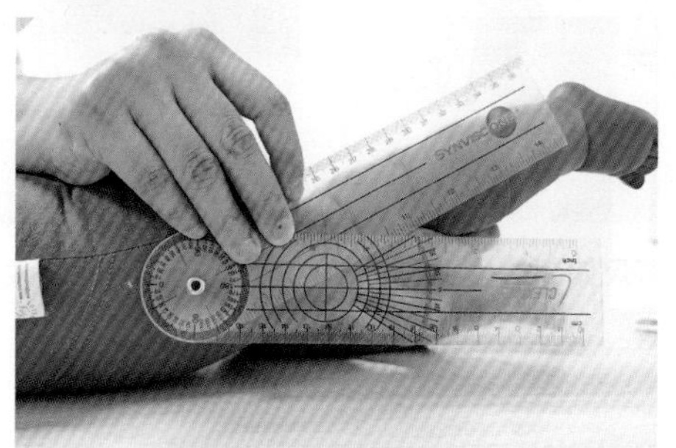

图 7-43 髋关节伸展位

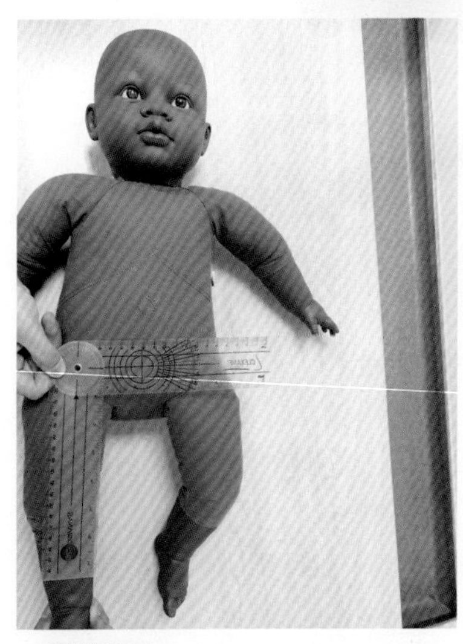

图 7-44 髋关节外展起始位

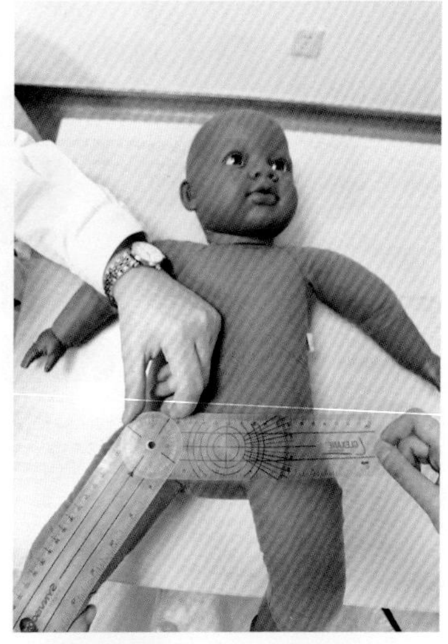

图 7-45 髋关节外展位

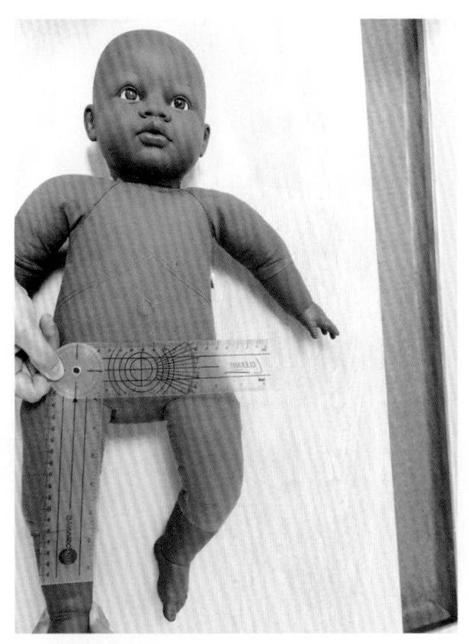
图 7-46　髋关节内收起始位

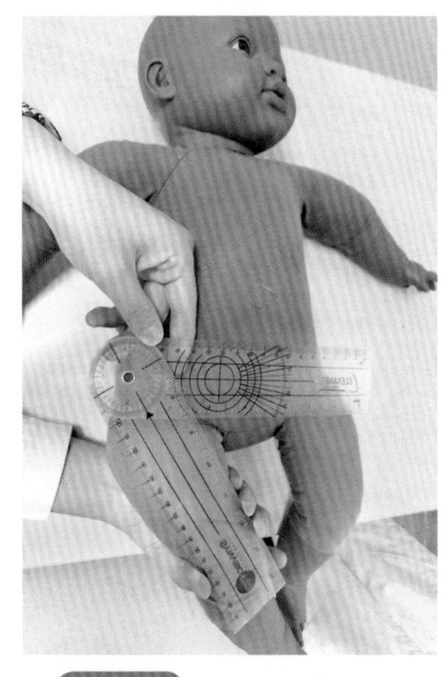
图 7-47　髋关节内收位

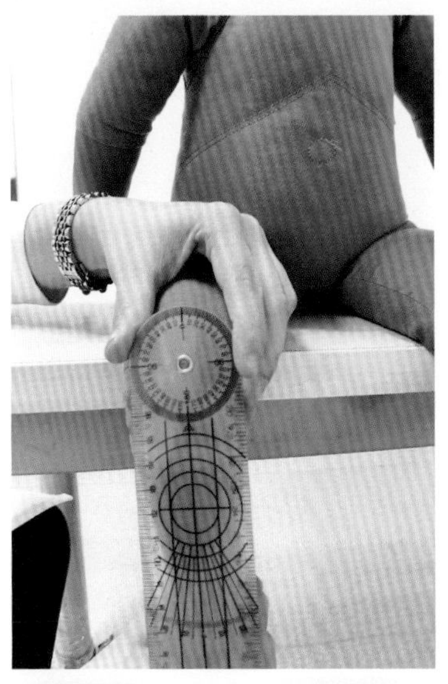
图 7-48　髋关节内旋起始位

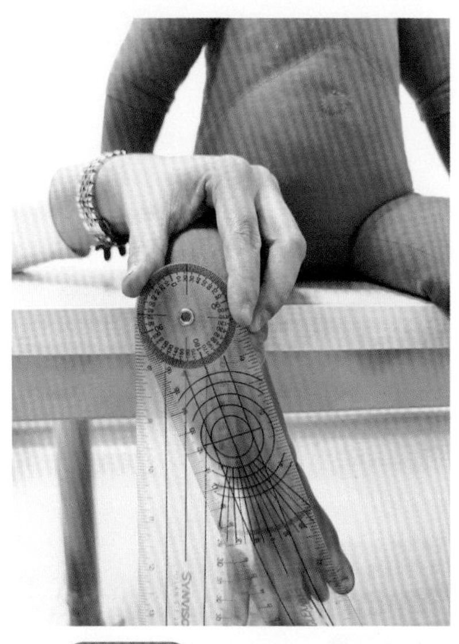
图 7-49　髋关节内旋位

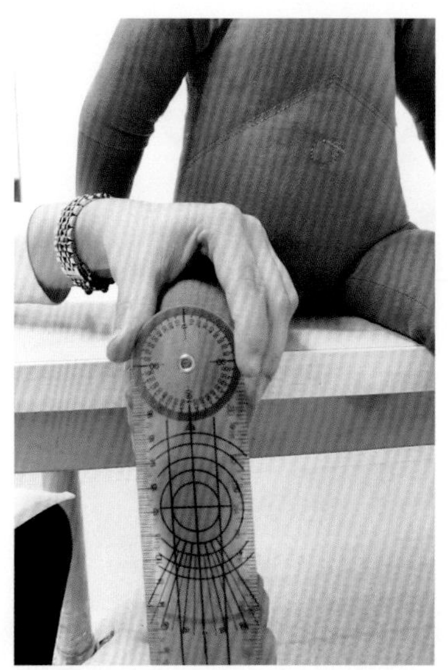

图 7-50 髋关节外旋起始位

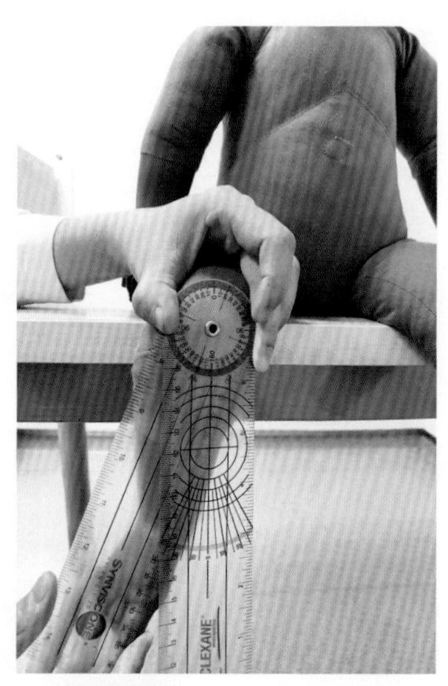

图 7-51 髋关节外旋位

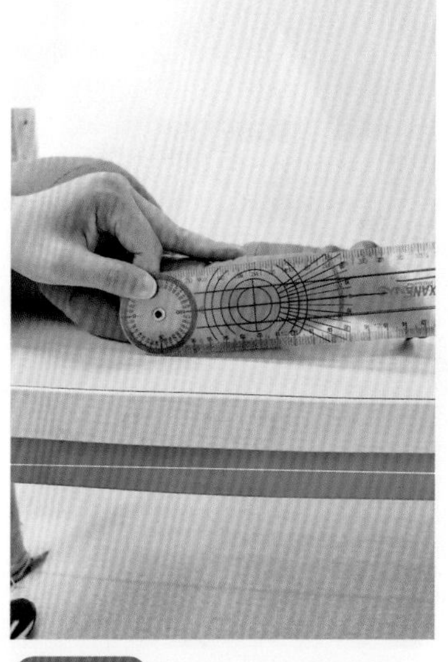

图 7-52 膝关节屈曲起始位

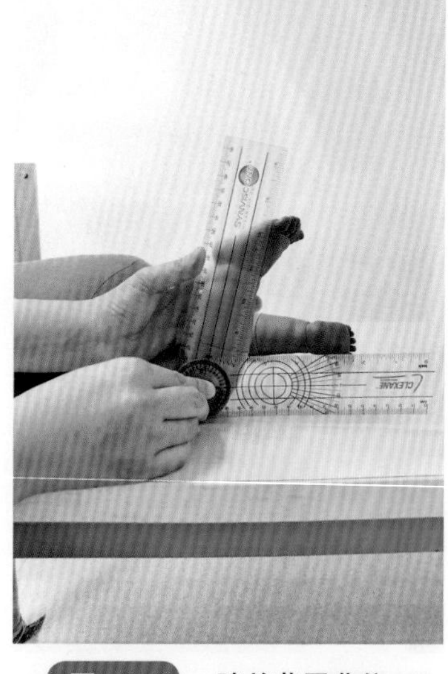

图 7-53 膝关节屈曲位

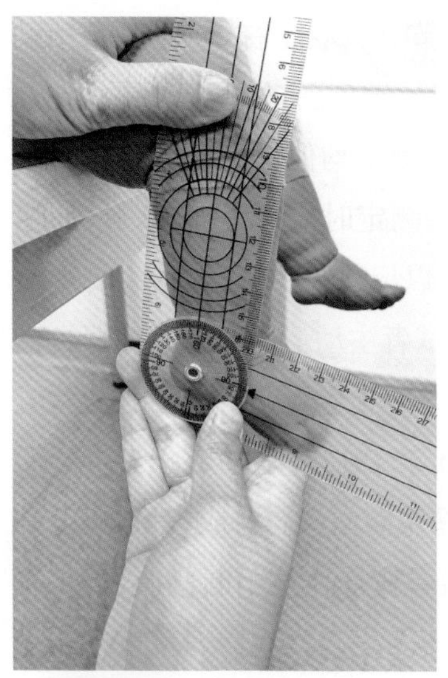

图 7-54 踝关节跖屈位

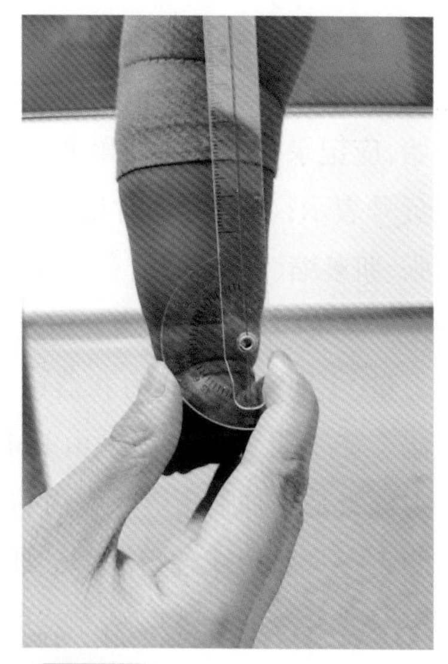

图 7-55 踝关节内翻起始位

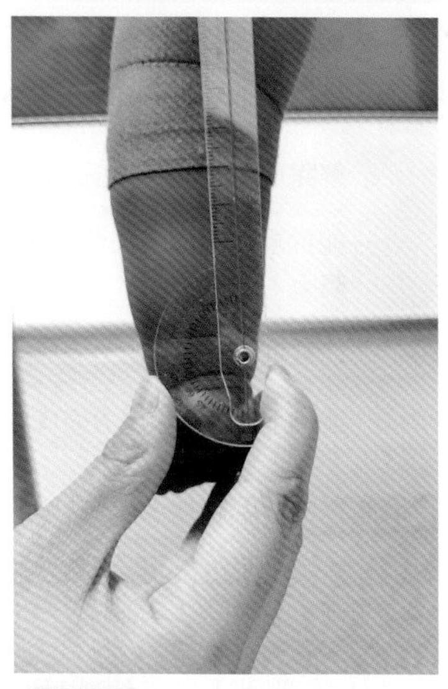

图 7-56 踝关节外翻起始位

结果记录：①记录测量日期，肢体关节（名称、左右），被动关节活动度；②记录结果以 5° 为单位；③记录关节运动范围，如不能从中立位开始，应记录实际开始位角度；④测量 3 次，取平均值；⑤关节过伸时，用负号表示；⑥无运动时记录为 0 或无；⑦测定时应对疼痛、水肿、肌紧张、肌萎缩、皮肤状况、有无外伤等情况予以记载。

(3) 肌力评定：肌力评定是测定被测试者主动运动时肌肉或肌群的力量，主要有徒手肌力和器械肌力评定。本节主要介绍徒手肌力检查法。徒手肌力检查法是由 Robert Lovett 于 1912 年创立的。Lovett 肌力评级是一种临床广泛应用的方法，其操作简便、易行，成本低，可分别测定各个肌肉或各组肌群的肌力。以后具体操作虽不断修改，但其基本原则未变（表 7-8）。

表 7-8 Lovett 分级法评定标准

级别	名称	评级标准
0 级	零（zero，0）	未触及肌肉的收缩
1 级	微弱（trace，T）	可触及肌肉的收缩，但不能引起关节活动
2 级	差（poor，P）	解除重力的影响，能完成全关节活动范围的运动
3 级	可（fair，F）	能抗重力完成全关节活动范围的运动，但不能抗阻力
4 级	良好（good，G）	能抗重力及轻度阻力完成全关节活动范围的运动
5 级	正常（normal，N）	能抗重力及最大阻力完成全关节活动范围的运动

在表 7-8 分级的基础上，还可附加 “+” 或 “–” 对肌肉进行更细致的评定。如测得的肌力比某级稍强时，可在该级的右上角加 “+”，稍差时，则在右上角加 “–”。

操作方法：①先将肢体放置到适当姿位，以便在测试时能使远端肢体在垂直面上自下而上运动。必要时由测试者用一手固定近端肢体，然后令测试者尽量用力收缩被测肌肉,使远端肢体对抗自身重力作全范围运动,如能完成,说明肌力在3级或3级以上。②在被测试者运动关节的远端施加阻力,根据其能克服的阻力的大小来判定肌力为4或5级。不能承受外加阻力则为3级。③如不能克服重力做全幅度运动,则应调整体位,使肢体处在水平面上运动以消除重力的影响。若在此条件下能完成大幅度运动,可判定为2级肌力;④若仅有微小关节活动或未见关节活动,但能在主动肌的肌腹或肌腱上扪到收缩感,则为1级肌力,扪不到收缩感觉为0级。

(4)肢体长度及周径测量:测量四肢长度及周径是为了判断骨折术后肢体有无萎缩、水肿和短缩及其程度。

1)四肢长度:一定要将肢体放在中立位,两侧按照同样的标准点进行测量。

上肢:从肩峰到桡骨茎突的距离。

上臂:肩峰到肱骨外上髁的距离。

前臂:肱骨外上髁到桡骨茎突或尺骨鹰嘴到尺骨小头的距离。

下肢:股骨大转子到内踝的距离。

2)四肢周径:两侧按照同样的体位及标准进行测量。

上臂周径:绕肱二头肌腱或上臂最隆起处1周。

前臂周径:绕前臂最粗处1周。

大腿周径:绕髌骨上5cm处1周。

小腿周径:绕小腿最粗处1周。

(吴　燕　李　惠)

参考文献

1. US Preventive Services Task Force, GROSSMAN DC, CURRY SJ, et al. Screening for adolescent idiopathic scoliosis: US Preventive Services Task Force recommendation statement. JAMA, 2018, 319 (2): 165-172.

2. NGUYEN JC, DORFMAN SR, RIGSBY CK, et al. ACR Appropriateness Criteria® developmental dysplasia of the hip-child. J Am Coll Radiol, 2019, 16 (5S): S94-S103.
3. YOUNG JR, ANDERSON MJ, O'CONNOR CM, et al. Team approach: developmental dysplasia of the hip. JBJS Reviews, 2020, 8 (9): e20. 00030.
4. BORDBAR A, MOHAGHEGHI P, YOONESI L, et al. Value of physical examination in the diagnosis of developmental hip dislocation in preterm infants. J Compr Ped, 2018, 9 (2): e14049.
5. SHRADER MW, WIMBERLY L, THOMPSON R. Hip surveillance in children with cerebral palsy. J Am Acad Orthop Surg, 2019, 27 (20): 760-768.
6. BARRERA CA, COHEN SA, SANKAR WN, et al. Imaging of developmental dysplasia of the hip: ultrasound, radiography and magnetic resonance imaging. Pediatr Radiol, 2019, 49 (12): 1652-1668.
7. KAPLAN SL, COULTER C, SARGENT B. Physical therapy management of congenital muscular torticollis: A 2018 evidence-based clinical practice guideline from the APTA Academy of Pediatric Physical Therapy. Pediatr Phys Ther, 2018, 30 (4): 240-290.
8. 赵娜, 骆雄飞, 苏志超, 等. 美国物理治疗协会 2018 年《先天性肌性斜颈的循证医学指南》解读——早期识别、分级与治疗. 中国康复医学杂志, 2020, 35 (2): 221-223.
9. OHMAN AM, NILSSON S, BECKUNG ER. Validity and reliability of the muscle function scale, aimed to assess the lateral flexors of the neck in infants. Physiotherapy theory and practice, 2009, 25 (2): 129-137.
10. WATEMBERG N, BENSASSON A, GOLDFARB R. Transient motor asymmetry among infants with congenital torticollis-description, characterization, and results of follow-up. Pediatr Neurol, 2016, 59: 36-40.
11. CHEN W, LV H, LIU S, et al. National incidence of traumatic fractures in China: a retrospecrive survey of 512 187 individuals. Lancet Glob Health, 2017, 5 (8): e807-e817.
12. MAGGIO ABR, MARTIN X, TABARD-FOUGÈRE A, et al. Recovery of bone mineral mass after upper limb fractures in children and teenagers. J Pediatr Orthop, 2019, 39 (4): e248-e252.
13. ÖMEROĞLU H. Basic principles of fracture treatment in children. Eklem Hastalik Cerrahisi, 2018, 29 (1): 52-57.
14. FANELLI D, PERROTTA G, STOCCO F, et al. Outcomes and complications

following flexible intramedullary nailing for the treatment of tibial fractures in children: a meta-analysis. Arch Orthop Trauma Surg, 2022, 142 (7): 1469-1482.
15. REXITI P, ZHANG TC, BATUER C, et al. Orthopedic treatment for open fracture of lower extremities and soft tissue defects in young children and rapid rehabilitation after operation. Phys Sportsmed, 2020, 48 (2): 161-164.
16. SLEIWAH A, AL-JABIR A, MUGHAL M, et al. Is routine imaging necessary for the management of pediatric hand fractures postoperatively ?. Ann Plast Surg, 2022, 88 (6): 622-624.
17. 王娟, 丁敏, 刘小琴, 等. FLACC 量表用于学龄前儿童术后疼痛评估的信效度评价. 江苏医药, 2015, 41 (11): 1298-1300.

第八章 心脏与呼吸道疾病评定

第一节 心脏疾病评定

一、概述

儿童时期的心脏病以先天性心脏病(congenital heart disease,CHD)较为多见。先天性心脏病的临床症状出现早,主要表现为发绀及心力衰竭。根据国家卫生健康委员会2012年的数据,我国每年约12万儿童出生时患有先天性心脏病,发病率为0.6%~0.8%,是最常见的先天性畸形[1],给社会和家庭造成严重的经济和精神等方面的负担。目前,外科手术是先天性心脏病患儿的一项必要的治疗措施,随着手术水平的日渐成熟,患儿死亡率大幅下降。但研究发现,手术治疗并不能使先天性心脏病患儿的运动功能达到正常[2],因此患儿的远期预后及生活质量的改善依赖于术后心脏康复,其中运动康复是先天性心脏病患儿心脏康复的核心。在开始实施康复训练方案之前,必须做全面的心脏检查以评估疾病的严重性、评价患儿的症状限制性运动耐量和疾病的程度,以及与运动相关的心源性猝死风险。

二、康复评定

(一)临床评估

1. 病史资料 如有无喂养困难、吃奶时呼吸费力、活动后气喘、口唇发绀、胸痛、晕厥等，还应注意面色苍白、多汗、水肿和尿量，以判断心功能；既往何时发现心脏杂音、有无反复的呼吸道感染等病史。了解体格和运动功能发育情况；针对现病史中提及的疾病，记录用药名称和剂量；在询问家族史时应了解家族中有无其他先天性心脏病患者。

2. 体格检查

(1) 一般检查：体格及运动发育情况，常规测量血压。观察特殊面容（如唐氏综合征等）、皮肤黏膜的颜色（发绀程度和分布）、水肿、呼吸窘迫、杵状指（趾）、颈静脉怒张或搏动，并应仔细检查四肢脉搏的强弱和是否对称。

(2) 心脏检查：①望诊：首先注意心前区有无膨隆，观察心尖搏动强弱和范围。②触诊：进一步查明心尖搏动位置、强弱及范围，并检查有无震颤，注意震颤的时相、强度、部位和范围。③叩诊：小儿胸壁较薄，叩诊手法应较轻，才能叩出较真实的心界，叩诊用力过重，所得心界偏小。④听诊：应包括心音、心率、心律、杂音和摩擦音。必要时在安静或运动后对比观察。

3. 心电图　儿童正常心电图与成人有所不同。表现为心率快，各间期及各波形的时间较短，QRS 波振幅尤其是心前区导联振幅较高，新生儿及婴儿期右心室占优势，心电轴右偏。随着年龄增长，这些变化逐渐消失，至学龄期心电图接近于成人。运动心电图主要是利用运动来观察及记录心脏血管对运动的反应。可评估先天性心脏病患儿在心脏手术前后的运动分级及其耐受度。运动心电图除了用来评估冠状动脉疾病心肌缺氧、先天性心脏病手术前后及心律不齐的严重程度外，也可配合进行肺功能检查，用来进一步评估心肺功能。

4. 心脏超声检查　目前一般以二维超声心动图为基础，采用多种超声方法进行检查，已经成为小儿心血管疾病诊断不可或缺的重要手段。超声心动图因具有无创伤、操作简便、可重复性等优点，适于儿科应用。

5. 心导管检查 是研究循环系统血流动力学和对心血管疾病诊断、鉴别诊断的重要方法。在较复杂的先天性心脏病患儿中,特别是需要观察大血管及其分支、肺动脉血管床发育、冠状动脉和侧支循环情况等时,心导管造影检查具有重要价值,并且心导管术亦被应用于介入性治疗。

6. 影像学检查 磁共振成像(magnetic resonance imaging,MRI)是主动脉/肺动脉异常、肺静脉阻塞性疾病、右室发育不良及复杂先天性心脏病术后随访的首选检查方法。磁共振血管造影(magnetic resonance hagiography,MRA)可很好地显示肺血管发育情况,此为优于超声心动图之处。目前,动态 MRA 也已开始应用于先天性心脏病的诊断,将在一定范围内取代心导管造影检查。

(二) 运动试验

在儿童心脏疾病的评估和治疗中,运动试验已成为一个非常重要的手段。1994 年美国心脏协会制定了儿科运动试验指南[3],指出运动试验包括评估心脏病及非心脏病患者的治疗效果、预后判断和建立康复计划,并对健康儿童的体格良好水平及功能耐力进行评估[4,5]。运动试验包括许多方法,应根据需求和需要阐明的运动耐量选择适当的测试方法。主要分为固定时间测试、固定距离测试以及递增负荷测试 3 大类。儿科常用的方法包括 6 分钟步行试验(6MWT)、阶梯运动试验、2 分钟踏步试验(2-minute step test,2MST)、功率自行车和平板运动。

1. 6 分钟步行试验(6MWT) 1982 年 Butland 等首次提出用“徒步 6 分钟可达到的最远距离”来评估患者的心肺功能。6MWT 的方案已逐步发展完善,近年来已应用于儿科,评估健康儿童的运动能力[6]。对先天性心脏病患儿进行运动训练时,使用 6MWT 监测其疗效[7]。在危重病患儿中,6 分钟步行距离与峰值耗氧量、体力劳动能力及最低动脉血氧饱和度相关。

(1) 试验环境及设备:场地要求在室内,如果天气适宜,试验可以在室外进行。步行路线长 30m，每 3m 进行标记。折返处应有锥形标志（如同橙色交通锥标）。出发线为出发点和每个 60m 的终点，应用明亮的颜色条带标于地面上，如图 8-1 所示。试验中应备有听诊器、血压计、秒表、座椅、氧气及急救物品。

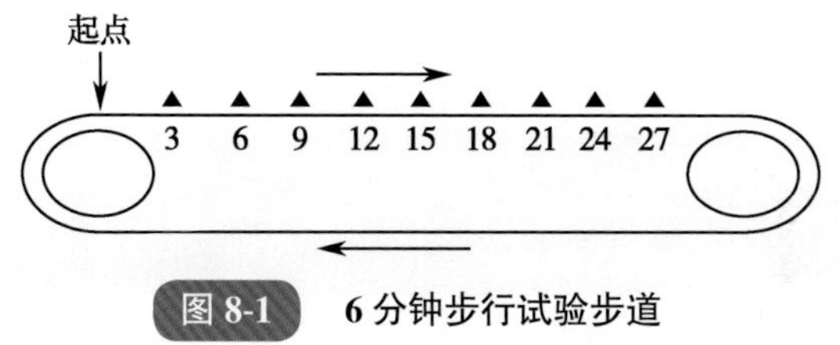

图 8-1　6 分钟步行试验步道

(2) 试验方法

1) 向患者做出的努力表示祝贺，并给他 / 她一杯水。记录患者行走之后的 Borg 量表呼吸困难及疲劳程度评分（表 8-1），并询问患者：“您觉得什么原因使您不能走得更远一些？都有哪些不舒服？”测定血氧饱和度、脉搏、血压、Borg 量表呼吸困难和疲劳水平并记录。

2) 记录下患者最后一个来回中走的距离，计算患者走过的总路程，数值四舍五入，以“米（m）”为单位计算，并将计算结果记录。

3) 休息 3 分钟后测量血压、心率以及疲劳程度有无恢复。

(3) 试验要求

1) 试验前 2 小时内避免剧烈运动。

2) 试验前告知受试者：“本次试验的目的为观察你 6 分钟内最多能走多远。试验中如果必要，你可以减速步行甚至停止休息（停止或在两端座椅上休息），但需尽快继续步行至 6 分钟结束。”同时指导受试者避免快速转身和走环形路线。

3) 试验中医生仅定时使用固定、平稳的鼓励性语言，如“你走得很好”“继续走”。

4) 试验中每隔 1 分钟提醒 1 次受试者剩余时间，按以下标准语言进行：1 分钟后提醒受试者“你走得很好，还剩 5 分钟”；2 分钟后提醒受试者“继续走，你还有 4 分钟”；依此类推，直到 6 分钟结束时告知受试者“停止步行，站在你所停止的地方”，并做好标记。

(4) 试验终止标准：6 分钟内若患者出现疲乏、气促、呼吸困难、胸闷、胸痛、冷汗、颜面苍白等症状则终止试验。

表 8-1 Borg 自觉疲劳评分量表

0~10 级		6~20 级	
级别	疲劳感觉	级别	疲劳感觉
0	没有	6	
0.5	非常轻	7	非常轻
1	很轻	8	
2	轻	9	很轻
3	中度	10	
4	稍微累	11	轻
5	累	12	
6	5 级与 7 级之间	13	稍微累
7	很累	14	
8	7 级与 9 级之间	15	累
9	非常累	16	
10	最累	17	很累
		18	
		19	非常累
		20	最累

2. 阶梯运动试验 3 分钟阶梯试验适用于 6 岁以上的儿童，是一

种评估次极量运动耐量的简单方法[8]。该试验由成人心脏试验改编而来，要求受试者在二阶梯进行上下往返运动，用节拍器控制登梯速率，秒表计时，运动 3 分钟。运动前做卧位心电图，运动后即刻躺下，描记即刻、2 分钟、4 分钟、6 分钟心电图，进行运动心电图分析。此方法设备简单，操作方便，较安全，但运动量小、假阴性高，目前很少应用。

3. 极量运动试验　即鼓励受试者达到其最大耐量水平，是大多数成人和儿童运动试验的基础。目前常用的试验有如下两种。

(1) 平板运动试验方案：根据运动负荷量的递增方式（变速变斜率、恒速变斜率、恒斜率变速等）不同设计了不同的试验方案，如 Bruce 方案、Bake 方案、Naughton 方案等。儿科最常用的是改良 Bruce 方案（表 8-2），4 岁以上儿童可接受。

表 8-2　改良 Bruce 分级活动平板试验方案（儿科范围）

级别	速度（英里 /h）	坡度 /%	总时间 /min
静息		0	
1	1.7	0	3
2	1.7	5	6
3	1.7	10	9
4	2.5	12	12
5	3.4	14	15
6	3.4	16	18
7	3.4	18	21
8	3.4	20	24
9	3.4	22	27

注：1 英里 =1.609km。

(2)踏车运动试验:应用安装有功量计的脚踏车做踏车运动。根据受检者体重或体表面积决定开始功量及每级递增的功量。通常儿童从25(kg·m)/min起始,青少年从50(kg·m)/min起始,踏车速度为60~70圈/min,每3分钟为1级,每级增加功量10(kg·m)/min、25(kg·m)/min或50(kg·m)/min,逐级递增,达到预计心率时停止。儿童踏车运动功量选择标准见表8-3。踏车运动试验可用于4岁以上儿童。

表8-3 儿童踏车运动功量选择标准

单位:(kg·m)/min

分级	体重					预计心率/(次·min^{-1})
	≤30kg	31~40kg	41~50kg	51~60kg	>60kg	
1级	50	50	100	100	100	120
2级	100	100	200	200	200	150
3级	150	200	300	300	400	160
4级	200	350	400	500	600	170
5级	300	500	600	700	800	190-年龄

4. 运动试验的适应证

(1)心肌缺血的评估:川崎病并发冠状动脉瘤及狭窄、冠状动脉起源异常及大动脉转位进行动脉转换术后冠状动脉灌注不良的患儿,静息心电图改变轻微或正常,运动可诱发心绞痛、缺血性ST-T改变及心律失常等。

(2)心律失常的诊断及预后估计:运动可激发心律失常或使之改变或消失,对心律失常的诊断、评估预后及治疗有重要意义。

(3)其他心脏病的评估:如先天性主动脉瓣狭窄患者运动试验诱发心电图ST段下降和T波倒置,收缩压较正常降低,舒张压反而升高。ST段下降>2mm者,提示压力阶差为50~100mmHg。

(4)评估运动诱发的原因不明的症状：运动试验可用于鉴定病因，如胸痛可能为运动诱发支气管痉挛所致，发作性晕厥可因运动诱发特发性室性心动过速引起等。

(5)评估心脏病患者内、外科治疗效果。

(6)评估心脏病患者心功能状态，协助制订治疗干预、限制活动及康复计划。

(7)评估起搏器的效能。

5. 运动试验禁忌证

(1)绝对禁忌证：①急性心肌炎性疾病，如急性感染性心肌炎、急性心包炎、感染性心内膜炎、川崎病急性期及亚急性期等；②急性心肌梗死；③严重高血压病；④心力衰竭。

(2)相对禁忌证：①严重左或右室流出道梗阻疾病；②严重二尖瓣狭窄；③肺血管梗阻性疾病，如艾森门格综合征；④缺血性冠状动脉疾病；⑤严重室性心律失常；⑥梗阻型肥厚性心肌病。

(三) 日常生活活动评估

日常生活活动能力(ADL)是人在独立生活中反复进行的、最必要的基本活动。ADL 评定的内容大致包括运动、自理、交流、家务活动和娱乐活动五个方面。不同的评定对象和量表，其具体内容也略有不同。目前常用的 ADL 标准化量表有 Barthel 指数、改良 Barthel 指数评定(modified Barthel index，MBI)、儿童功能独立性评定量表(WeeFIM)等。

1. Barthel 指数　1965 年由 Dorothy Barthel 和 Florence Mahoney 制订的评定方法，操作简单，可信度和灵敏度高，不仅可以用来评定患者治疗前后的功能状态，也可以预测治疗效果、住院时间和预后，是目前临床应用最广、研究最多的一种 ADL 评定方法。包括进食、洗澡、个人卫生、穿衣、大便控制、小便控制、使用厕所、起床与轮椅转移、平地步行、上下楼梯 10 项内容。根据是否需要帮助及其程度分为 15 分、10 分、5 分、0 分 4 个等级，满分为 100 分。100 分表示患者基本的日常生活活动功能良好，不需他人帮助，能够控制大小便；能自己进食、穿衣、起床与轮椅转移、洗澡、步行，可以上下楼。0分表示功能很差，没有独立能力，全部日常生活皆需帮助。

2. 改良Barthel指数评定 是在Barthel指数的基础上将每一项得分都分为5个等级。改良后的版本被证实具有良好的信度和效度，且具有更高的灵敏度，能较好地反映等级间变化和需要帮助的程度。

3. 儿童功能独立性评定量表（WeeFIM） 1987年由美国纽约布法罗大学医疗康复数据系统的医生、护士和治疗师专家组编制，用于测量6月龄以上儿童的残疾程度。WeeFIM共有自理、运动、认知三个维度，18个项目，其中自理包括吃饭、梳洗修饰、洗澡、穿上衣、穿裤子、如厕、大便控制、小便控制8项；运动包括椅/轮椅转移、厕所转移、浴盆转移/淋浴、步行/轮椅、上下楼梯5项；认知包括理解、表达、社会交往、解决问题、记忆等5项。通过直接观察和/或与了解孩子功能性活动能力的护理人员交谈来评定。

（黄燕霞 陈艳妮）

第二节 呼吸道疾病评定

一、概述

儿童呼吸道疾病包括上下呼吸道急慢性感染性疾病、呼吸道变态反应性疾病、胸膜疾病、呼吸道异物、呼吸系统先天性畸形及肺部肿瘤等。儿童的呼吸系统无论在解剖上还是在生理上，都与成人存在显著差别，这些差别对儿童呼吸系统疾病的评估、具体诊治技术的选择及物理治疗都具有重要意义。

(一) 儿童呼吸系统解剖特点

1. 优先鼻式呼吸　6 月龄及以下的婴儿通常优先采用鼻式呼吸，新生儿只会用鼻呼吸，数周后才用口呼吸。对于新生儿，正常的鼻呼吸是防止窒息和保持吮吸功能所必需的。狭小的鼻道提供了新生儿气道阻力的 30%~50%，鼻腔气道最狭窄的部位仅有约 20mm^2 的横截面积。因此，婴儿鼻腔气道内很小的突起或梗阻都会引发呼吸困难。

2. 喉部位置　新生儿喉位置较高，声门相当于第 3~4 颈椎水平(成人相当于第 5~6 颈椎水平)，并向前倾斜。喉头的位置随年龄增长而下降，而婴儿喉头所处的位置较高有利于其出生后 4 个月内更好地喂养和呼吸。因为喉头起到瓣膜的作用，在喉部吞咽动作之前限制食物在口腔中，因此喉头下降到较低位置后对气道的保护减少，气道的关闭不良或声带的部分麻痹会更加明显，可引起咳嗽、哽咽或异物吸入。

3. 气道直径　新生儿气道直径为 4~5mm，通常只有成人的 1/3，因此新生儿呼吸阻力较高，呼吸较用力，导致肺储量降低，可迅速发生发绀。新生儿气管分叉位于第 3~4 胸椎，而成人在第 5 胸椎下缘。右主支气管比左主支气管开角小，因此右侧更易插管，支气管异物也以右侧多见。出生后数年内较大的较近端支气管的直径会有显著的增加，较小的较远端支气管的直径在 5 岁前不会增加。

4. 肺发育

(1) 肺泡：新生儿的肺泡数量较少，可导致新生儿更易发生肺泡塌陷，同时气体交换的有效面积也比成人少。婴儿肺泡面积按体重(kg)计与成人相似，但婴儿代谢按体重(kg)计，远高于成人，因此婴儿应付额外的代谢需要时，呼吸储备能力较小。肺表面活性物质可使肺泡的气 - 水界面表面张力降低，从而防止呼吸末肺实质的塌陷。早产儿表面活性物质的缺乏是新生儿呼吸窘迫综合征发生的主要原因。

(2) 肺血管：在胎儿期腺泡前肺动脉即从主肺动脉分出，腺泡内血管的发育与肺泡发育同行，气体交换区微血管的发育在婴儿期直到约

3岁。

5. 胸廓和胸腔形状 婴儿胸部的横断面形状是圆柱形的，新生儿肋骨主要由软骨构成，多呈水平排列，因此在年长儿和成人中可见的桶柄样肋骨运动在新生儿中不会出现。随着儿童逐渐成长，开始站立活动，肋骨开始逐渐倾斜，胸廓的横径增加；在3岁时基本达到成人的胸部形状。婴儿的肋间肌尚未发育，因此并不能通过呼吸活动增加胸廓前后径或横径来提高胸廓体积。增加的通气量主要通过提高呼吸频率而不是呼吸深度来弥补。

6. 横膈 婴儿横膈角比年长儿和成人更接近水平，造成了本身呼吸机制上的不足。婴儿横膈含有的肌肉组织、高耐力肌肉纤维少，更易受疾病影响导致活动能力减退。严重呼吸困难或呼吸道梗阻时，婴儿横膈的活动主要是由骨性胸廓下端的向内活动引导，而并非正常时的横膈向下活动。除了这些影响之外，由于肋间肌尚未完全发育，横膈成为婴儿最主要的呼吸肌。横膈功能受损对婴儿通气功能的影响更大，如腹胀、肝大或膈神经损害时。

（二）儿童呼吸系统生理特点

1. 呼吸频率与节律 年龄越小，呼吸频率越快。婴儿由于呼吸中枢发育尚未完全成熟，易出现呼吸节律不齐，尤以早产儿、新生儿最为明显。

2. 呼吸形态 婴幼儿呼吸肌发育差，呼吸时胸廓的活动范围小而膈肌活动明显，呈腹膈式呼吸；随着年龄的增长，呼吸肌逐渐发育和膈肌下降，肋骨由水平位逐渐倾斜，胸廓前后径和横径增大，出现胸腹式呼吸。

3. 呼吸功能 儿童肺活量、潮气量、每分通气量和气体弥散量均较成人小，而呼吸道阻力较成人大，故各项呼吸功能的储备能力均较低，当患呼吸道疾病时，易发生呼吸功能不全。

二、康复评定

（一）临床评估

1. 病史　了解患儿有无呼吸急促（呼吸困难）、咳嗽、喘息、胸痛等症状，并且询问持续时间、第1次症状出现的时间和每次主要症状出现所持续的时间、严重程度及与之相关的现在和过去的情况，有无季节性或者日夜差异，有无伴随诱发因素。当对新生儿进行评估时，母亲的妊娠史、生产史有重要意义，同时应关注胎龄和出生时体重。

2. 体格检查

（1）观察患儿呼吸的快慢、深浅、节律以及是否呼吸困难，吸气时是否有鼻翼扇动；胸廓是否对称，起伏是否一致，吸气时胸廓有无凹陷；言语的方式为可以流利地讲长句子，中间无明显的停顿，或言语速度加快，或短句子，或言语时上气不接下气，有无明显的发绀，有无杵状指。在重症监护室的患儿，需明确通气支持模式（如辅助供氧、持续气道正压通气、间歇正压通气）以及通气方式（面罩通气、气管内插管、气管造口），观察患儿的意识水平。

（2）呼吸音：听诊呼吸音的强弱、性质及啰音。病理的呼吸音主要有两类，湿性啰音和哮鸣音。湿性啰音由肺部病变产生，小婴儿因呼吸浅快，啰音可不明显，刺激其啼哭方可在吸气末闻及。哮鸣音是气流在狭小气道流动受阻，气道压力增加，由气道壁震颤产生，常见于呼气时，但吸气时也能听到。

3. 动脉血气分析（arterial blood gas analysis）　动脉血气分析是婴幼儿时期一项很重要的检测，是判断婴幼儿呼吸功能状态的最主要手段。婴幼儿时期肾功能未完全成熟，排酸能力较差，且由于肺泡组织弹性差，闭合容量相对较大，故婴幼儿二氧化碳分压（$PaCO_2$）偏低。儿童动脉血气分析正常值见表8-4。

表 8-4 儿童动脉血气分析正常值

项目	新生儿	2 岁以内	2 岁以后
pH 值	7.35~7.45	7.35~7.45	7.35~7.45
PaO_2/kPa	8~12	10.6~13.3	10.6~13.3
$PaCO_2$/kPa	4.00~4.67	4.00~4.67	4.67~6.00
HCO_3^-/(mmol·L^{-1})	20~22	20~22	22~24
BE/(mmol·L^{-1})	−6~+2	−6~+2	−4~+2
SaO_2/%	90~97	95~97	96~98

注：1kPa=7.501mmHg。

4. 胸部影像学 胸部 X 线检查以及其他显像辅助技术，可以为疾病的范围以及严重程度提供清晰的图像。胸部 X 线片仍为呼吸系统疾病影像学诊断的基础。CT，特别是高分辨率 CT（high resolution CT，HRCT）和 MRI 的发展使小儿呼吸系统疾病的诊断率大为提高。

（1）CT 和 HRCT：肺部病变最好的观察手段是 CT，如果需要可以使用 HRCT，HRCT 使用薄层扫描以及特殊的软件来显示肺部软组织。弥散的软组织内疾病或支气管扩张症的诊断多使用 HRCT。

（2）MRI：在显示肿块与肺门、纵隔血管关系方面优于 CT。MRI 适合于肺门及纵隔肿块或淋巴结转移的检查，利用三维成像技术可以发现亚段肺叶中血管内的血栓。

5. 儿童支气管镜检查 利用纤维支气管镜和电子支气管镜不仅能直视气管和支气管内的各种病变，还能利用黏膜刷检技术、活体组织检查技术和肺泡灌洗技术提高对儿童呼吸系统疾病的诊断率。近年来球囊扩张、冷冻、电凝等支气管镜下介入治疗也已应用于儿科临床。

（二）肺功能检查

在临床实践中，肺功能测试可能有助于呼吸系统疾病患儿的管理，如在评估严重程度、时间趋势、治疗反应及预后等方面都有很大的应用[9-11]。儿童肺功能检查有很多方式，目前在国内及国际上应用较为广泛的有常规通气法，潮气呼吸法，阻断法，体描法(大儿童、婴幼儿)，胸腹腔挤压法，弥散法，脉冲振荡法，气道反应性测定(激发试验、舒张试验)等。对于不同的年龄，应选择不同的方式。

1. 学龄前儿童肺功能测定 学龄前儿童(3~6 岁)由于缺乏合作难以进行肺功能测定[12]，常采用激励肺活量测定法或阻断技术。

(1)激励肺活量测定法：应用一种适合儿童成长的方式，加之大量的鼓励和积极的强化，教会儿童完成用力呼气这个动作。应用呼吸激活的电脑动画程序，放映点燃的蜡烛。向儿童解释该程序并鼓励其"吹"蜡烛，在吹气过程中完成用力呼气。在测试中，对儿童的观察是非常重要的。如果测试者认为该儿童并没有尽其最大努力，此次吹气应予以拒绝。

(2)阻断技术：应用于幼童，对于年仅 2~3 岁的儿童，可以进行气道阻力和支气管扩张剂反应性的测定[13]。受试者戴鼻夹，通过面罩平静呼吸(潮式呼吸)。随后，在呼气过程中，在潮气流量达到峰值时，阀门被触发并自动关闭，阻断气流 100 毫秒。这种方法可用于测定气道阻力，而且可以在给予支气管扩张剂甚至是支气管激发后，重复进行测定。

2. 婴幼儿肺功能测定 由于婴幼儿不能合作，多数儿童可用的呼吸功能检查方法难以在婴幼儿中进行。婴幼儿的肺功能测定通常需要镇静并在专科中心进行。与年龄稍大、配合较好的儿童相比，其测试的标准性要差得多。

(1)快速胸腹腔挤压：该技术用于完成部分用力呼吸动作并确定功能残气量位的最大呼气流速($V_{max}FRC$)，该指标可反映外周气道功能。熟睡儿童平静呼吸，然后将马甲套在其胸腹腔外，充气后快速加压(压缩技术)，使受试者用力呼气，记录流速 - 容量曲线并测定功能残气量位的最大流量。目前部分胸腹腔挤压测定技术主要用于研究，尚无临床诊断标准。

(2) 体积描记仪法(婴幼儿)：婴幼儿在密闭的体描箱内呼吸时，胸腔内压力和容量的变化与箱内的压力和体积变化是一致的。目前婴幼儿体描测试主要用于研究，尚无临床诊断标准。

(三) 膈肌评估

膈肌是人体呼吸泵的重要组成部分，在安静状态下，75%~80% 的呼吸功是由膈肌完成的。膈肌功能异常可出现运动耐力下降、呼吸困难、睡眠呼吸紊乱等，是呼吸衰竭发生的重要病理生理机制之一。膈肌功能评估不仅有助于疾病诊断，还可用于心肺疾病患者的肺功能评价及撤机指导等。

1. 影像学技术

(1) 普通胸部 X 线检查：普通胸部 X 线检查包括胸部 X 线片与透视。胸部 X 线片为静态检测手段，分为正位和侧位片，可观测肺下界、膈肌位置及轮廓等。胸片常用于单侧膈肌异常的诊断，如因肌纤维薄弱、扩张所致的膈膨升，胸腹腔疾病所致的压力梯度异常或膈神经麻痹等。透视可动态评估膈肌的运动功能，是对胸部 X 线片的进一步补充，并以观测膈肌运动幅度为主。

(2) CT：CT 作为静态检测手段，可进行横断面扫描及三维重建，用于检测膈肌的器质性占位。

(3) MRI：MRI 不仅能显示高信噪比的膈肌结构，还可利用不同的扫描序列敏感地发现异常的膈肌运动。

(4) 超声：超声检查具有非侵入性、快速、便携、价格低且适于危重患者床边检测等优点。不同于透视以显示前中心腱运动为主，超声可通过检测膈肌与胸壁对合部分肌肉厚度的改变来反映膈肌的舒缩运动。在膈肌研究中，超声已经成为最为重要的评价手段，可用来预测撤机，判断肺康复训练和膈肌运动疗法的疗效。

2. 电生理检查　膈肌肌电图(diaphragm electromyogram, EMGdi)是经电极感知膈肌电活动,放大、滤过及数字化处理后得到不同频波,根据其分布规律来发现膈肌异常。

3. 力学指标

(1)跨膈压(transdiaphragmatic pressure, P_{di}): P_{di} 是指腹内压(abdominal pressure, P_{ab})与胸内压(pleural pressure, P_{pl})的差值。临床上常用胃 - 食管导管检测胃内压(gastric pressure, P_{ga})来代表 P_{ab},检测食管压(esophageal pressure, P_{eso})来代表 P_{pl},因此 $P_{di}=P_{ga}-P_{eso}$。Pdi 是直接反映膈肌力量可靠的指标。

(2)颤搐性气管内压[twitch tracheal pressure, $P_{tra(t)}$]: 可动态监测气管插管或气管切开患者的膈肌功能。

4. 肺功能指标

(1)最大吸气压(maximal inspiratory pressure, MIP): 是在功能残气量位,气流阻断状态下,用最大努力吸气产生的口腔压。

(2)体位肺活量(position vital capacity, VC): 正常人立位 VC 平均值约为 50ml/kg,卧位 VC 低于立位。当伴有膈肌功能紊乱时,由于辅助吸气肌的无效运动导致腹腔内容物移位,出现卧位 VC 显著低于立位,下降超过 30% 则提示双侧膈肌麻痹。

(四) 运动试验

同心脏疾病评估。

(黄燕霞　陈艳妮)

参考文献

1. 中华人民共和国卫生部. 中国出生缺陷报告 (2012). 2012.
2. DUPPEN N, TAKKEN T, HOPMAN MT, et al. Systematic review of the effects of physical exerciseraining programmes in children and young adults with congenital heart disease. Int J Cardiol, 2013, 168 (3): 1779-1787.

3. WASHINGTON RL, BRICKER JT, ALPERT BS, et al. Guidelines for exercise testing in the pediatric age group. Circulation, 1994, 90 (4): 2164-2179.
4. TURFEY KR, WILNIORE JH. Cardiovascuiar responses to treadmill and cycle ergometer exercise in children and adults. J Appl hysiol, 1997, 83 (3): 948-957.
5. BRADEN DS, CARROLL JF. Normative cardiovaxular nsponss to exercise in children. Pediatr Cardiol, 1999, 20 (1): 4-10.
6. ATS Committee on Proficiency Standards for Clinical Pulmonary Function Laboratories. ATS statement: guidelines for the six-minute walk test. Am J Respir Crit Care Med, 2002, 166 (1): 111-117.
7. MOALLA W, GAUTHIER R, MAINGOURD Y, et al. Six-minute walking test to assess exercise tolerance and cardiorespiratory responses during training program in children with congenital heart disease. International Journal of Sports Medicine, 2005, 26 (9): 756-762.
8. BALFOUR-LYNN IM, PRASAD SA, LAVERTY A, et al. A step in the right direction: assessing exercise tolerance in cystic fibrosis. Pediatric Pulmonology, 1998, 25 (4): 278-284.
9. 朱蕾, 刘又宁, 于润江. 临床肺功能学. 北京: 人民卫生出版社, 2004: 26-34.
10. 郑劲平, 高怡. 肺功能检查实用指南. 北京: 人民卫生出版社, 2009: 25-28.
11. 张皓. 儿童肺功能检测的临床意义. 中国实用儿科杂志, 2010, 25 (5): 366-368.
12. BEYDON N, DAVIS SD, LOMBARDI E, et al. An Official American Thoracic Society/European Respiratory Society statement: pulmonary function testing in preschool children. Am J Respir Crit Care Med, 2007, 175 (12): 1304-1345.
13. MOCHIZUKI H, ARUKAWA H, TOKUYAMA K, et al. Bronchial sensitivity and bronchial reactivity in children with cough variant asthma. Chest, 2005, 128 (4): 2427-2434.

第九章

其他常见功能障碍评定

第一节　吞咽障碍评定

吞咽障碍是指由于下颌、双唇、舌、软腭、咽喉、食管括约肌或食管功能受损而不能安全有效地把食物由口送到胃。正常的吞咽过程包括口腔准备期、口腔期、咽期及食管期，患儿在不同的吞咽期，会出现口腔运动不协调、流涎、咀嚼困难、吞咽反射减弱、呛咳和误吸等不同的临床表现。吞咽障碍若未得到有效治疗，患儿可能出现脱水、营养不良、吸入性肺炎和窒息等并发症，甚至危及生命[1,2]。因此，规范化评估和治疗吞咽障碍，对改善患儿的日常生活至关重要。

一、筛查

吞咽障碍筛查主要从吞咽障碍的危险信号、营养状况筛查和洼田饮水试验等方面去初步了解儿童是否存在吞咽障碍[2,3]。

1. 吞咽障碍的危险信号　观察患儿在日常进食过程中是否出现以下危险信号：①每餐进食超过 30 分钟；②孩子或者家长对进餐感受到压力；③近 3 个月体重减轻或体重不增；④存在呼吸道症状，如进食时声音改变、呛咳或者肺部感染等。若发现儿童在进食吞咽过程出现以上现象，则提示儿童可能存在吞咽障碍，需要进一步行吞咽障碍筛查，以排除或确认是否存在吞咽障碍[2]。

2. 营养状况筛查 儿童的营养状况与吞咽障碍存在密切联系，临床常用吞咽困难及营养不良筛查工具及儿科主观全面营养评估（subjective global nutritional assessment，SGNA）评估患儿的营养状况[4]。其中，吞咽困难与营养不良风险的筛查工具由4个简单问题组成，用来筛选进食困难和营养不良的风险，以确定是否需要进一步评估和管理（表9-1）。SGNA可评估儿童的营养状况，并对营养不良进行分度，主要分为正常/营养良好、中度营养不良及重度营养不良（表9-2~表9-5）。

表9-1 吞咽困难与营养不良风险的筛查工具

问题	可能的回答	分数
您认为您的孩子体重过轻吗？	是	1
	否	0
	不确定	1
您的孩子体重增加有困难吗？	是	1
	否	0
	不确定	1
以0~10的等级进行评分，相对于同龄人，您认为自己的孩子吃东西是否有问题？	0~10分	≥7分数为1
以0~10分进行打分，相对于同龄人，您认为自己的孩子喝水是否有问题？	0~10分	≥7分数为1

注：总分≥3分表明需转介进食吞咽和营养不良评估。

表 9-2　儿科主观全面营养评估评分表

营养相关病史	评分		
	正常 / 营养良好	中度营养不良	重度营养不良
1. 现在的相对于年龄的身高（生长迟缓）*			
(1) 身高百分位 □≥第 3 百分位 □稍低于第 3 百分位 □远低于第 3 百分位			
(2) 适当考虑父母中间身高？ □是　□否			
(3) 线性生长 □遵从百分位曲线 □向百分位曲线上方移动 □向百分位曲线下方移动（逐渐或快速）			
2. 现在的相对于身高的体重（消瘦）** 理想体重 = ______kg 理想体重百分比 □>90% □ 75%~90% □<75%			
3. 非目标性的体重改变			
(1) 线性体重 □遵从百分位曲线 □从较低向上超过百分位曲线 ≥ 1 □向下超过百分位曲线 ≥ 1			
(2) 体重减轻 □<5% 往常体重 □ 5%~10% 往常体重 □>10% 往常体重			

续表

营养相关病史	评分		
	正常/营养良好	中度营养不良	重度营养不良
(3)过去2周的变化 □无改变 □升高 □降低			
4. 膳食摄入是否充足			
(1)摄入 □足够 □不足-低热量 □不足-饥饿(如几乎什么都不吃)			
(2)现在的摄入量与往常对比 □无改变 □增多 □减少			
(3)改变持续时间:□<2周 □≥2周			
5. 胃肠道症状(如呕吐、便秘、腹泻、腹胀等)			
(1)症状数量及频率 □无症状 □1个或以上症状;不是每天 □部分或所有症状;每天			
(2)症状持续时间:□<2周 □≥2周			
6. 营养相关的功能活动能力			
(1)功能活动能力情况 □无功能障碍,精力充沛,能进行适龄的活动 □耗费体力的活动受到限制,但在轻松或坐着的情况下能够进行玩耍和/或学校活动;经常感到疲劳 □几乎无任何玩耍或活动,>50%的清醒时间受限于床或椅;没有活力;经常睡觉			

续表

营养相关病史	评分		
	正常 / 营养良好	中度营养不良	重度营养不良
(2)过去 2 周的功能 □有改善 □无改变 □降低 / 障碍加重			
7. 疾病的代谢压力 □无压力 □中等压力 □重度压力			

注：* 女孩的父母中间身高 =［(父亲身高 −13)+ 母亲身高］/2，男孩的父母中间身高 =［(母亲身高 +13)+ 父亲身高］/2，单位为 cm。13cm 是男女身高的平均差距。对于男孩和女孩，此计算值（目标身高）两侧的 8.5cm 代表成人预期身高的第 3~97 百分位数。** 理想体重是指根据百分位数图，与儿童身长 / 身高相同的年龄百分数的体重。

表 9-3　儿科主观全面营养评分表（体格检查）

体格检查	评分		
	正常 / 营养良好	中度营养不良	重度营养不良
1. 皮下脂肪流失（面颊、手臂、胸廓和臀部） □在大多数或所有部位没有流失 □在一些但不是所有部位流失 □在大多数或所有部位严重流失			
2. 肌肉消瘦（颞骨、锁骨、肩膀、肩胛骨、大腿、膝盖和小腿） □在大多数或所有部位没有消瘦 □在一些但不是所有部位消瘦 □在大多数或所有部位严重消瘦			

续表

体格检查	评分		
	正常 / 营养良好	中度营养不良	重度营养不良
3. 营养相关的水肿(按压足背远端骨表面 5 秒) □无水肿 □中度 □重度			

表 9-4 代谢压力相关疾病

中度代谢压力	重度代谢压力
常规手术(如肠小段切除)	主要器官外科手术(如胃、肝、胰、全胆囊切除术)
腹腔镜手术	大肠切除
探索性手术	外伤,多发损伤 / 骨折 / 烧伤
骨折	多器官衰竭
感染(如支气管炎、胃肠炎)	严重胰腺炎
压疮 / 褥疮性溃疡	严重败血症
	多重深度压疮 / 溃疡
	慢性疾病急性恶化
	恶性肿瘤治疗期
	获得性免疫缺陷综合征合并继发性感染
	甲状腺功能亢进

表 9-5 儿科主观全面营养评估汇总表

总分级	评估标准
正常 / 营养良好	患儿生长和体重增加正常,有非常足够的摄入,同时没有胃肠道症状,基本没有消瘦的身体迹象,并且展示出正常的功能活动。在所有或多数项目中评分正常,或问卷中、重度营养不良的状态有明显的持续性改善。在这种情况下,尽管有一些肌肉、脂肪储存减少,体重和摄入量减少,也应该将患儿评为营养良好
中度营养不良	患儿有明确的体重和 / 或发育以及摄入量减少的迹象,并且可能伴或不伴脂肪储存、肌肉和功能活动降低的迹象。患儿正经历从正常的营养状况向不好的趋势发展。在所有或多数项目中获得中等评分,很大可能发展为重度营养不良状态

续表

总分级	评估标准
重度营养不良	患儿在所有或多数项目中有向下发展的营养不良的趋势。患儿有明显的营养不良的身体迹象——脂肪储存流失、肌肉减少、体重下降>10%，同时有摄入量减少、过多的胃肠道流失和/或急性代谢压力，以及明确的功能活动能力降低。在所有或多数项目中获得重度评分，几乎没有任何改善的迹象

3. 洼田饮水试验　具体观察过程：先让儿童像平常一样喝水30ml，然后观察和记录饮水的时间、呛咳和饮水情况等，并记录饮水过程中是否出现以下情况，如含饮、水从嘴唇流出、小心翼翼地喝等，并对其进行分级及判断。如饮用一茶匙水就呛住时，可休息后再进行，两次呛咳属于异常。饮水试验不仅可观察儿童饮水情况，而且可作为能否进行吞咽造影检查的筛选标准。洼田饮水试验的分级标准见表9-6[5-7]。

表 9-6　洼田饮水试验分级及判断标准

分级	标准	判断
Ⅰ	可1次喝完，无噎呛	正常：Ⅰ级，5秒内完成
Ⅱ	分2次喝完，无噎呛	可疑：Ⅰ级，5秒以上完成；Ⅱ级
Ⅲ	能1次喝完，但有噎呛	异常：Ⅲ、Ⅳ、Ⅴ
Ⅳ	分2次以上喝完，且有噎呛	
Ⅴ	常常呛住，难以全部喝完	

二、分级

饮食能力分级系统（eating and drinking ability classification system，EDACS）主要从安全性与有效性两方面评估患儿的进食吞咽功能。其中，安全性是指患儿在进食吞咽过程中出现窒息和误吸的风险性，有效性是指吞咽所需要的时间及食物与液体能否在口腔中且不外溢[2,8-10]。饮食能力分级系统有5个级别，Ⅰ级为功能最高级，Ⅴ级为功能最低级（表9-7、图9-1和图9-2），该分级适用于3岁以上的患儿[2]。2022

年 Sellers 等人基于饮食能力分级系统进行修订与扩展，编写出适用于小于 3 岁的患儿的幼儿版饮食能力分级系统（mini-manual ability classification system，Mini-MACS）（表 9-8）[11]。

表 9-7 饮食能力分级系统

等级	区别
Ⅰ级：可以安全且有效地进食	Ⅰ级和Ⅱ级的区别：与Ⅰ级相比，Ⅱ级患儿在食物质地上有更大的限制，需要更长的时间进食
Ⅱ级：可安全地进食，但效率受限	
Ⅲ级：进食的安全性欠佳，且效率低	Ⅱ级和Ⅲ级的区别：Ⅱ级患儿可食用大部分年龄适宜的质地的食物以及在轻微调整下进食，而Ⅲ级患儿需要对食物质地进行更多的调整以降低呛咳的风险
Ⅳ级：进食的安全性明显受限	Ⅲ级和Ⅳ级的区别：Ⅲ级的患儿可以咀嚼软质的块状食物。由于Ⅳ级的患儿存在明显误吸和呛咳的风险，需要密切关注影响其进食安全性的因素
Ⅴ级：不能安全地进食，考虑使用胃管提高营养	Ⅳ级和Ⅴ级的区别：Ⅳ级患儿仅能在密切注意其食物质地、液体稠度以及进食的方式时安全进食。Ⅴ级患儿不能安全地吞咽，因此经口进食可能会对他们造成伤害

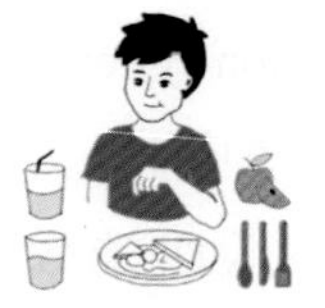

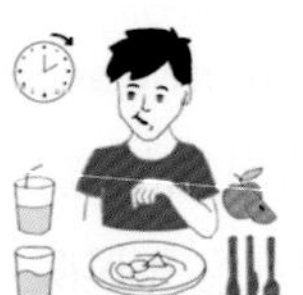

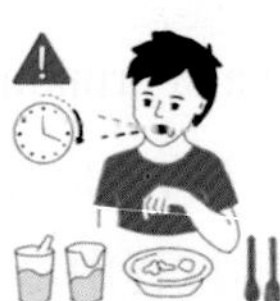

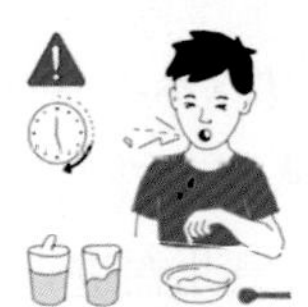

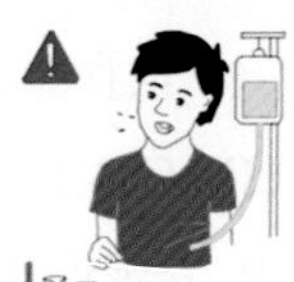

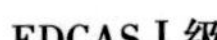

EDCAS Ⅰ级　EDCAS Ⅱ级　EDCAS Ⅲ级　EDCAS Ⅳ级　EDCAS Ⅴ级

图 9-1 饮食能力分级系统（EDCAS）示意图

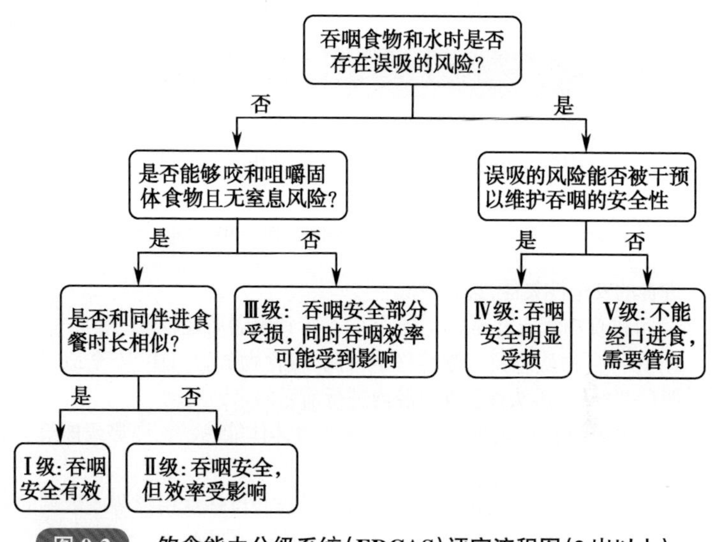

图 9-2　饮食能力分级系统（EDCAS）评定流程图（3 岁以上）

表 9-8　幼儿版饮食能力分级系统

等级	标准
Ⅰ	可以安全且有效地进食 1. 可以进食与其年龄适宜的、各种不同质地的食物 2. 对于难以咬 / 嚼的坚硬 / 坚韧食物，可能存在困难 3. 可以将食物从口腔一侧转移至对侧，用嘴唇将食物带进口腔 4. 利用乳房、婴儿奶瓶、有阀门的奶瓶或开口杯饮用稀薄或浓稠的液体，并持续吞咽 5. 在饮用稀薄液体时，可能出现呛咳或呕吐 6. 保留大部分液体或食物在口腔内；会吐出不喜欢或不熟悉的食物 7. 可以清理大部分牙齿表面以及口腔一侧的食物残留
Ⅱ	可安全地进食，但效率受限 1. 咀嚼时可能双唇张开，下颌运动幅度比平时大 2. 利用乳房、婴儿奶瓶、有阀门的奶瓶或开口杯饮用稀薄或浓稠的液体，并持续吞咽；使用开口杯饮用并持续吞咽存在困难；可以使用吸管 3. 尝试新的食物，或者嘴巴内装过多食物，或者疲劳时会出现呛咳

续表

等级	标准
Ⅱ	4. 有时可能会因为液体流速过快或一口量过大出现呛咳 5. 会从口中漏出小部分食物或液体;在吐出不喜欢或不熟悉的食物时可能存在挑战 6. 一些食物会残留在牙齿表面以及脸颊和牙龈之间
Ⅲ	进食的安全性欠佳,且效率低 1. 可进食糊状或捣碎的食物,并学习咬和咀嚼质地较软的食物 2. 在将食物从口腔一侧转移至对侧,将食物放置口中,安全地咀嚼时可能存在挑战;舌头往往在口腔内进行前后的来回活动 3. 进食和饮用的表现各异,且取决于整体体能、疲劳、姿势或被给予辅助的情况 4. 利用乳房、婴儿奶瓶、有阀门的奶瓶或开口杯饮用稀薄或浓稠的液体时需要控制液体的流速;学会用开口杯小口地喝水,有时可连续地吞咽 5. 为了降低呛咳的风险,需要调整食物的质地和食物在口中的位置
Ⅳ	进食的安全性明显受限 1. 有时可能会在进食时出现吞咽和呼吸的协调困难,亦是误吸的迹象 2. 难以控制食物和液体在口中的移动、控制嘴巴的张开和闭合,以及控制吞咽、咬和咀嚼 3. 可能将食物整块吞下,存在窒息风险 4. 可能饮用浓稠的液体会比稀薄的更容易;使用开口杯缓慢且少量地饮用浓稠的液体可以增加对饮用的控制;可以使用婴儿奶瓶实现持续地吞咽;使用开口杯需要控制流速 5. 需要特殊的食物质地、液体稠度、技术熟练的照顾者、姿势调整和环境调整来降低误吸和呛咳的风险并提高进食的效率 6. 进食时可能会感觉疲惫,进食时间可能会延长
Ⅴ	不能安全地进食,考虑使用胃管提高营养 1. 极小口品尝和尝味道的能力会受到姿势、个人因素和环境因素的影响 2. 控制口部的闭合和舌头的运动可能存在困难

三、临床吞咽功能评估

临床吞咽功能评估主要包括病史采集、吞咽器官检查、直接摄食评估、仪器检查[5,6]。

1. 病史采集 病史采集主要包含主诉、现病史、既往史等。对于初诊或转诊的患儿，在进行吞咽功能评定前需要向家长或照料者了解患儿的主要症状。现病史是采集目前患儿进食与吞咽相关病史，采集过程中既要留意患儿现在的喂养情况（如进食方式、进食时长、进食频率、进食量及进食工具等），又要特别注意患儿在进食吞咽过程中是否伴有流涎、咀嚼困难、呕吐、哽噎和呛咳等吞咽功能障碍相关症状。既往史是指患儿既往与吞咽相关的疾病诊断，如呼吸系统疾病（肺炎与哮喘等）、癫痫、胃食管反流等。此外，患儿的出生史、喂养史、用药史、营养状况、认知水平、呼吸功能及一般运动功能等都需要详细记录。

2. 吞咽器官检查 主要包括评估患儿的嘴唇、舌、下颌、软腭与喉等解剖结构的完整性、对称性、运动功能、肌力、肌张力及吞咽相关反射等情况。其中，嘴唇的检查需要留意其活动范围、肌力及感觉，舌的检查需要关注其灵活度及肌力，下颌的检查则要注意其运动范围、肌张力与肌力，软腭主要观察其上抬情况、感觉及结构（存在腭裂），喉的检查应评估其音质与音量变化（声带的闭合与误吸有关）及喉上抬能力。

3. 直接摄食评估 直接摄食评估包括各种质地食物和液体的吞咽试验，评估过程中应注意患儿的安全，必要时可同时监测末梢血氧饱和度。临床常使用口腔运动评估量表（schedule for oral motor assessment，SOMA）与吞咽障碍调查量表（dysphagia disorder survey，DDS）进行摄食评估[12,13]。

（1）口腔运动评估量表：口腔运动评估量表是指通过使用不同进食工具逐级提供患儿不同质地的食物（液体、泥糊状食物、半固体食物、固体食物、饼干）来刺激、引发患儿口腔运动，适用年龄为8~24月龄（表9-9）[12]。

（2）吞咽障碍调查量表：吞咽障碍调查量表旨在评估2~19岁患儿的吞咽及进食能力，该量表主要包含15个项目（0~38分，0分为最低分,38 分为最高分),严重等级分为 4 级,得分越高等级越严重(表 9-10、表 9-11)[13]。

表 9-9 口腔运动评估量表

液体			
反应	头转向汤匙	是	否
	流畅有节奏的运动	是	否
嘴唇	下唇包裹汤匙向内运动	是	否
	上唇将汤匙内食物卷入口中	是	否
	上 / 下唇协助清洁	是	否
	下唇参与吸吮 / 啃咬 / 咀嚼	是	否
舌头	持续 / 过度前伸	是	否
	前伸超过门齿	是	否
下颌	逐渐张开下颌	是	否
总分(将选中的阴影格子计分)			
分数段:≥3 分表示口腔运动功能障碍			
<3 分表示口腔运动功能正常			
半固体			
流涎	持续 / 大量流涎	是	否
	流畅有节奏的运动	是	否
	在 2 秒内启动一系列初始动作	是	否
嘴唇	张开时嘴唇闭合	是	否
下颌	内侧下颌稳定	是	否
	外侧下颌 100% 稳定	是	否
	连续下颌的运动	是	否
总分(将选中的阴影格子计分)			
分数段:≥4 分表示口腔运动功能障碍			
<4 分表示口腔运动功能正常			

续表

固体			
食物漏出	没有 / 很少	是	**否**
流涎	持续性 / 大量流涎	**是**	否
	流畅有节奏的运动	是	**否**
	在 2 秒内启动一系列初始动作	是	**否**
嘴唇	下唇包裹汤匙向内运动	是	**否**
	上唇将汤匙内食物卷入口中	是	**否**
	吸吮时下唇在上齿后面	**是**	否
	吸吮 / 咀嚼时下唇积极活动	是	**否**
舌头	短暂 / 少量舌前伸	是	**否**
下颌	连续下颌的运动	是	**否**
总分(将选中的阴影格子计分)			
分数段：≥4 分表示口腔运动功能障碍			
<4 分表示口腔运动功能正常			
饼干			
食物流失	大量 / 明显的食物流失	**是**	否
流涎	持续性 / 间断性流涎	**是**	否
	在 2 秒内启动一系列初始动作	是	**否**
嘴唇	吸吮时下唇在上齿后面	**是**	否
	持续咬的过程中嘴唇闭合	是	**否**
	吸吮 / 咀嚼过程中间断性嘴唇闭合	是	**否**
舌头	短暂 / 微小的舌头伸出	是	**否**
	连续性 / 间断性舌头伸出	**是**	否
	伸出门齿	**是**	否
	伸出嘴唇	**是**	否

续表

饼干			
下颌	内侧下颌稳定建立	是	否
	稳定性多变(未完全建立)	是	否
	外部颌稳定	是	否
	开闭口 / 上下运动	是	否
	大幅度开闭口 / 上下运动	是	否
	小幅度开闭口 / 上下运动	是	否
	咬合相关头部运动	是	否
	使用手指移动食物	是	否
吞口水		是	否
咬	有控制地持续咬	是	否
	逐渐张开下颌	是	否
	只舔食饼干	是	否
总分(将选中的阴影格子计分)			
分数段:≥9 分表示口腔运动功能障碍			
<9 分表示口腔运动功能正常			
液体瓶			
反应	如预期地张开嘴巴	是	否
	没有液体进入嘴巴	是	否
	在 2 秒内接住液体	是	否
嘴唇	上唇能够紧密包裹奶嘴	是	否
	间断性 / 不完全性上唇闭合 / 接触	是	否
	间断性 / 不完全性下唇闭合 / 接触	是	否
	吞咽时嘴唇闭合	是	否
下颌	小幅度开闭口 / 上下运动	是	否
	流畅有节奏的运动	是	否
总分(将选中的阴影格子计分)			
分数段:≥5 分表示口腔运动功能障碍			
<5 分表示口腔运动功能正常			

续表

液体杯			
反应	在 2 秒内接住液体	是	否
	当液体流入嘴中很慌张	是	否
	窒息	是	否
液体流失	大量 / 很多液体流失	是	否
舌头	舌推出来	是	否
	不对称	是	否
下颌	小幅度开闭口 / 上下运动	是	否
	下颌紧闭	是	否
吞咽	呕吐	是	否
总分(将选中的阴影格子计分)			
分数段:≥5 分表示口腔运动功能障碍			
<5 分表示口腔运动功能正常			

表 9-10　吞咽障碍调查量表

项目	定义	分数	总分
第 1 部分:相关因素			16
1. 体重指数	较低的身高体重比	0~2	
2. 独立性	自我喂养能力	0~4	
3. 体位控制	可稳定头部及胸部以便坐位进食的能力	0~3	
4. 食物硬度	进食时食物质地和黏稠度方面的限制	0~3	
5. 适应性餐具	使用合适的餐具,以便在进食时更好地进行口腔管理	0~2	
6. 特殊喂养技术	进食时使用补偿性方法	0~1	
7. 坐位支持或调整	在身体倾斜时需要使用支撑物来保持正中位坐姿来进食	0~1	

续表

项目	定义	分数	总分
第2部分：进食和吞咽能力			22
8. 食物定位	对即将进食的食物保持警觉并调整姿势	0~1[a]	
9. 食物获得	可从容器中取出液体或固体食物或咬下食物	0~1[a]	
10. 食物保持	在食物运输和咀嚼过程中保持食物在口腔中	0~1[a]	
11. 食物运输	移动嘴里的食物并清除吞咽时的口腔残留物	0~1[a]	
12. 咀嚼	有足够的咀嚼强度和持续时间，以减少食物在吞咽时的硬度	0~1	
13. 口咽吞咽	可快速开始连续吞咽及咽部清理，未出现临床症状	0~1[a]	
14. 咽后残留物	可清除上呼吸道的食物残留物，未出现临床症状	0~1[a]	
15. 食道吞咽	有效运输食物到胃并滞留，未出现临床症状	0~1[a]	

注：[a]0分为可以充分咀嚼、吞咽3种质地的食物；1分为不能充分咀嚼、吞咽3种质地食物。

表 9-11 吞咽障碍调查量表分级

分级	标准
Ⅰ级：无吞咽障碍	在口腔期、口咽或食管期均无吞咽和进食障碍的表现或症状或厌食行为的表现
Ⅱ级：轻度吞咽障碍	吞咽和进食障碍或吞咽不安全，或有厌食行为，可以通过单一策略进行管理：适应性用具、饮食、限制座位，适应性进食/吞咽策略或药物，在营养、水分和呼吸功能方面保持良好的健康

续表

分级	标准
Ⅲ级：中重度吞咽障碍	吞咽和进食障碍、不安全或厌食行为，通过两种或多种策略进行管理：适应性用具、饮食限制、座位、适应性进食 / 吞咽策略或药物，但营养、水分和呼吸功能问题仍存在
Ⅳ级：极重度吞咽障碍	需非经口进食补充营养，相关营养、水分和呼吸功能问题可能持续存在

4. 仪器检查　仪器检查能够更直观、准确地了解患儿吞咽障碍的时相、气道保护情况及误吸的严重程度，临床上常用吞咽造影检查（video fluoroscopy swallowing study，VFSS）和纤维内窥镜下吞咽功能检查（fiberoptic endoscopy swallowing study，FEES）[5,6,14]。

（1）吞咽造影检查：利用 X 线透视实时观察食物和液体的运转，了解吞咽相关结构的解剖和运动情况（图 9-3）。VFSS 是检查吞咽功能最常用的方法，被认为是吞咽障碍检查和诊断的金标准。

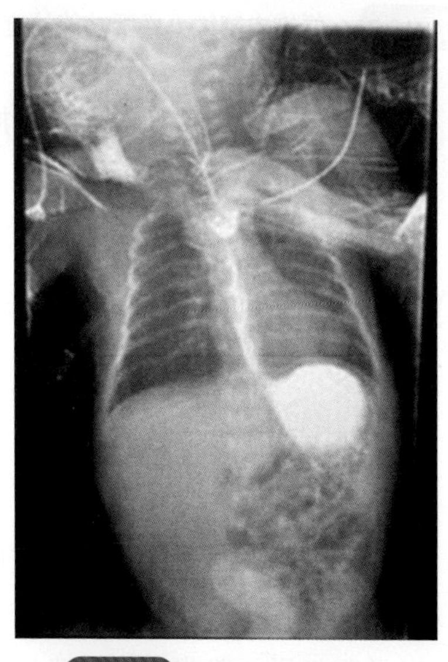

图 9-3　吞咽造影检查

(2)纤维内窥镜下吞咽功能检查：是利用内镜通过鼻腔进入咽部，观察吞咽前后咽与喉的情况(图9-4)。FEES较VFSS能够更好地反映咽喉部解剖结构及分泌物积聚情况，但是不能反映吞咽器官之间的协调性。

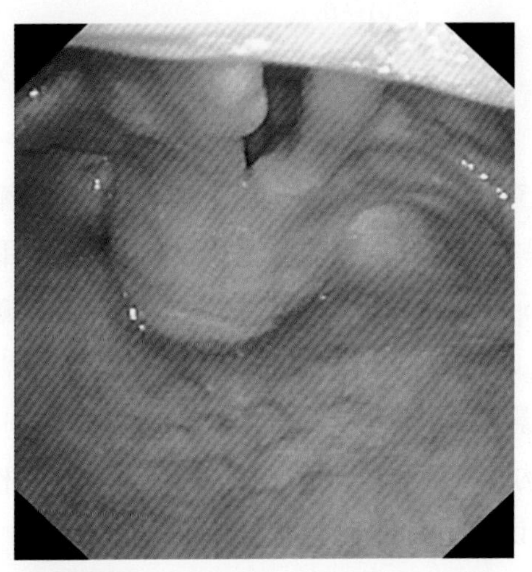

图9-4 纤维内窥镜下吞咽功能检查

(杨旭博　徐开寿)

第二节 肌张力障碍评定

一、概述

肌张力障碍是一种运动障碍，其特征是持续性或间歇性肌肉收缩引起的异常运动和/或姿势，常重复出现。肌张力障碍性运动一般为模式化的扭曲动作，可以呈震颤样。肌张力障碍常因随意动作诱发或加重，伴有肌肉兴奋的泛化。

肌张力障碍可以是一种具有独特表现形式的运动障碍，与震颤、舞蹈、抽动、肌阵挛等同属不自主运动；也可以是一种独立的疾病或综合征的唯一或主要的临床表现，肌张力障碍是神经系统运动增多类疾病的常见类型。

肌张力障碍常可以观察到以下现象：①缓解技巧/感觉诡计，②镜像肌张力障碍，③泛化，④动作特异性，⑤零点，⑥肌张力障碍性震颤[15]。

肌张力障碍主要根据临床特征和病因两条主线进行分型。临床特征又可依据发病年龄、症状分布、时间模式、伴随症状等进行分型。按发病年龄可分为婴幼儿期（出生到2岁）、儿童期（3~12岁）、青少年期（13~20岁）、成年早期（21~40岁）、成年晚期（>40岁）。按症状分布可分为局灶型、节段型、多灶型、全身型、偏身型（图9-5）。按伴随症状可分为单纯型、复合型和复杂型。肌张力障碍的病因分型在临床上最为重要，包括遗传性、获得性和特发性肌张力障碍。

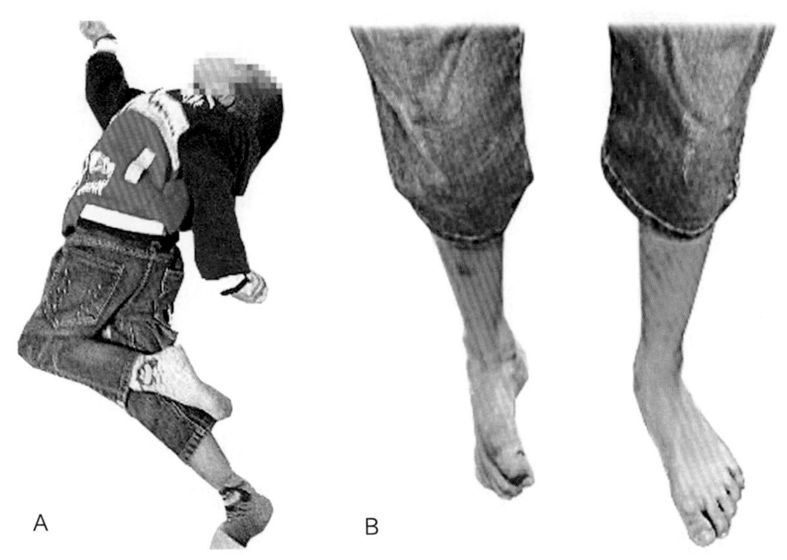

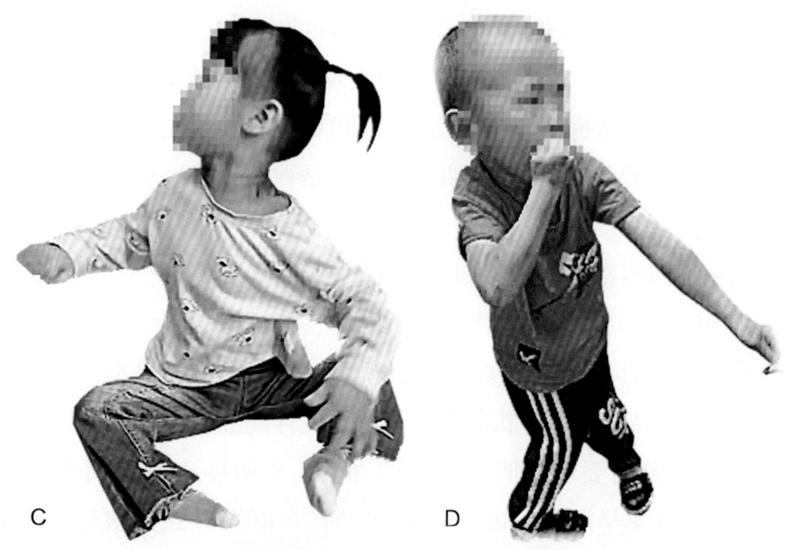

图 9-5 不同类型肌张力障碍

A. 全身型肌张力障碍；B. 右足局灶型肌张力障碍；
C. 颈部节段型肌张力障碍；D. 四肢多灶型肌张力障碍。

二、康复评定

肌张力障碍运动可波及全身肌肉，受累肌肉的部位、范围和异常收缩的强弱变化不同，患者的临床表现差异极大，同一患者在不同阶段或不同状态下肌张力障碍的表现形式和严重程度可能不同，给肌张力障碍的功能障碍程度评定带来一定难度[16]。

肌张力障碍的评定需要多种因素对症状波动的影响，评定前应先观察后查体，并在坐、站、卧等不同体位下观察患儿包括起始动作在内的整个运动过程，同时也应该在同关节屈伸状态下两个邻近体位观察患儿的整个运动过程。评定过程中应尽量避免环境及感觉刺激，以确保评定结果可靠性。此外，对儿童肌张力障碍进行临床判断时，需要与发育过程的生理现象或一过性现象相鉴别，如学龄期足内翻或足外翻、婴儿良性阵发性斜颈或婴儿良性特发性肌张力障碍等。

肌张力障碍的评定建议采用标准化的运动症状录制视频方案，结合相关问卷或量表进行评价，目前肌张力障碍量表及问卷推荐如表 9-12 所示。

表 9-12 常用的肌张力障碍量表 / 问卷

量表 / 问卷	类型[a]	推荐[b]
眼睑痉挛		
眼睑痉挛残疾指数（blepharospasm disability index）	特定	推荐
Jankovic 评分量表（Jankovic rating scale）	特定	建议
颈部肌张力障碍		
颈部肌张力障碍影响量表（cervical dystonia impact scale）	特定	推荐
西多伦多痉挛性斜颈评分量表（Toronto Western spasmodic torticollis rating scale）	特定	推荐
Tsui 评分（Tsui scale）	特定	建议
颅颈肌张力障碍		
颅颈肌张力障碍问卷（craniocervical dystonia questionnaire）	特定	推荐
口下颌肌张力障碍		
口下颌肌张力障碍问卷（oromandibular dystonia questionnaire）	特定	建议
喉部肌张力障碍		
嗓音障碍指数（voice handicap index）	通用	推荐
统一痉挛性发音障碍评分量表（unified spasmodic dysphonia rating scale）	特定	建议
上肢肌张力障碍		
上肢肌张力障碍残疾量表（arm dystonia disability scale）	特定	建议

续表

量表/问卷	类型[a]	推荐[b]
任务特异性肌张力障碍		
书写痉挛评分量表(writer's cramp rating scale)	特定	建议
全身型肌张力障碍		
Burke-Fahn-Marsden 肌张力障碍评分量表(Burke-Fahn-Marsden dystonia rating scale)	特定	推荐
总体肌张力障碍评分量表(global dystonia rating scale)	特定	建议
统一肌张力障碍评分量表(unified dystonia rating scale)	特定	建议

注:[a] 量表类型,仅适用于肌张力障碍的量表为"特定",在同一部位不同疾病中均可应用的量表为"通用";[b] 根据以下 3 条标准确定等级:①已应用于肌张力障碍患者;②已被设计者以外的研究团体使用;③已经通过临床计量学研究,具有有效性、可靠性和敏感性。满足所有标准者为"推荐";满足标准①,标准②、③中只满足 1 条者为"建议"。

与肌张力障碍相关的特定综合征如书写痉挛、眼睑痉挛,成人多见,儿童少见。儿童以全身型肌张力障碍多见。儿童原发性和继发性肌张力障碍均推荐使用 Burke-Fahn-Marsden 肌张力障碍评分量表(BFMDRS)进行评定,BFMDRS 包含肌张力障碍运动评分量表和残疾量表两个分量表(表 9-13)。BFMDRS 评分越高,肌张力障碍越严重。肌张力障碍评定没有特定的频次、时间要求,应根据患儿肌张力障碍病情及时进行评定,动态监测肌张力障碍变化情况。

表 9-13 Burke-Fahn-Marsden 肌张力障碍评分量表

(一) 肌张力障碍运动评分量表

部位	诱发因素	乘	严重程度	权重	得分
眼睛	0~4	×	0~4	0.5	0~8
嘴巴	0~4	×	0~4	0.5	0~8

续表

部位	诱发因素	乘	严重程度	权重	得分
言语与吞咽	0~4	×	0~4	1.0	0~16
颈部	0~4	×	0~4	0.5	0~8
左上肢	0~4	×	0~4	1.0	0~16
右上肢	0~4	×	0~4	1.0	0~16
躯干	0~4	×	0~4	1.0	0~16
左下肢	0~4	×	0~4	1.0	0~16
右下肢	0~4	×	0~4	1.0	0~16
总分(最大值 120):					

<table>
<tr><td rowspan="2">检查准备:
1. 静息状态,坐位,手肘和手放在椅子扶手或大腿上(颈部和躯干也算)
2. 坐位标准动作
(1)伸出双手,掌面向上伸展开
(2)伸出双手时双手开合
(3)两个示指分别指鼻,然后指向测试者
(4)轮流敲击双足
3. 站立,双手置于两侧,向前、左、后、右、前行走
4. 坐在桌前,分别用手写字</td><td colspan="2">1. 诱发因素</td></tr>
<tr><td>A. 全身性肌张力障碍
0 静息和活动时均无肌张力障碍
1 特定活动时出现肌张力障碍
2 许多活动时均出现肌张力障碍
3 远端肢体活动时出现或静息状态间歇性出现肌张力障碍
4 静息状态时持续肌张力障碍</td><td>B. 说话与吞咽障碍
1 偶尔其中之一或二者(<1 次 / 月)
2 其中之一频繁出现(>1 次 / 月)
3 其中之一频繁,另者偶尔出现
4 二者均频繁出现</td></tr>
</table>

续表

2. 严重程度		
眼睛　评分： 0 无肌张力障碍 1 轻微，偶尔眨眼 2 轻度，频繁眨眼，无持续闭眼肌阵挛 3 中度，眼睑闭合时持续肌阵挛，但大多时候能睁眼 4 重度，眼睑闭合时持续肌阵挛，至少 30% 时间眼睛闭合	嘴巴　评分： 0 无肌张力障碍 1 轻微，偶尔扮鬼脸或嘴巴运动（如下颌张开或紧闭；舌头运动） 2 轻度，运动持续时间少于 50% 3 中度肌张力障碍运动或收缩持续大多数时间 4 重度肌张力障碍运动或收缩持续大多数时间	言语与吞咽　评分： 0 正常 1 轻微受累，语言易懂或偶有呛咳 2 言语稍微难懂或频繁呛咳 3 言语明显难懂或难以吞咽坚硬的食物 4 完全性或几乎完全性构音障碍，或吞咽软食或流质饮食明显困难
颈部　评分： 0 无 1 轻微，偶尔扭转 2 明显斜颈，但轻度 3 中度扭转 4 严重扭转	左上肢　评分： 0 无 1 轻微，无临床症状 2 轻度，看见肌张力障碍但无功能障碍 3 中度，能够抓握，保留部分手功能 4 重度，无法抓握	右上肢　评分： 0 无 1 轻微，无临床症状 2 轻度，看见肌张力障碍但无功能障碍 3 中度，能够抓握，保留部分手功能 4 重度，无法抓握
躯干　评分： 0 无 1 轻微弯曲，无临床症状 2 明显弯曲，但不影响站立和行走 3 中度弯曲，影响站立或行走 4 严重弯曲无法站立或行走	左下肢　评分： 0 无 1 轻微，无功能障碍，无临床症状 2 轻度，可独立快步走 3 中度，严重影响行走或需要辅助 4 重度，下肢功能障碍导致无法站立或行走	右下肢　评分： 0 无 1 轻微，无功能障碍，无临床症状 2 轻度，可独立快步走 3 中度，严重影响行走或需要辅助 4 重度，下肢功能障碍导致无法站立或行走

(二) 残疾评分量表

严重程度	处置方案
言语	0~4
书写	0~4
进食	0~4
咀嚼与吞咽	0~4
个人卫生	0~4
穿衣	0~4
行走	0~6
总分(最大值:30):	

A. 言语　评分:	B. 书写(震颤或肌张力障碍)　评分:	C. 进食　评分:
0 正常 1 轻微改变,易懂 2 理解有些困难 3 较难理解 4 几乎或完全构音障碍	0 正常 1 轻微困难,能够辨认 2 几乎无法辨认 3 无法辨认 4 无法抬臂或握笔	0 正常 1 需要特殊动作,但能够独立完成 2 能够进食,但不能切割食物 3 只能用手进食 4 无法独立进食
D. 咀嚼 / 吞咽　评分: 0 正常 1 偶尔呛或噎 2 频繁呛噎,吞咽困难 3 无法吞咽固体食物 4 无法进软食或流食	E. 个人卫生　评分: 0 正常 1 行动笨拙但能够独立完成 2 完成某些动作需要帮助 3 完成多数动作需要帮助 4 完全需要帮助	F. 穿衣　评分: 0 正常 1 笨拙,能够独立完成 2 完成某些动作需要帮助 3 完成多数动作需要帮助 4 不能完成
G. 行走　评分: 0 无 1 轻微异常,不易察觉 2 轻度异常,表现轻微 3 明显异常 4 行走时需要帮助 5 无法行走,需轮椅辅助		

三、肌张力障碍持续状态评定

肌张力障碍持续状态(status dystonicus,SD)是肌张力障碍的一种特殊状态,又被称为肌张力障碍风暴或肌张力障碍危象,SD 没有确切的发作持续时间或发作次数,缺乏特异性的神经影像学特征或生化指标。2017 年 Ruiz-Lopez 等建议修改定义为“一种以重度全身或局灶型运动增多为特征,并且因其危及生命的并发症而需要急诊入院处理的运动障碍急症”。

SD 以儿童多见[17],所以儿童 SD 的识别尤为重要,BFMDRS 是儿童常见的肌张力障碍评定量表,但操作耗时较长,不适用于急症快速评估,为此 Lumsden 等[17]提出肌张力障碍严重程度处置方案(dystonia severity action plan,DSAP)(表 9-14),早期识别和动态监测 SD。DSAP 有助于临床医生早期发现 SD,指导及时干预、为不同程度的病情提供合适的治疗。

表 9-14 肌张力障碍严重程度处置方案

严重程度	处置方案
第 1 阶段: 坐姿舒适 睡眠节律正常 规范服药、症状稳定	暂时无需调整方案和额外检查
第 2 阶段: 情绪烦躁,易激惹 肌张力障碍加重致异常坐姿或不能独坐,需要卧床休息	需要在专业医护指导下密切观察病情变化,并在数天内及时重评,寻找和去除可能的诱发因素 积极寻找可能的代谢紊乱症状或体征,常规行电解质、肌酶谱等代谢筛查

续表

严重程度	处置方案
第 3 阶段： 难以平卧和 / 或入睡困难、睡眠质量下降 尚未出现代谢紊乱（如发热、脱水等）或通气功能受损症状，肌酸激酶 <1 000U/L	根据病情调整原方案药物的剂量、频次或调整用药方案 若调整用药后反应不佳，需要强化用药方案 轻度镇静治疗
第 4 阶段： 临床症状类似第 3 阶段，但出现早期多脏器衰竭表现：发热，代谢紊乱（如酸碱失衡、电解质紊乱、肌酐和 / 或尿素氮升高），肌红蛋白尿，肌酸激酶 >1 000U/L	需要急诊入院，定期监测肌酸激酶、肝功能、肾功能、电解质水平、血气分析 对症治疗与支持性治疗 适度镇静与麻醉
第 5 阶段： 严重的全身型肌张力障碍，严重的全面代谢紊乱、呼吸功能受损和自主神经功能障碍	特异性抗肌张力障碍治疗（药物 / 非药物）

（黄琴蓉　肖　农）

第三节　共济失调评定

一、概述

共济失调是一组罕见的神经系统异质性疾病，其特征是肢体运动、言语、眼球运动和行走平衡等协调障碍，进行性影响步行、交流和精细运动能力。共济失调的临床表型因人而异，因类型而异；进展速度也不同，可几个月内迅速恶化，也可能缓慢进展数十年。

共济失调也可用来描述一种运动协调障碍状态，是指肌力正常情况下肢体随意运动的幅度和协调发生紊乱，不能维持躯体姿势和平衡。

共济失调的病因可分为遗传性共济失调和获得性共济失调。遗传性共济失调包括常染色体显性遗传性共济失调、常染色体隐性遗传性共济失调、X连锁共济失调、线粒体遗传共济失调、遗传代谢病导致的共济失调；常染色体显性遗传性共济失调以脊髓小脑性共济失调(spinocerebellar ataxia，SCA)最为常见；最常见的常染色体隐性遗传性共济失调为Friedreich共济失调和共济失调毛细血管扩张症；遗传代谢病导致的共济失调通常起病于儿童时期，多为常染色体隐性遗传。获得性共济失调的病因包括维生素缺乏、感染、中毒、肿瘤、免疫性疾病等。

共济失调常见症状包括平衡障碍、口齿不清、进食吞咽障碍、精细运动障碍、步态异常、步行困难、眼球运动障碍、震颤等，严重的共济失调患者常需要通过轮椅、步行器或滑板车来辅助移动[18]。

二、康复评定

共济失调康复评定包括共济失调等级评定、功能评定。平衡障碍是共济失调最常见的临床表现，可以用平衡评定量表来评定共济失调的平衡功能。不同的疾病的推荐量表有差异(表9-15)[19]。

表9-15 小脑功能障碍等级评定和功能评定量表推荐

疾病种类	等级评定	功能评定
共济失调毛细血管扩张症	ICARS，SARA	—
脑肿瘤(小脑症状)	SARA	—
先天性糖基化障碍磷酸甘露聚糖酶-2缺乏(小脑症状)	ICARS	—
脆性X相关震颤共济失调综合征	ICARS	—

续表

疾病种类	等级评定	功能评定
Friedreich 共济失调	FARS(疾病专用),ICARS,SARA	AFCS,CCFS
多发性硬化症伴共济失调症状	ICARS	—
多系统萎缩(小脑症状)	UMSARS(疾病专用),ICARS	—
脊髓小脑共济失调	ICARS,SARA	AFCS,CCFS,SCAFI
脑卒中(小脑症状)	SARA	—

注:ICARS. 国际合作共济失调评定量表;SARA. 共济失调等级量表;FARS,Friedreich 共济失调评定量表;AFCS. 共济失调功能综合量表;CCFS. 小脑功能严重程度综合评定量表;UMSARS. 统一多系统萎缩评定量表;SCAFI.SCA 功能指数。

(一) 共济失调等级评定

共济失调等级量表包括简易共济失调等级评定量表(brief ataxia rating scale,BARS)、Friedreich 共济失调影响量表(Friedreich ataxia impact scale,FAIS)、Friedreich 共济失调等级量表(Friedreich ataxia rating scale,FARS)、脆性 X 相关震颤共济失调评定量表(fragile X-associated tremor ataxia syndrome rating scale,FXTAS-RS)、国际合作共济失调评定量表(international cooperative ataxia rating scale,ICARS)、共济失调等级量表(scale for the assessment and rating of ataxia,SARA)、统一多系统萎缩评定量表(unified multiple system atrophy rating scale,UMSARS)等。

目前共济失调等级评定最为推荐且适用于多种共济失调的量表是 ICARS 和 SARA[19]。相较于 SARA,ICARS 能更全面地评定共济失调功能,但用时较长。SARA 重复项目更少,费时少,可重复性高,临床使用更便捷,对行为受限或易疲劳的患者更适用,但缺乏功能测试和对非共济失调症状的评估,建议与其他量表联用以相互补充。

1. 国际合作共济失调评定量表 ICARS 开发于 20 世纪 90 年代，半定量化评估共济失调症状，广泛用于多种共济失调严重程度的全面评估，由 4 个分量表共 19 个条目组成（表 9-16）。测试建议按以下顺序进行：行走→站立→坐在检查床上→躺下进行下肢功能评价→坐在椅子上检查上肢功能→语言→画画→眼球运动试验。完成整个测试大约需要 20~30 分钟。

该量表总分 100 分，分数越高，共济失调越严重。但在严重共济失调患者中，可能表现出天花板效应，姿势和步态分量表及动态功能分量表的天花板效应尤为明显。

表 9-16 世界神经病联合会国际合作共济失调评定量表

（一）姿势和步态障碍

评分（静态分数）：__/34

1. **行走能力（观察靠墙约 1.5m，步行 10m 的能力，包括转身动作） 评分：**

0= 正常

1= 接近正常，但不能两脚一前一后在一条直线上行走

2= 行走不需要扶助，但明显异常

3= 行走不需要扶助，但摇晃明显，转身困难

4= 不能独立行走，在行走 10 米的测试中中断，需要扶墙

5= 需借助 1 个拐杖行走

6= 需借助 2 个拐杖或助行器行走

7= 需陪人扶助行走

8= 即使在陪人帮助下也不能行走（日常活动限于轮椅）

2. **步速（如第 1 项检查得 1~3 分，观察步速；如 ≥4 分，此项检查得 4 分） 评分：**

0= 正常

1= 轻微减慢

2= 显著减慢

3= 极慢

4= 不能独立行走

3. **睁眼站立能力（先让患者试着用一脚支撑；如不能，双脚一前一后站立；如仍不能，双脚并脚站立，然后让患者选择一个自然舒适的姿势） 评分：**

0= 正常，可用 1 只脚站立超过 10 秒

1= 可以并脚站立，但不能用一只脚站立超过 10 秒

2= 可以并脚站立，但不能双脚一前一后站立

3= 不能并脚站立，但可在不支撑的自然姿势下站立，没有或伴中等程度的摇晃

4= 可在不支撑自然姿势下站立，但摇晃很明显

5= 如无单臂强有力的支撑，自然姿势下不能站立

6= 即使在双臂强有力的支撑下也不能站立

续表

4. 在睁眼、没有支撑的自然姿势下站立时，测量足距（让患者处于一个舒适站立位置，测量两内踝之间的距离） 评分：
0= 正常（足距<10cm）
1= 轻度增大（足距>10cm）
2= 明显增大（25cm<足距<35cm）
3= 严重增大（足距>35cm）
4= 自然姿势下不能站立

5. 静眼，双脚并立身体摇晃程度 评分：
0= 正常
1= 轻度摇晃
2= 明显摇晃（在头部水平<10cm）
3= 严重的摇晃（在头部水平>10cm），有摔倒危险
4= 立即摔倒

6. 闭眼，双脚并立身体摇晃程度 评分：
0= 正常
1= 轻度晃动
2= 明显晃动（在头部水平<10cm）
3= 严重的晃动（在头部水平>10cm），有摔倒危险
4= 立即摔倒

7. 坐姿（双臂交叉，双大腿并拢，坐在硬座上） 评分：
0= 正常
1= 躯干轻度摇晃
2= 躯干和腿中度摇晃
3= 严重不平衡
4= 不能坐

（二）动态功能
动态评分（肢体协调）： /52

8. 跟膝胫试验：动作分裂和意向性震颤（患者仰卧，头倾斜，要求患者目光控制动作，一侧下肢举起，将足跟放于对侧下肢的膝盖上，后将足跟沿胫骨下滑至踝关节；然后再次举起下肢至约 40cm 高度，重复以上动作；每侧肢体检查至少 3 次） 评分：左： 右：
0= 正常
1= 可在连续轴性运动中放下足跟，但整个动作分裂成数个阶段。不伴有真正的舞蹈样冲撞运动和异常缓慢
2= 在轴性冲撞样运动中放下足跟
3= 在冲撞样运动中放下足跟，伴侧方运动
4= 在冲撞样运动中放下足跟，伴非常严重的侧方运动；或测试无法完成

9. 跟膝胫试验动作性震颤（与第 8 项检查方法相同。在足跟沿胫骨向下滑动至踝关节前，仔细观察患者足跟放于膝盖上的动作性震颤数秒，要求患者目光控制动作） 评分：左： 右：
0= 正常
1= 足跟放在膝盖上后，震颤立即停止
2= 足跟放在膝盖上后，震颤在 10 秒内停止
3= 足跟放在膝盖上后，震颤持续 10 秒以上
4= 震颤不停止或测试不能完成

10. 指鼻试验：动作分裂和辨距不良（患者坐在椅子上，每次测试前手放在膝盖上，要求患者目光控制动作；每侧肢体检查 3 次） 评分：左： 右：
0= 正常
1= 摇晃，但不伴有动作分裂

续表

2= 动作分裂成两个阶段和/或触及鼻子时中度的辨距不良
3= 动作分裂成两个以上阶段和/或触及鼻子重度的辨距不良
4= 辨距不良,手指不能触及鼻子

11. 指鼻试验:手指意向性震颤(在投掷样动作阶段出现。患者坐在适合的椅子上,每次测试前手放在大腿上;要求患者目光控制动作,每侧肢体检查3次) 评分:左: 右:

0= 正常
1= 动作轻度偏差
2= 中等程度震颤,幅度<10cm
3= 震颤,幅度10~40cm
4= 严重的震颤,幅度>40cm

12. 指指试验:动作震颤和/或不稳定性[患者坐位,在胸前高度,相距1cm,做匀速对指(示指)动作10秒。要求患者睁眼控制动作] 评分:左: 右:

0= 正常
1= 轻度不稳
2= 中等程度地摇摆,幅度<10cm
3= 手指相当大地摇摆,幅度10~40cm
4= 冲撞样运动,幅度>40cm

13. 轮替动作(患者坐在舒适的椅子上,抬起前臂呈垂直位,做手的轮替动作,每只手分别测试) 评分:左: 右:

0= 正常
1= 轻度的缓慢,不规则
2= 明显的缓慢和不规则,但是没有肘部的摇摆
3= 显著的缓慢和不规则,有肘部的摇摆
4= 动作十分紊乱或不能完成

14. 在预先设计的图案上绘阿基米德螺旋图形*(患者坐在固定的座位上,面前摆一张桌子。固定放置一张纸,防止移动等人为误差。患者完成该项测试无时间限制。每次检查必须使用相同的桌子和钢笔。只检查优势手) 评分:左: 右:

0= 正常
1= 受损,动作分裂。描述轻微偏离预先设计的图案,但无过多的偏差
2= 描线完全离开预定图案,重复交叉和/或过多的偏差
3= 描绘动作过大,分裂
4= 完全杂乱地描绘或者无法完成

(三)语言障碍

构音障碍评分: /8

15. 构音困难:语言流利度(患者重复一句相同标准句) 评分:

0= 正常
1= 轻度障碍
2= 中度障碍
3= 明显缓慢伴构音障碍性语言
4= 不能言语

16. 构音困难:语言清晰度 评分:

0= 正常
1= 似乎不清,大多数词语可理解
3= 严重不清,不能理解
4= 不能言语

(四)眼球运动障碍

眼球运动评分: /6

17. 凝视诱发的眼震(患者眼睛注视检查者手指,主要测试水平方向,也可包括斜位、旋转或垂直) 评分:

续表

0= 正常 1= 短暂 2= 持续但中度 3= 持续但严重 **18. 眼球追踪异常（患者目光追踪检查者手指缓慢地侧方运动）　评分：** 0= 正常 1= 轻度跳跃 2= 显著跳跃	**19. 眼睛扫视辨距不良（检查者两示指分别置于患者两侧颞侧视野。开始患者眼睛平视前方。然后交替扫视右侧和左侧示指。综合评估眼球的超目标运动和未达目标运动）　评分：** 0= 无 1= 眼扫视时，双侧有明显的超目标运动和未达目标运动 总评分：　/100

注：* 阿基米德螺旋图形见图 9-6。

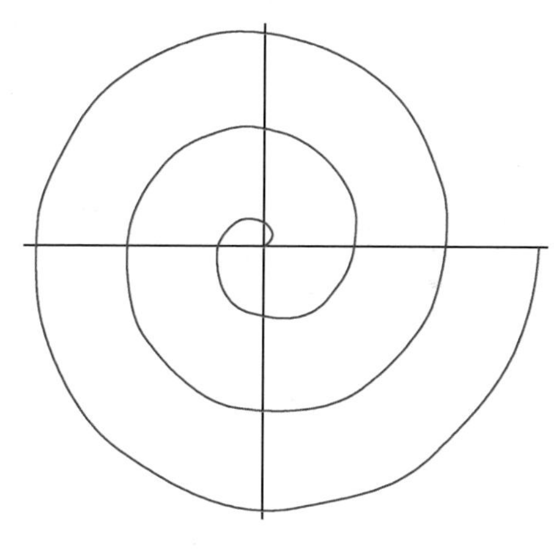

图 9-6　**阿基米德螺旋图形**

2. 共济失调等级量表　SARA 广泛应用于共济失调严重程度评定，量表由 8 个测试条目组成，分别为步态、站姿、坐姿、构音不良、手指追踪试验、指鼻试验、快速轮替试验、跟膝胫试验，后 4 个测试项目应双侧测试（表 9-17）。该量表临床操作便捷，测试总时长<15 分钟。

该量表可用于 2 岁以上儿童共济失调的评定[20]，量表总分 40 分，得分越高，共济失调越严重。量表评分和脑干、小脑蚓和小脑半球相关。该量表没有明显的天花板和地板效应，但部分条目如坐姿可能存在天花板效应[19]。

表 9-17 共济失调等级量表

(1)步态	(2)站姿
(①与平行墙走一段，包括一个 180° 转身；②走一字步)	(①自然姿势；②脚尖并拢；③脚跟对脚尖，要求光脚、睁眼，每项测试 3 次，选最好的一次评分)
0 正常。走、转身、一字步（允许 1 步失误）均正常 1 轻度异常。仅见于走一字步时（连续 10 步） 2 明显异常。走一字步不能超过 10 步 3 摇晃。转身困难，但不需扶持 4 明显摇晃。需间断扶墙 5 严重摇晃。一直需要一只手轻轻扶或扶拐 6 有力扶持（两根特制的拐杖或陪人扶）才能走 10 米以上 7 有力扶持（两根特制的拐杖或陪人扶）也走不到 10 米 8 扶持也无法走 评分：左： 右： 平均：	0 正常。能脚跟对脚尖站立 10 秒 1 不能脚跟对脚尖站立>10 秒，但能脚尖并拢站稳 2 能脚尖并拢站立>10 秒，但摇晃 3 能保持自然姿势站立>10 秒，但不能脚尖并拢站立 4 能保持自然姿势站立>10 秒，但需间断扶持 5 一只手扶能保持自然姿势站立>10 秒 6 一只手扶也不能保持自然姿势站立 评分：左： 右： 平均：
(3)坐姿	(4)构音不良
(坐在检查床上，睁眼，脚不落地，手平伸)	(在交谈时评分)
0 正常。正常坐姿>10 秒 1 轻度异常。间歇摇晃	0 正常 1 言语暗藏、含糊不清
2 不停摇晃。不扶可坐>10 秒 3 需要间断扶持才能坐>10 秒 4 需要连续扶持才能坐>10 秒 评分：左： 右： 平均：	2 发音变调，但易于理解 3 个别词难于理解 4 很多词难于理解 5 仅个别词能理解 6 说话无法理解 评分：左： 右： 平均：

续表

(5)手指追踪试验 (检查者在先证者 50% 手臂长处做连续、快速 5 点随意运动,运动幅度约 30cm,每点 2 秒,要求先证者示指跟踪运动,后 3 次评分) 0 无辨距不良 1 辨距不良。超过或不达目标<5cm 2 辨距不良。超过或不达目标<15cm 3 辨距不良。超过或不达目标>15cm 4 不能完成 5 点运动 评分:左: 右: 平均:	(6)指鼻试验 (先证者示指重复指鼻尖和检查者手指,距离 90% 臂长,要求中等速度,评价动作性震颤幅度) 0 无震颤。 1 震颤幅度<2cm 2 震颤幅度<5cm 3 震颤幅度>5cm 4 不能完成 5 点运动 评分:左: 右: 平均:
(7)快速轮替试验 (在大腿上完成 10 次快速轮替动作,要求完成时间<7 秒,记录具体完成时间) 0 正常。动作规则(完成时间<10 秒) 1 轻度不规则(完成时间<10 秒) 2 明显不规则,单个动作难以辨认或中断(完成时间<10 秒) 3 非常不规则,单个动作难以辨认或中断(完成时间>10 秒) 4 不能完成 10 次动作 评分:左: 右: 平均:	(8)跟膝胫试验 (3 次试验,下滑时间<1 秒,如果 3 次下滑均未接触胫骨,评为 4 级) 0 正常 1 轻度异常。足跟能沿胫骨下滑 2 明显异常。3 次动作足跟离开胫骨累计达到 3 次 3 严重异常。3 次动作足跟离开胫骨累计 4 次或 4 次以上 4 不能完成动作 评分:左: 右: 平均:

(二) 共济失调功能评定

共济失调功能评定包括共济失调综合量表(ataxia functional composite scale, AFCS)、小脑功能严重程度综合评定量表(composite cerebellar functional severity score, CCFS)、Hevelius(基于网络的快速计算机鼠标测试, a rapid web-based computer mouse test)、SCA 功能指数(SCA functional index, SCAFI)[19]。目前广泛应用的是 AFCS 和 CCFS 量表。

1. 共济失调综合量表 AFCS由低对比视敏度、九孔插板试验(9-hole peg test,9HPT)和定时25英尺步行试验(timed 25-foot walk,T25FW)组成,适用于SCA和Friedreich's共济失调(Friedreich's ataxia,FA)患者共济失调功能评定,完成评估大约需要20分钟。

AFCS操作简便,易于完成,具有良好的信度、效度。但对于部分严重共济失调患者,可能无法完成所有测试。

2. 小脑功能严重程度综合评定量表 CCFS是单一的综合功能评分量表,用于定量评估各种严重程度的上肢共济失调,由9HPT和点击测试计算而成,并根据年龄进行校正,从而进行年龄组比较。花费5分钟即可完成该评估。

CCFS被推荐用于SCA和FA的功能评估,但存在天花板效应。

(三) 平衡功能评定

平衡是指在不同的环境和情况下维持身体直立姿势的能力,有三大作用:维持正常的姿势体位、在随意运动中调整姿势、安全有效地对外来干扰做出反应。平衡分为静态平衡和动态平衡,动态平衡又分为自动态平衡、他动态平衡。共济失调患者常存在平衡障碍,可进行平衡功能评定了解其平衡功能。

平衡功能评定包括定性平衡功能评定、半定量平衡功能评定和定量平衡功能评定。定量平衡功能评定需采用专用的平衡评定设备对有关平衡功能的各种参数进行量化。

定性平衡功能评定分为1~4级。1级:能正确完成活动;2级:能完成活动,但需较小的帮助以维持平衡;3级:能完成活动,但需较大的帮助以维持平衡;4级:不能完成活动。

半定量平衡功能评定主要涉及量表法评定平衡功能。常用量表包括儿童平衡量表(pediatric balance scale,PBS)、Fugl-Meyer平衡量表、Semans平衡障碍严重程度分级、MAS平衡功能评测等,其中以PBS最为常用。

PBS 共 14 个测试项目(表 9-18),每项 0~4 分,最高分 56 分,最低分 0 分,评分越低,表示平衡障碍功能越严重,<40 分提示有跌倒风险。完成测试约需要 15~20 分钟,与成人版 Berg 量表相比,儿童版评估内容一致,但评分标准和测评工具有少量修改,测评工具包括秒表、尺子、椅子、小板凳、黑板擦和台阶。

表 9-18 儿童平衡量表

项目	分数(左 / 右)
1. 从坐位站起	
2. 从站立位坐下	
3. 转移	
4. * 无支持站立	
5. * 无靠背坐位,双脚着地	
6. 无支持闭目站立	
7. * 双脚并拢无支持站立	
8. 一脚在前无支持站立	
9. 单脚站立	
10. 转身 360°	
11. 站立位转身向后看左、右肩	
12. * 站立位时从地面捡起物品	
13. 无支持站立时将一只脚放在一步凳上	
14. 站立时上肢向前伸展并向前移动	

注:* 修改内容,项目 4、5、7 主要表现为站坐时间缩短,项目 12 表现为拾起内容有所变化。

(黄琴蓉 肖 农)

参考文献

1. SPEYER R, CORDIER R, KIM JH, et al. Prevalence of drooling, swallowing, and feeding problems in cerebral palsy across the lifespan: a systematic review and meta-analyses. Dev Med Child Neurol, 2019, 61 (11): 1249-1258.
2. 中华医学会儿科学分会康复学组. 儿童脑性瘫痪吞咽障碍的康复建议. 中华儿科杂志, 2022, 60 (3): 192-196.
3. 赵伊婷, 杨旭博, 徐开寿. 脑性瘫痪患儿吞咽障碍的研究进展. 中华物理医学与康复杂志, 2021, 43 (12): 1149-1152.
4. PENG T, ZHAO Y, FU C, et al. A study of validity and reliability for Subjective Global Nutritional Assessment in outpatient children with cerebral palsy. Nutr Neurosci, 2022, 25 (12): 2570-2576.
5. 徐开寿, 肖农. 康复治疗师临床工作指南- 儿童疾患物理治疗技术. 北京: 人民卫生出版社, 2019.
6. 肖农, 徐开寿. 儿童重症康复学. 北京: 人民卫生出版社, 2019.
7. SUITER DM, LEDER SB, KARAS DE. The 3-ounce (90-cc) water swallow challenge: a screening test for children with suspected oropharyngeal dysphagia. Otolaryngol Head Neck Surg, 2009, 140 (2): 187-190.
8. ARVEDSON JC. Feeding children with cerebral palsy and swallowing difficulties. Eur J Clin Nutr, 2013, 67 (2): S9-12.
9. BELL KL, BENFER KA, WARE RS, et al. Development and validation of a screening tool for feeding/swallowing difficulties and undernutrition in children with cerebral palsy. Dev Med Child Neurol, 2019, 61 (10): 1175-1181.
10. SELLERS D, PENNINGTON L, MANDY A, et al A systematic review of ordinal scales used to classify the eating and drinking abilities of individuals with cerebral palsy. Dev Med Child Neurol, 2014, 56 (4): 313-322.
11. SELLERS D, PENNINGTON L, BRYANT E, et al. Mini-EDACS: Development of the Eating and Drinking Ability Classification System for young children with cerebral palsy. Dev Med Child Neurol, 2022, 64 (7): 897-906.
12. KO MJ, KANG MJ, KO KJ, et al. Clinical Usefulness of Schedule for Oral-Motor Assessment (SOMA) in children with dysphagia. Ann Rehabil Med, 2011, 35 (4): 477-484.
13. SHEPPARD JJ, HOCHMAN R, BAER C. The dysphagia disorder survey: validation of an assessment for swallowing and feeding function in developmental disability. Res Dev Disabil, 2014, 35 (5): 929-942.

14. 中国吞咽障碍康复评估与治疗专家共识组. 中国吞咽障碍评估与治疗专家共识(2017 年版). 中华物理医学与康复杂志, 2018, 40 (1): 1-10.
15. ALBANESE A, DI GIOVANNI M, LALLI S. Dystonia: diagnosis and management. Eur J Neurol, 2019, 26 (1): 5-17.
16. 万新华. 肌张力障碍的临床诊治策略. 中华神经科杂志, 2021, 54 (10): 1083-1088.
17. LUMSDEN DE, KING MD, ALLEN NM. Status dystonicus in childhood. Curr Opin Pediatr, 2017, 29 (6): 674-682.
18. DE SILVA RN, VALLORTIGARA J, GREENFIELD J, et al. Diagnosis and management of progressive ataxia in adults. Pract Neurol, 2019, 19 (3): 196-207.
19. PEREZ-LLORET S, VAN DE WARRENBURG B, ROSSI M, et al. Assessment of Ataxia Rating Scales and Cerebellar Functional Tests: Critique and recommendations. Mov Disord, 2021, 36 (2): 283-297.
20. SCHOUWSTRA KJ, POLET SS, HBRAHIMGEL S, et al. Application of the Scale for Assessment and Rating of Ataxia in toddlers. Eur J Paediatr Neurol, 2022, 40: 28-33.

[illegible]

[illegible] 2021 [illegible] 2088

[illegible] Weinheim, 2017, 24(6) [illegible]

[illegible]

[illegible]

[illegible]

29. SCHERR [illegible] POTT [illegible] [illegible] Treatment and Rehab [illegible] [illegible]